新编实用临床结核病护理学

主　编 吴传芳　谢小辉

副主编 曹小华　冯　雁　董启玉

编　者（排名不分先后）

谭　创　吴传芳　杨东华　谭力权

冯　雁　谢小辉　丁　琼　张灿芝

董启玉　谭慧敏　李　静　杨　宇

周　毅　龚　波　许湘红　杨　琦

曹小华　龙　浩　李大波　戴银霞

向玲玲　饶　勤　赵　红　周　兰

薛宏奎　宋　娟　刘雪芳

湖南师范大学出版社

·长沙·

图书在版编目（CIP）数据

新编实用临床结核病护理学 / 吴传芳，谢小辉主编. --长沙：湖南师范大学出版社，2024.1

ISBN 978 - 7 - 5648 - 4923 - 8

Ⅰ.①新… Ⅱ.①吴… ②谢… Ⅲ.①结核病—护理学 Ⅳ.①R473.5

中国国家版本馆 CIP 数据核字（2023）第 075452 号

新编实用临床结核病护理学

Xinbian Shiyong Linchuang Jiehebing Hulixue

吴传芳　谢小辉　主编

◇出 版 人：吴真文
◇策划组稿：李　阳
◇责任编辑：李　阳　李健宁
◇责任校对：唐言晴　蒋旭东
◇出版发行：湖南师范大学出版社
　　　　　　地址/长沙市岳麓区　邮编/410081
　　　　　　电话/0731 - 88873071　0731 - 88873070
　　　　　　网址/https：//press. hunnu. edu. cn
◇经销：新华书店
◇印刷：湖南省美如画彩色印刷有限公司
◇开本：787 mm × 1092 mm　1/16
◇印张：23.5
◇字数：550 千字
◇版次：2024 年 1 月第 1 版
◇印次：2024 年 1 月第 1 次印刷
◇书号：ISBN 978 - 7 - 5648 - 4923 - 8
◇定价：98.00 元

目 录
CONTENTS

第一章　结核病流行病学

第一节　结核病的历史

结核病是一种常见的经呼吸道传播的慢性传染病。它历史悠久，流行广泛，早在公元前几千年前就证实有结核病的存在。科学家贝瑟丽斯（Bertheles）证明，在德国的 Heidelberg 发现石器时代的人第 4、5 胸椎有典型的结核性病变，这说明距今 7000 年以上的古代就已经有结核性疾病。

一、古老的结核病

（1）古代埃及在挖掘墓葬中发现木乃伊身上脊椎有结核性病变。在努比亚（Nubia）的木乃伊有 5 例脊椎结核，第五王朝（公元前 2500 年）的木乃伊发现有骨关节结核。古希腊希波克拉底（Hippocrates）（公元前 460 年—公元前 377 年）详细记载了肺结核，而且认为结核病是传染性疾病，并提出结核病患者应进食容易消化的食物和新鲜的牛奶。

（2）进入罗马时代，塞尔苏斯（Celsus）（公元前 43 年—公元 20 年）和普林尼乌斯（Plinius）（公元 23 年—79 年）对肺结核有详细的记载，并提出了气候条件、转地疗法、开放疗法。古罗马的盖伦（Galenus）（公元 134 年—公元 201 年）详细地设计了肺结核患者的对症疗法，开设疗养院，设计每日生活规则等。

（3）在 18～19 世纪欧洲工业革命时期，大量人口涌入城市，居住密集，食品匮乏和贫困，造成了结核病的广泛流行，曾被称为"白色瘟疫"。据记载，当时每 38 个死亡者中就有 1 人死于结核病。

二、我国的结核病发现之路

（1）我国在 2100 年前埋葬的尸体（湖南长沙马王堆汉墓发掘出的女尸）中也发现左肺上部、左肺门有结核病的钙化灶。我国医史中有关结核病的最早记载，有内经所载"虚痨"之症。

（2）自 20 世纪 40 年代中期起，继链霉素、对氨基水杨酸，以及异烟肼、利福平等抗结核特效药物发现之后，结核病不再是不治之症。随着人们生活水平的提高和劳动条件的改善，结核病已大大减少。

（3）自 20 世纪 80 年代后期，随着世界结核病疫情回升，我国结核病流行日趋严重，其中以肺结核（Pulmonary Tuberculosis）最为常见。

（4）我国抗击结核病大致历经以下几个阶段：

①第一阶段　起步时期（1949 年以前）。

②第二阶段　创业时期（1949—1977 年）。

③第三阶段　振兴时期（1978—1990 年）。

④第四阶段　巩固发展时期（1991—2000 年）。

⑤第五阶段　提高创新时期（2001—2010 年）。

⑥第六阶段　管理体制和防治机构的建立与不断完善时期（2011 年至今）。

（宋娟）

第二节　结核病流行生物学特征

结核分枝杆菌（Mycobacterium Tuberculosis，MTB），简称结核杆菌（Tubercle Bacillus，TB），1882 年由 Robert Koch 发现并证明为人类结核病的病原菌。本菌可侵犯全身各组织器官，以肺部感染最多见。

一、结核杆菌生物学特征

（一）形态与染色特性

结核杆菌为细长略弯曲、两端钝圆的杆菌。它长 $1 \sim 4 \mu m$，宽 $0.3 \sim 0.6 \mu m$，呈单个或分枝状排列，无菌毛和鞭毛，不形成芽孢，现证明有荚膜，生长发育期间有分枝生长倾向，可呈颗粒状、串球状、短棒状、长丝形等。抗酸染色法以 5% 石炭酸复红加温染色后经 3% 盐酸乙醇脱色，再以美蓝复染，结核分枝杆菌被染成红色，为抗酸染色阳性。分枝菌酸是分枝杆菌共有的物质，因此，抗酸染色阳性并非结核杆菌菌种鉴定的绝对特征。

（二）培养

结核分枝杆菌属于专性需氧菌，对营养要求较高且生长缓慢。临床常用罗氏固体培养基，在固体培养基上培养 2~4 周后，可形成菜花样菌落；液体培养基上则呈表面生长，形成菌膜。

（三）抵抗力

结核分枝杆菌的细胞壁中含大量脂质，故抵抗力较强且与一般细菌不同，对干燥、酸性和碱性染料抵抗力强，而对乙醇、湿热及紫外线抵抗力较弱，对异烟肼、链霉素、利福平等抗结核药抵抗力差。

（四）变异性

结核杆菌的耐药性及毒力等均可发生变异。耐药性变异：结核杆菌对抗结核药物产生耐药性，造成耐药菌株增多，给治疗造成困难。毒力变异：将有毒的牛分枝杆菌培养于含甘油、胆汁、马铃薯的培养基中，经 230 次移种传代，历时 13 年而获得了减毒活菌株，即卡介苗，目前广泛用于人类结核病的预防。

二、结核病流行病学特征

结核病在人群中流行的三个生物学环节是：传染源，即结核杆菌传播的来源；传播途径，即感染传播的途径；易感人群。这三个环节反复循环，形成了结核病在人群中的流行蔓延。切断结核病在人群中流行的生物学环节中的任一环节，就可有效地阻止人群中结核病的传播流行。

（一）传染源

结核病的传染源主要是痰涂片阳性的肺结核患者，当患者咳嗽、打喷嚏或大声说话时，肺部病灶中的结核杆菌随呼吸道分泌物排入空气中，健康人吸入后发生结核分枝杆菌感染，形成原发病灶。其传染力的大小取决于传染源排菌量、飞沫的大小、患者病变与症状、接触的密切程度及环境等因素。

（二）传播途径

结核分枝杆菌从患者体内排出，可通过以下途径进入新的机体。

1. 飞沫传播

它是结核病传播的主要方式。指人在咳嗽、喷嚏（一个喷嚏可喷出近 100 万粒飞沫）或说话时向空气中排出大量飞沫，直径大于 100 μm 的飞沫随即落地，大量较小的飞沫在空气中悬浮，飞沫中的水分蒸发成为悬浮于空气中的微滴核（飞沫核），直径为 1~10 μm 的飞沫核在空气中可较长时间（数小时）悬浮，并可扩散至数米外。

2. 再生气溶胶（尘埃）传播

在飞沫传播理论被确认后，认为只有飞沫核才能传播结核分枝杆菌。其实不然，尘埃中的菌块随空气飘落、干燥，形成单个细菌，悬浮于空气中，在日光的直接或间接照射下活力降低，甚至死亡。1990 年王忠仁等的研究已经证明，结核分枝杆菌不仅通过飞沫核传播，而且可以通过再生气溶胶（尘埃）传播，它可以随尘埃飞扬在空气中，被接触者吸入后也可以使人体感染和发病。

3. 消化道传播

患结核病的牛产生的牛乳若未经消毒即被人饮用，其中的结核分枝杆菌就会经消化道传染给人体。人消化道对结核分枝杆菌有较强的抵抗力，结核分枝杆菌进入胃内后，易被胃酸杀灭。但若大量结核分枝杆菌进入，则有可能受感染。

（三）易感人群

未感染过的人群具有普遍易感性。结核分枝杆菌进入人体，引起易感者机体的复杂反应，引发结核病。其致病力取决于人体的防御反应、易感性、免疫与变态反应。

（宋娟）

第三节　我国结核病流行现状与趋势

世界卫生组织（World Health Organization，WHO）发布的《2023 年全球结核病报告》显示，2022 年全球有约 750 万新患者得以确诊结核病，死于结核病的患者约 130 万。结核病仍是危害人类生命健康的主要传染性疾病之一。

一、我国结核病流行现状

我国结核病流行形势十分严峻，结核病患者数量居世界第二位，其中 80% 在农村。

2023 年世界结核病防治日更是提出"你我共同努力，终结结核流行"。总体目标是到 2035 年全球终止结核病流行。我国作为结核病高负担国家之一，要实现这一目标任重而道远。

二、我国结核病的流行趋势

我国结核病疫情的现状具有如下特点：

（一）结核病负担重

根据 2021 年全国结核病流行病学调查，我国现有结核菌感染者 4 亿人，结核病患者 500 万人，其中传染性肺结核患者 200 万人，每年因患结核病死亡人数达到 15 万人。

（二）肺结核患者耐药情况严重

《2023 年全球结核病报告》显示，2022 年，全球约有 3.3% 的新发患者和 17% 的复治患者对一线抗结核病药物利福平耐药，估算为 41 万人。耐药结核病尤其是耐多药结核病的出现使得结核病流行势态更为严峻。

（三）地区间发展不平衡

2013—2017 年，全国结核病登记率呈逐年下降趋势。新疆、西藏、贵州、湖南、广西壮族自治区的结核病登记始终位于全国前五位。结核病登记率超过 200/10 万的县区主要分布在新疆、西藏、青海和贵州。结核病聚集区主要分布在我国西部和中部的多个省份。

（四）结核病疫情整体呈下降趋势，学生成为我国结核病防治工作的重点人群

学校是学生高度集中场所，很容易发生校园内的传播流行。2020 年国家卫生健康委、教育部制定并下发了《中国学校结核病防控指南（2020 年版）》，指导学校落实结核病防控策略和措施。

（五）流动人口结核病疫情防控困难

随着我国社会主义市场经济的不断发展，各地区之间人员交流日益频繁，人口的高流动导致结核病疫情在各地区之间传播。同时由于流动人口的特殊性，跨区域协作管理政策落实难，如患病后不能及时就医，规范化治疗难以落实，治疗依从性差，容易出现耐药等问题，多年来流动人口结核病一直是我国结核病防治的重点、难点之一。

三、我国结核病疫情回升的主要原因

我国部分地区结核病疫情回升的原因是多方面的。首先，有流动人口骤增、耐药结核分枝杆菌的蔓延、TB 与 HIV 病毒的双重感染等客观原因。更主要的是，一些地方政府对结核病疫情的严重性和结核病控制工作的重要性认识不足，对结核病防治经费的投入严重不足，忽视了结核病防治结构及能力的建设。其次是一些地方未能把有效控制结核病纳入经济社会发展规划之中，相关部门职责不明、参与不够，未能全面、准确、有效地推行与落实现代结核病控制策略，导致患者发现率低且督导化疗流于形式。再者，民众对结核病认识不够，未普及结核病防治的相关知识，自我疾病管理能力欠缺等。

（宋娟）

第四节 我国结核病的免费政策

自 2003 年以来，国家一直坚持对肺结核可疑症状者实行免费痰涂片与 X 线胸片检查，按照国家制定的统一标准化治疗方案，对活动性肺结核患者提供抗结核药品，实施免费治疗。

一、X 线胸片免费检查、治疗的对象

各省市辖区内常住居民、流动人口（如农民工或外地学习、进修的人员）及特殊人群（如大中专院校学生、被管教人员和羁押人员），若出现肺结核可疑症状，只需提供身份证、暂住证或相关证明（聘用或租赁合同），可享受免费 X 线胸片、痰涂片检查。对确诊为初治活动性肺结核和复治涂阳肺结核患者，可享受免费抗结核治疗。

二、免费项目

（1）肺结核可疑症状者或疑似肺结核患者免费拍摄 X 线胸片以及痰涂片检查。一旦痰涂片检查阳性，登记后可享受免费痰培养、菌型鉴定和药敏试验检测。

（2）政策规定患者在免费治疗期间提供免费痰涂片检查三次（第 2 月、5 月或疗程末）和疗程末 X 线胸片检查一次。

（3）对确诊的初治活动性肺结核患者和复治涂阳肺结核患者，免费提供标准化疗方案中规定的抗结核药物。

（4）基层医疗卫生机构为登记的肺结核患者提供全疗程的健康管理服务。

（5）在现住址所在地的定点医院登记治疗管理的肺结核患者，若疗程中（第 2 月、第 5 月或疗程末）出现痰涂片检查阳性，可继续享受免费的痰培养、菌型鉴定和药敏试验检测。

（宋娟）

第二章　结核病的预防

第一节　卡介苗与卡介苗接种

卡介苗（Bacillus Calmette Guerin Vaccine，BCG）是由经减毒处理后的牛结核分枝杆菌制成的活菌疫苗，自 1921 年应用于人体，是至今全球接种最广泛、最安全的疫苗之一。卡介苗接种是指使用人工方法让未曾感染的儿童产生一次轻微的没有临床发病危险的结核分枝杆菌原发感染，从而产生一定的特异性免疫力，是结核病预防和我国免疫规划工作内容之一。在发展中国家，卡介苗是儿童常规接种的疫苗之一，而在多数西方国家，卡介苗已经停止或减少接种。

一、卡介苗

早在 1901 年，诺卡德（Nocard）就从一头患有结核性乳腺炎的母牛中分离出了具有强毒性的牛结核分枝杆菌。在 1907—1920 年间，法国医师卡默特（A. Calmette）和盖林（C. Guerin）又通过近 230 次的减毒处理，使此菌变为无害，并于 1920 年将该菌株命名为卡介菌，用它制造的疫苗称为 BCG。后经长期的临床实践观察，BCG 被证实是安全有效的，在全世界范围内逐步推广应用。

尽管卡默特和盖林无保留地公开了他们培养 BCG 的实验方法，但根据他们的方法在不同的实验条件下，次代菌株还是发生了基因型和表型的变异，产生了多种成活力、残余毒性、免疫原性和反应原性均不相同的 BCG 菌次代株，其主要代表有丹麦株、法国株、巴西株、日本株和英国 Glaxo 株等。过去我国制造 BCG 的菌株也并不统一，较为常见的就有丹麦菌株 1、丹麦菌株 2、巴西菌株等。但从 1993 年起，我国生产的所有 BCG 均统一为丹麦菌株 2。

（一）卡介苗预防结核病的主要机制

BCG 不会引起结核病，但保留了结核分枝杆菌的抗原性、活力和适当的残余毒力，达到了疫苗菌株的标准，这使它能在被接种的宿主体内增殖，还能在不引起结核病的前提下让宿主产生特异性免疫能力。

但对于少数抵抗力低下者来说，尤其是 2 岁以下免疫功能尚不完善的幼儿，接种卡介苗可能会导致较严重的感染甚至可以发展为临床结核病，其主要临床表现为原发病灶进展恶化，还可伴有严重的全身性 TB 感染播散和结核性脑膜炎。

可以明确的是，BCG 对健康儿童来说是没有危害的，不仅不会致病，其免疫原性还可以让机体产生特异性抵抗力，抑制当感染 TB 时细菌在体内的生长繁殖，从而起到预防作用。需要注意的是，由于接种 BCG 后所产生的保护作用不是很强，接种 BCG 不能完全防止结核病的发生，但可以有效减少人体内 TB 的数量，降低儿童原发结核病、血行播散型结核病和结核性脑膜炎的发生率，并在一定程度上缓解病情。

（二）卡介苗预防结核病的效果

多项对照研究结果显示，对不同地区的人群而言，BCG 的预防效果有显著差异，见表 2 - 1。

表 2 - 1　卡介苗接种预防效果对照研究

对象	实施时期（接种年龄）	观察年数（年）	人数（人）	发病数（人）	发病率 1/(10 万·年)	预防效果（%）
波多黎各	1949—1951（1 ~ 18 岁）	5.5 ~ 7.5	27338* 50643	73 93	43 30	31
芝加哥	1937—1948（<3 个月）	12 ~ 23	1665* 1716	65 17	223 57	75
北美印第安人	1935—1938（0 ~ 20 岁）	9 ~ 11	1457* 1151	238 65	1563 320	80
佐治亚	1947（6 ~ 17 岁）	20	2341* 2498	3 5	11 17	0
英国区域	1950—1952（14 ~ 15.5 岁）	20	12867* 13598	248 62	1920 460	76
南印度	1975—1977（全年龄）	7.5	130000* 130000	28 37	— —	0

注：* 为未接种 BCG 人数。

（三）卡介苗剂型

1. 液体卡介苗

出厂活菌数不低于 400 万/mg，一般在 2 ~ 8 ℃避光保存和运输，保存有效期为 15 天。液体卡介苗若在直接日光照射下 5 分钟或在间接日光照射下 15 分钟，将会使 50%

的菌灭活；若在 30 ℃环境下放置 3 天，则几乎不会有菌存活。由于液体卡介苗不便于保存和运输，现已基本不用。

2. 冻干卡介苗

是目前使用较为广泛的剂型，出厂活菌数一般为 100～300 万/mg，在 2～8 ℃冷藏保存，有效期为 1 年。在常温条件下保存，菌苗活性将随着时间延长进行性下降，其保存有效期不超过 1 个月；而当温度超过 30 ℃时，活菌数量迅速下降。

二、卡介苗接种

（一）卡介苗接种对象和政策

1. 接种对象及方法

卡介苗的接种对象为新生儿，一般在出生时接种。未及时接种者，要求在 12 月龄内完成接种。新生儿未能及时接种的，应尽快进行补种。补种原则为：3 月龄以下的婴儿可直接补种；3 月龄至 3 岁的小儿应先行结核菌素纯蛋白衍生物试验（PPD 试验），若试验结果为阴性，则可以进行补种；3 岁以上的儿童一般不考虑补种；最好应在满 3 月龄之前完成卡介苗的补种，以尽量避免 PPD 试验；另外若初种成功亦不再考虑复种。

目前，我国的结核病疫情仍比较严重，需要执行对新生儿普种卡介苗政策。由于卡介苗接种对成人的预防作用尚无科学依据，一般不主张成人进行卡介苗接种，除非在证明卡介苗对某些存在高度感染风险的人群具有预防作用时才考虑接种。

2. 不考虑接种卡介苗的情况

（1）体温超过 37.5 ℃。

（2）体重在 2500 g 以下。

（3）伴有顽固性呕吐和明显消化不良。

（4）患有急性传染病。

（5）患有严重肝、肾、心和呼吸系统疾病。

（6）免疫功能低下、免疫缺陷及正在接受免疫抑制剂治疗。

（7）患有脑部疾病、未控制的癫痫或其他进行性神经系统疾病。

（8）患有全身性湿疹、脓皮病等皮肤病。

另外，对于 HIV 抗体阳性的母亲所生的新生儿，若新生儿 HIV 阳性或不详，应暂缓接种卡介苗；若确认阴性则应立即予以补种。

3. 世界卫生组织关于停止卡介苗接种政策的建议标准

（1）停止卡介苗普种前 3 年，痰抗酸染色阳性肺结核患者平均登记率在 5/10 万以下。

（2）停止卡介苗普种前 5 年，5 岁以下儿童的结核性脑膜炎平均登记率应低于 1/1000 万，且结核病的年感染率应维持在 0.1% 以下。

（二）我国卡介苗接种技术的发展

1. 卡介苗接种免疫程序的发展变化过程

新中国成立前，卡介苗的接种多以观察、试种为目的，尚未进行普种。从新中国成立初期到 20 世纪八九十年代，随着卡介苗接种政策的全面推广，我国儿童接种卡介苗的免疫程序有过数次修改，不仅推荐复种的年龄、次数存在着差异，不同地区之间推荐的接种免疫程序也有些许不同。目前，根据最新的免疫学以及临床流行病学研究进展，我国要求全国范围内的卡介苗初种尽可能统一在新生儿出生后 24 小时内完成，若不能达到此要求，应保证在 12 月龄内尽可能早地进行卡介苗接种。

2. 接种方法的发展变化过程

我国卡介苗接种方法的变化大致可分为 4 个阶段。

（1）1950—1952 年卡介苗接种多数采用皮内注射法，少数采用口服法。

（2）1953—1957 年皮内注射法和口服法均有较为广泛的使用。

（3）1958—1989 年主流接种方法变为皮内注射法和皮上划痕法。

（4）20 世纪 90 年代以来，各地逐步开始仅采用皮内注射法接种卡介苗，进入 21 世纪后，我国已实现全国统一采用皮内注射法接种。

3. 卡介苗接种相关技术的发展变化过程

（1）不做 PPD 试验，直接接种卡介苗

中华人民共和国成立初期，我国的卡介苗接种规定只有未受结核分枝杆菌感染的人群才可进行卡介苗接种，除 2 月龄以下的新生儿外，所有接种人群均须在接种前完善 PPD 试验，只有 PPD 试验阴性者才能接种卡介苗。20 世纪 60 年代，又有学者认为，可以使用更为简单的皮上划痕法，以此判定接种者是否能够接种卡介苗。进入 20 世纪 90 年代后，我国已普遍推行皮内注射法，小于 3 月龄的婴儿可直接接种（无禁忌证、暂缓或不宜接种的情况）。

（2）卡介苗与其他疫苗同时接种

新中国成立伊始，我国规定卡介苗不能与其他疫苗同时接种。后来通过长期的观察研究发现，卡介苗与部分疫苗无明显同时接种的禁忌证。目前认为卡介苗与百白破、麻疹、脊髓灰质炎、乙型肝炎等疫苗可以同时接种，但应在不同部位进行，且每次最多只能接种 2 种疫苗；如未同时接种，2 种疫苗接种间隔时间不能少于 28 天。

（3）注射器的要求

随着临床的实践运用及研究的深入，我国学者通过大量研究发现，皮内注射有传播艾滋病等传染性疾病的风险，因此在 BCG 皮内注射接种时，应做到一人一针一管，杜绝医源性传播，接种时应采用一次性注射器。

（三）卡介苗接种质量监测

BCG 接种质量监测是保证有效接种的重要方式，低质量的 BCG 接种不但不能达到

应有的接种效果，反而会造成大量人力、物力资源的浪费，通过对 BCG 接种质量进行规律的质量监测，可以有效避免这种情况的发生。监测内容主要有以下几个方面。

1. 卡介苗接种后 12 周 PPD 试验结果阳转率

在一个地区随机抽取一定数量已接种 BCG 的新生儿，于接种后第 12 周进行 PPD 试验，具体方式为采用结核菌素纯蛋白衍生物（BCG-PPD）5 IU 进行皮内注射，注射后观察 72 小时，若注射部位出现硬结且硬结直径大于 5 mm 则视为阳性。有效的 BCG 接种要求阳转率达到 90% 以上，且最少不低于 85%。

2. 结核菌素反应平均直径和反应大小分布图

结核菌素反应硬结平均直径应在 8 mm，反应大小频度分布呈单峰常态分布，与 12 周 PPD 试验结果阳转率相比，结核菌素反应平均直径和反应大小分布图对 BCG 接种质量的评价更为重要。

3. 卡瘢出现率和卡瘢平均直径

接种 BCG 会使接种部位留下瘢痕，即卡瘢，其平均直径在 5 mm。找到卡瘢可说明该儿童已接种 BCG，未找到卡瘢也不能认为接种不成功。数据显示，仅有 5%~10% PPD 试验阳性的儿童接种部位找不到卡瘢或难以辨认，因此可以认为卡瘢与接种率存在一定相关性，且可以作为 BCG 接种质量评价的重要监测指标之一。

（四）卡介苗接种常见不良反应及处理

1. BCG 接种后发热反应的处理

接种 BCG 后，如果有轻度发热，一般无须处理，持续 1~2 天后可自行缓解；中度以上发热或发热时间超过 48 小时，应给予对症处理。

2. 局部不良反应

（1）临床表现：BCG 为皮内注射，严禁皮下或肌内注射。错误接种的不良反应主要是严重的冷脓肿和不同程度的腋下淋巴结肿大及短期相应的全身不适等症状，注射越深局部反应越大。

①轻度不良反应：接种 2~3 天后，局部皮肤出现发红，触之无硬结，数日后可自行消退；在接种 2~4 周后，接种处出现以丘疹为特征的皮肤反应，逐渐软化，形成白色小脓疱，脓疱破溃后变为轻度溃疡，大部分在 2 个月内结痂，结痂后 3 个月内愈合并留下直径约 4~6 mm 的疤痕。

②局部强反应：局部脓肿或直径 >10 mm 的溃疡，愈合时间 >12 周。

（2）处理原则：

①接种后皮内圆凸丘疱约 30 分钟消失，接种后 2~3 天接种处皮肤略有红肿，为非特异性反应，大多不用处理，可自行消退。

②接种后局部出现红肿、硬结、溃疡、水疱、瘢痕、皮疹、脓肿等情况，一般不需要处理，但注意保持局部清洁，防止继发感染，不可自行排脓或提前去除结痂。

3. 卡介苗反应性淋巴结炎（BCG-itis）

（1）临床表现：BCG-itis 是接种 BCG 后最常见的不良反应，可累及接种部位同侧腋窝淋巴结、锁骨上或颈部淋巴结，可为单独受累或合并腋窝淋巴结病变。淋巴结无压痛，很少相互融合，一般不伴有发热或体重减轻。

①非化脓性（单纯性）淋巴结炎：单纯性淋巴结炎是 BCG 接种后的正常良性过程，通常在几周到数月内自然消退。

②化脓性淋巴结炎：少数单纯性淋巴结炎可进展为化脓性淋巴结炎，其特征为触诊有波动或针头抽吸可见脓液，肿大的淋巴结处通常出现红斑、水肿、色素沉着、脓疱等。化脓性淋巴结炎往往为干酪样病变，可伴窦道，再通过瘢痕闭合窦道。伤口愈合需要数月，若继发细菌感染，会形成瘢痕疙瘩。

（2）处理原则：

①BCG-itis 不主张局部使用抗结核药物，也不建议全身使用抗结核药物，可酌情使用母牛分枝杆菌等免疫调节剂。

②若淋巴结脓肿观察 6~9 个月仍未自愈，且直径≥3 cm，或单纯性淋巴结炎发展为化脓性，可针刺抽吸脓液，行细菌学检查，避免切开引流。

③若淋巴结脓肿经 2~3 次针刺抽吸后无明显好转或形成窦道，或单纯性淋巴结炎观察 6~9 个月仍未治愈，且直径≥3 cm，或病灶在 2 个月内迅速进展，可考虑行外科手术切除。

4. 播散性卡介菌病

（1）临床表现：播散性卡介菌病常见于原发性免疫缺陷病（Primary Immunodeficiency Disease，PID）儿童患者。表现为接种部位的红肿、破溃和溢脓，全身多发性淋巴结肿大、皮肤包块形成和肺部病变等，可累及肝脏、脾脏和骨骼。

（2）处理原则：针对播散性卡介菌病的治疗，应予抗 BCG 治疗，药物的选择和疗程取决于免疫缺陷病类型、临床效果、药物不良反应和所用药物间的相互作用，通常经验性选择 3~4 种药品，推荐方案如下：

①抗 BCG 治疗方案：异烟肼（H）10~15 mg/（kg·d），建议足量使用，最大剂量 300 mg/d；利福平（R）10~20 mg/（kg·d），最大剂量 600 mg/d；乙胺丁醇（E）20（15~25）mg/（kg·d），最大剂量 750 mg/d。根据病情可酌情选用氟喹诺酮类药品、阿米卡星、利奈唑胺、美罗培南、亚胺培南、丙硫异烟胺、克拉霉素等。

②推荐疗程：强化期 2 个月，巩固期 7~16 个月不等。各期及总疗程需根据疗效及并发的免疫缺陷病而定，有的免疫缺陷病甚至需要终生服药。

③BCG 菌株药物敏感性模式：目前，牛分枝杆菌及所有的卡介菌亚株对吡嗪酰胺天然耐药，用药时应避免。

④HIV 感染并发播散性卡介菌病：抗 BCG 治疗后应尽早启动抗逆转录病毒治疗。

（五）与卡介苗相关的新疫苗的研究

目前最新疫苗研究的重点在于强化 BCG 的接种效果，例如通过补充或改良重组 BCG、可与 BCG 同时接种的 BCG 亚单位辅助疫苗、以病毒或细菌为载体的 BCG 等，多数研究均显示它们可以有效增强现有 BCG 的保护作用。

（丁琼）

第二节　结核病预防性化疗

一、概述

结核病历史由来已久，伴随人类的发展历程。1882 年德国罗伯特·科赫（Robert Koch）分离确定了结核病的病原体为 TB，至 20 世纪中叶一系列化疗药物相继问世，开启了结核病的化疗时代。预防性化疗是防治结核病的重要手段，主要是针对已经感染或潜伏感染 TB 但尚未发病或有潜在发病可能的一种治疗措施，对降低发病率、减少结核病传播具有重要作用。

TB 是兼性胞内寄生菌，侵入人体以 CD4$^+$T 细胞为效应的细胞免疫为主。CD4$^+$T 细胞激活后释放细胞因子刺激巨噬细胞黏附和吞噬，通过溶菌酶、蛋白水解酶等发挥强氧化和细胞毒作用，杀伤部分 TB，但活性强的菌体通过其自我保护机制刺激宿主的过度免疫反应，产生临床结核病。同时，TB 可沿淋巴系统进入血液循环而传播扩散，少数免疫抑制和感染严重的患者会发生血行播散型结核病，死亡率较高。

尽管药物作用和人体免疫功能可以清除体内大部分 TB，但少数菌体可以改变自身特征和代谢途径，通过修饰宿主免疫反应得以残留，变成相对静止的人菌共存状态，称为结核分枝杆菌潜伏感染（Latent Tuberculosis Infection，LTBI）。一旦人体免疫机能下降，潜伏的 TB 重新繁殖，导致继发性结核病，有效的预防性治疗干预能显著降低潜伏感染且有高危因素患者的发病风险，降低死亡率。

二、结核分枝杆菌感染的诊断

（一）检测方法

目前判定结核杆菌潜伏感染的方法因敏感性、特异性及实施条件不同，尚缺乏诊断金标准。常用的检测方法有结核菌素皮肤试验（Tuberculin Skin Test，TST），γ-干扰素释放试验（Interferon-Gamma Release Assay，IGRA）和重组结核杆菌融合蛋白皮肤试验（Recombinant mycobacterium tuberculosis fusion protein，EC）。成年人建议使用 IGRA
或 EC 筛查。

（二）结核菌素皮肤试验

结核菌素皮肤试验是传统的诊断方法，操作简单易行，临床应用广泛。结核菌素
是 TB 蛋白质制成的特异性反应原，常用结核菌素蛋白衍化物，具有强烈的抗原作用。
使用结核菌素刺激被感染的机体时，免疫记忆细胞迅速活化为效应细胞，释放细胞因
子，称为反应阶段。细胞因子诱导淋巴细胞和单核细胞在结核菌素局部注射部位聚集
形成硬结，称为效应阶段。一般而言，反应阶段需 6 小时以上，效应阶段更长，整体
反应需 48～96 小时，属于迟发型变态反应。

1. 结核菌素制剂（见表2-2）

表2-2　我国市场供应的 PPD 制剂规格

制品种类	规格（IU/1mL/支）	皮内注射剂量（IU/人次）
结核菌纯蛋白衍生物（TB-PPD）	20	2
	50	5
卡介苗纯蛋白衍生物（BCG-PPD）	50	5

2. 操作方法

操作按照产品说明书要求进行。在左前臂掌侧前 1/3 中央皮内注射0.1 mL PPD，
使局部出现6～10 mm 大小的圆形橘皮样皮丘（孟都法）。

3. 影响 PPD 反应的因素

（1）卡介苗接种和非结核分枝杆菌感染降低 PPD 的特异性。

（2）支原体和部分病毒感染消耗 $CD4^+T$ 细胞使反应减弱，降低灵敏性。

（3）严重疾病（包括严重结核病）、晚期肿瘤、老年人、严重营养不良、使用免疫
抑制剂或有免疫缺陷病的患者 PPD 反应减弱或呈假阴性。

4. 结果判定

72h（48h～96h）检查反应，以皮肤硬结平均直径（横径＋纵径）/2 为准。

阴性（－）：硬结平均直径＜5 mm 或无反应者为阴性。

阳性反应（＋）：硬结平均直径≥5 mm 者为阳性。

硬结平均直径≥5 mm，＜10 mm 为一般阳性；

硬结平均直径≥10 mm，＜15 mm 为中度阳性；

硬结平均直径≥15 mm 或局部出现双圈、水泡、坏死及淋巴管炎者为强阳性。

其中有 BCG 接种史者，PPD 皮肤反应硬结≥10 mm 者视为 TB 感染。无 BCG 接种
史者、HIV 阳性、接受免疫抑制剂＞1 个月和与病原学阳性肺结核患者有密切接触的 5
岁以下儿童，PPD 皮肤反应硬结≥5 mm 者视为 TB 感染。

（三）γ-干扰素释放试验

γ-干扰素释放试验（IGRA）是检测 TB 特异性抗原刺激 T 细胞产生的 γ-干扰素，以判断是否存在 TB 感染。IGRA 主要采用 BCG 和大部分非结核分枝杆菌不存在的特异性抗原——早期分泌靶抗原 6（ESAT-6）和培养滤液蛋白 10（CFP10），因此特异性高于 PPD。目前检测方法主要有两种：（1）基于酶联免疫吸附试验，通过特异性抗原与全血细胞共同孵育 T 细胞释放的 γ-干扰素水平，称为全血酶联免疫吸附（Enzyme-linked Immunosorbent Assay，ELISA）法。（2）基于酶联免疫斑点技术，检测 TB 特异性效应 T 细胞斑点数，称为结核分枝杆菌 T 细胞斑点试验（T-SPOT. TB）。

（四）重组结核杆菌融合蛋白皮肤试验

重组结核杆菌融合蛋白（EC）是通过基因工程方法表达 TB 特异性的 ESAT-6 和 CFP10 两种蛋白的融合蛋白以鉴别 TB 的感染状态，作为新型 TB 感染皮肤试验的检测试剂，通过了国家药品监督管理局药品审批而准予上市。操作步骤为：0.1 mL（5U）采取孟都法注射于前臂掌侧皮内，注射后 48～72 小时检查注射部位反应，测量并记录红晕和硬结的横径及纵径的长度（mm），以红晕或硬结大者为准，反应平均直径（横径＋纵径）/2≥5 mm 为阳性反应。凡有水疱、坏死、淋巴管炎者均属强阳性反应。

三、预防性化疗的对象

建议所有 LTBI 患者进行预防性抗结核治疗，其对象包括：

（1）HIV 感染者及艾滋病患者中的结核感染者，或结核感染检测阴性但临床医师认为有必要进行预防性治疗者。

（2）与菌阳肺结核密切接触、PPD 反应≥5 mm 以上的儿童，或无接触史，但近 2 年 PPD 反应值增加 10 mm 及以上的新感染儿童。

（3）与活动性肺结核密切接触的学生，或所处环境发生结核病流行，PPD 反应≥15 mm 者。

（4）其他人群：新进入高 TB 感染环境者、长期使用糖皮质激素或免疫抑制剂者、患有严重营养不良、糖尿病、尘肺等结核病高危因素者、长期应用透析治疗者、准备进行器官移植或骨髓抑制者。

四、预防性化疗的禁忌

接受抗结核预防性治疗的人群，用药前需要进行全面评估，排除下列情况：

（1）活动性结核病。

（2）病毒性肝炎活动期。

（3）各种原因导致的肝、肾功能异常。

（4）过敏体质或身体正处于变态反应急性期者。

（5）患有癫痫或精神疾病，正接受抗精神病药物治疗者。

（6）有明确与多耐药或广泛耐药肺结核患者密切接触导致近期感染，PPD 强阳性者（选择耐多药结核密切接触者抗结核预防治疗方案）。

（7）血液系统疾病，血小板计数 $<50 \times 10^9/L$ 或有明显出血倾向，或白细胞计数 $< 3 \times 10^9/L$ 者。

（8）妊娠或哺乳期妇女。

（9）PPD 强阳性，有结核病病史并完成规范抗结核治疗 5 年内者，不建议进行抗结核预防性治疗。

（10）其他经医师判断不适宜接受结核病预防性治疗的情况。

五、预防性化疗的方案

鉴于我国异烟肼耐药率较高，可用于预防性治疗的 5 种推荐方案的优先顺序（见表 2－3）。选择具体方案时还应考虑接受预防性治疗者的年龄、对不同药物的耐受性、疗程长短、治疗依从性和督导便利性等因素。

六、预防性化疗的管理

治疗期间，为了防止不规律用药产生耐药性和减少抗结核药物不良反应的发生，应采取以下管理措施：

（一）知情同意

治疗前详细说明治疗目的、过程、周期、可能发生的不良反应及风险等，取得书面知情同意。

（二）服药监督

治疗期间做好监督，保证规律用药，完成疗程。

表 2－3　结核病预防性治疗推荐方案

方案	药物	剂量				用法	疗程
		成人（mg/d）		儿童			
		<50kg	≥50kg	mg/kg/次	最大剂量（mg/次）		
1. 异烟肼、利福喷丁联合间歇方案	异烟肼	500	600	10～15	300	每周 2 次	3 个月
	利福喷丁	450	600	10（>5 岁）	450（>5 岁）		
2. 异烟肼、利福平联合方案	异烟肼	300	300	10	300	每日 1 次	3 个月
	利福平	450	600	10	450		

（续表）

方案	药物	剂量				用法	疗程
		成人（mg/d）		儿童			
		<50kg	≥50kg	mg/kg/次	最大剂量（mg/次）		
3. 单用异烟肼方案	异烟肼	300	300	10	300	每日1次	6~9个月
4. 单用利福平方案	利福平	450	600	10	450	每日1次	4个月
5. 生物制品方案	注射用母牛分枝杆菌	15~65岁，每次注射1mL（含22.5ug）		暂不适用		每2周1次共用药6次	

注：①如果有明确传染源且传染源确诊为耐利福平或异烟肼患者，则治疗方案由地（市）级及以上的耐药结核病临床专家组根据传染源的耐药谱制定，并需做详细的风险评估和治疗方案论证。②预防性治疗期间不得再同时服用其他抗结核药物。③经境内临床试验，注射用母牛分枝杆菌对结核分枝杆菌潜伏感染人群发生肺结核病的保护率为54.7%。

（三）治疗随访

密切关注和随访患者治疗期间的不良反应情况（见表2-4），及时对治疗的安全性作出评价。

表2-4　异烟肼、利福平、利福喷丁不良反应

药名	主要不良反应	罕见不良反应
异烟肼	肝毒性、末梢神经炎	惊厥、糙皮病、关节痛、粒细胞缺乏症、类狼疮反应、皮疹、急性精神病
利福平/利福喷丁	肝毒性、胃肠道反应、过敏反应	急性肾功能衰竭、休克、血小板减少症、皮疹、流感综合征、伪膜性结肠炎、伪肾上腺危象、骨质软化症、溶血性贫血

（四）用药登记

学校或集体单位需对结核病预防性治疗患者进行登记管理，如填写《结核病预防性治疗服药记录卡》。

（五）过程监测

治疗过程需要密切检测结核病相关医学指标，一旦发生活动性结核病，应随时转为抗结核治疗方案。

（六）健康教育

治疗开始前，需要对患者或儿童家属进行结核病防治知识宣教，以便监督和及早发现不良反应。

（丁琼）

第三节　传染源的及时发现和彻底控制

2023 年世界卫生组织（WHO）发布的全球结核病报告表明，世界上目前大约有 25% 的人感染了结核分枝杆菌，而我国结核病病例占全球总病例数的 7.1%，是全世界结核病负担最重的国家之一。而这些潜伏性结核感染患者中约有十分之一的人在一生中可能发展成为活动性结核病患者，也就是成为新的结核病传染源。因此，对于肺结核传染源的及时发现和彻底控制，不仅能够显著降低结核病在人群聚集场所的传播，也是目前预防结核病的主要措施之一。

一、传染源

传染源是结核病流行三个环节中的第一个环节，是结核病流行的根源。肺结核感染的传染源主要是经痰涂片检查或培养阳性的肺结核患者，其中痰涂片阳性的肺结核患者传染性最强。既往研究表明，一个结核病患者如果持续排菌，其可以在一年内感染周围 10～20 个人，这些感染者是成为新的结核病病例的主要来源。现代结核病控制策略的重点是控制结核传染源，即对痰涂片阳性肺结核患者进行早期发现和彻底治疗，以减少感染，控制疾病的发生，减少疫情传播风险。

二、控制传染源的主要方法

（一）及时发现肺结核患者

（1）对于确诊和疑似肺结核患者，要加强报告，确保在各级各类医疗卫生机构就诊的肺结核患者能够尽快到定点结核病诊疗单位就诊，尽早确诊和规范治疗。

（2）开展重点人群筛查，主动发现结核感染患者。LTBI 筛查对象包括：①有肺结核患者密切接触史或可疑症状的幼儿园、小学及非寄宿制初中入学新生；高中和寄宿制初中入学新生；重点地区和重点学校的大学入学新生；②活动性肺结核患者的密切接触者；③艾滋病病毒感染者及艾滋病患者、长期应用透析治疗、矽肺患者以及长期应用糖皮质激素或其他免疫抑制剂者等。同时也可结合基本公共卫生服务体系，开展肺结核患者主动筛查工作，并实施可疑结核患者村级推荐、乡级免费筛查策略，力争多发现、早发现重点人群中的结核病患者。

（3）推广新型诊断技术，通过加大对肺结核耐药的筛查，继续推动结核病定点医疗机构中分子生物学诊断技术的应用，逐步提高检出率，并扩大对病原体阳性结核患者、活动性结核患者乃至全部疑似结核患者中耐药结核病的筛查，从而提高结核病的诊断水平，最大限度地及早发现和治疗耐药患者。

（二）正确实施化疗

1. 采用规范的化疗方案

遵循早期、规律、全程、适量、联合的原则，制订合理的治疗方案，可达到快速杀灭细菌、促使病灶痊愈、减少复发的目的。

2. 直接督导下短程化学治疗策略（Directly Observed Treatment Short-course，DOTS）

（1）政府对国家结核病防治规划的承诺：各级政府将结核病列为重点控制的疾病之一，发布结核病防治规划、建立健全结核病防治网络，落实结核病防治规划所需人力和财力。

（2）以痰涂片显微镜检查作为发现传染性肺结核患者的主要手段，控制和消灭传染源是控制结核病最有效的办法。痰涂片阳性结核病患者最具传染性。因此，将痰涂片镜检作为发现主要传染源的手段，必须保证痰标本留取的质量。

（3）为结核病患者提供 DOTS：治愈传染性肺结核患者是最好的预防措施。对确诊的传染性肺结核患者应实施医务人员直接督导治疗，使用标准的短程化疗方案。

（4）不间断地供应有质量保证的抗结核药物：对抗结核药品应进行有效的管理，包括采购、供应和使用的全过程，保证抗结核病药品的高质量和不间断供应。

（5）建立和维持结核病控制规划的监测系统：建立结核病登记报告系统，确保患者发现、治疗管理和治疗转归等相关数据报告准确。

3. 做好肺结核患者全程免费健康管理服务

将家庭医师签约和国家基本公共卫生服务项目管理相结合，确保肺结核患者的全程规范管理。

4. 做好结核病基本检查和药物的免费提供

积极发挥医疗保险资金支持和基本保障作用，不断完善和落实各项政策措施。政府积极推动免费提供普通结核病和耐药结核病患者的检查（包括涂片、培养、药敏和分子检测等）和一线、二线抗结核药物。其他相关检查和治疗应提高医保资金保障，并不断提高报销比例，以确保患者不因经济问题中断治疗，有效减轻结核病患者的医疗负担。

积极有效地控制传染源是控制结核病流行的关键。通过早期发现结核病例，并实施有效的化疗以及加强结核病化疗的管理，使排菌的结核病患者失去传染性，从而保护健康人免受结核感染。目前肺结核患者通过早期诊断以及正规治疗是可以治愈的。但随着耐多药结核病的出现和艾滋病等免疫低下疾病的增多，治疗难度正逐渐加大。尽早发现患者并实施全程督导短程化学治疗是目前结核病防治最重要的措施，有结核病症状的人群应尽快到当地结核病防治机构就诊，并及早作出诊断和治疗。

（丁琼）

第四节　护理人员在结核病预防控制中的作用

虽然我国结核病防治工作取得了不错的成绩，但在世界范围内，每年仍有多达1000万人患结核病。结核病仍然是单一传染性微生物导致死亡的最重要原因之一。2018年9月26日，联合国在纽约举行题为"联合起来消灭结核病：应对全球流行病的全球紧急应对措施"的会议，强调需要立即采取行动，加快实现到2030年将发病率降低90%的目标，以及消除结核病的长期愿景。因此，结核病感染预防和控制（Infection prevention and control，IPC）任重而道远，需要卫生保健系统各个层面工作人员的共同努力。护理人员作为结核病患者及家属的密切接触人群，属于高风险暴露人群，应当在做好自身防护的同时明确自身角色，通过专业知识和技能为患者提供优质护理，为预防控制结核病发挥重要作用。

一、护理人员在结核病感染预防和控制中的专业角色

WHO在2019版结核病防治指南中指出，管理控制措施是任何感染预防和控制策略的首要和最重要的组成部分。这些关键措施包括旨在减少接触，从而减少TB传播的具体干预措施。它们包括分诊和患者隔离系统（即管理患者流动以迅速识别和设定隔离的结核病病例）、迅速启动有效治疗和呼吸卫生。护理人员作为医疗卫生系统中重要的组成部分，其角色多样，直接与疾病控制和预后相关。

（一）宣教者

对结核病的认识不足是切断疾病传播途径的一大难点，因此，健康教育是结核病防治路上的重要基石，护士在治疗疾病的同时兼任着对于疾病宣教的义务，并且在结核病的宣传教育中起着重要作用。护理人员可以在各种护理培训会议、实践公益活动、学校及医院等进行有关结核病知识的宣讲，也可以发放简洁易懂的宣传海报、宣传单，通过对结核病相关知识的宣讲，提升民众对结核病认识和加强自身防控的意识。针对不同人群，教育宣传的内容也不尽相同，如对于门诊疑似患者，应该指导其进一步的就诊流程，协助其做好防护；对于确诊患者，应该对其进行关于结核病规范治疗、药物不良反应及相关知识的宣传教育。

（二）医疗行为参与及执行者

护理人员在分诊、各类标本采集、记录生命体征、医嘱执行等医疗行为中，与患者密切接触，能直观地观察患者病情变化和需求，因此，护理人员在对结核病的控制

中具有先行优势。在门诊分诊中，护士必须具有扎实的专业能力，鉴别可疑患者；标本的合格程度可能与疾病的诊断直接相关，在标本采集中，必须保证标本采集符合原则；对于药物治疗的结核病患者，部分需要护士协助服药，而护理人员对于规范化服药的监督也是必不可少的。这些都体现了护士在医疗行为中的重要参与作用。

（三）提供照顾者

医疗的目的"有时去治愈，常常去帮助，总是去安慰"，护士在医疗卫生机构帮助患者减轻疾病痛苦、恢复健康的过程中，为患者提供直接的护理服务。尤其是对于结核病患者来说，治疗周期长，同时需服用多种药物及药物的不良反应都可能摧毁患者治疗的信心和依从性，护士的照顾和安慰在一定程度上能够缓解患者焦虑情绪，满足患者社会、生理及心理的依赖和需求。

（四）管理者

护士工作琐碎而繁杂，需要良好的管理能力，对信息、患者、医嘱各方面进行有序管理，以达到高效优质服务。承担行政岗位的护理人员亦需要对本科室物资和人员进行合理分配。

（五）协作者

医护间、护士和护士间、护士和临床技师间的紧密合作等都是医疗行为的重要组成部分。工作上协同合作有利于临床工作的顺利开展。其间护理人员作为协作者，应当做好本职工作和与他人工作的衔接，为患者提供优质服务。

（六）研究者

护理工作的进步很大程度推动了临床工作的进展，护士不仅仅需要承担护理工作，还需要进行科学研究。将科学技术融入护理工作、护理管理中是每个护理人员的义务，也是每个护理人员的权利。作为一名护理人员，应当秉持着科学研究精神看待护理问题，不拘泥于当前的技术与方法，精益求精，开拓创新，推动专科护理发展。

上述专业角色并不单独存在，而是互相联系，护理人员在结核病预防、治疗、康复以及管理方面发挥着很重要的作用。

二、护理人员在结核病预防控制中的作用

结核病的高传染性和耐药性使其在多个国家流行，成为重要的公共健康问题。在1991年，WHO 将 DOTS 正式确定为官方策略。DOTS 是救治结核病患者最可行的方法之一，是预防结核病传播的最佳方式，也是耐药结核病不至于极端恶化的希望。护理人员作为临床工作中与结核病患者密切接触的人群，与结核病的防治息息相关。护理人员需要运用专业知识技能为患者提供专业护理服务，以减轻患者痛苦、促进疾病恢

复及维持健康，从而促进全球结核病防治工作进展，为实现终结结核病的愿景添砖加瓦。

（一）切断传播途径

切断结核病传播途径是防治工作中的重要环节。结核病主要通过空气传播，在日常生活中需保持室内空气流通，定期对周围环境进行消毒。对于确诊患者，需进行隔离治疗，对于其接触物品、分泌物及排泄物均需进行消杀。在日常护理行为中接触患者前后均需进行严格消毒，佩戴帽子、口罩及手套。对住院患者，协助其规范个人卫生，不随地吐痰，咳嗽或打喷嚏时用手或纸巾遮掩口鼻，使用带盖的痰盂，患者与他人接触时应戴口罩、勤洗手，保持周围居住环境卫生。

（二）保护易感人群

接种疫苗是保护易感人群的重要手段。BCG 是牛型分枝杆菌在特定（含牛胆汁）培养基中多代移种后生存的活菌苗，对人体无害还能刺激人体对 TB 产生免疫力的活菌苗需在人体未感染结核菌的条件下接种。在我国，新生儿常规接种 BCG。护理人员应当对辖区范围内应接种疫苗的新生儿进行严格登记，监督疫苗接种率。对免疫力低下人群积极进行健康教育，促进其进行身体锻炼、平衡营养、提高免疫力、定期复查肺部 CT。

（三）准确识别结核病高危人群

结核病以肺结核最为常见，以"咳嗽、咳痰、发热、咯血、消瘦"为症状就诊的患者需警惕，尤其是有痰涂片阳性肺结核患者密切接触史，存在生活贫困、居住拥挤、营养不良等社会因素，特别是婴幼儿、老年人、HIV 感染者、糖皮质激素或免疫抑制剂使用者，或慢性基础疾病如糖尿病和尘肺患者等结核感染高危人群，需进一步排查。

（四）筛查和检出病例

1. 筛查

筛查分为主动筛查和被动筛查，患者通过被动发现或主动筛查进入名册。筛查的目的是找出患病风险特别高的群体或患病初期尚未出现症状的群体，对于发病周期较长的慢性传染病，筛查能够将尚未出现症状的患者或者潜在患者识别出来。因此，开展重点人群结核病主动筛查工作对我国结核病防控工作意义重大，基层医疗卫生机构需明确责任部门及责任人，做好筛查对象的组织工作，做到登记一人筛查一人，发现疑似结核病患者要做好转诊及追踪管理工作。护理人员作为参与者，应当掌握重点筛查人群、筛查方式、登记记录要求，具有良好的专业素养、人际交流和统计能力。被动筛查是患者出现症状以后去医院就诊，这就对患者的健康意识要求较高。在 20 世纪

50 年代的时候我国曾在全国各地展开肺结核的主动筛查。但是仅依靠主动筛查,出现假阳性的风险略高,而单纯依靠被动筛查又可能会遗漏病例。这就要求在主动和被动筛查过程中护士对于高危、疑似患者的识别,护士应该熟知结核病的相关症状、体征、高风险因素,综合进行评估和判断。

2. 检出

结核病可以通过肺部影像学资料、痰涂片镜检、PPD 皮肤试验、结核菌感染 T 细胞斑点试验、支气管镜等检出。而临床上,痰涂片镜检仍然是最可靠和最具成本效益的鉴别传染性结核病患者的方法之一,可以作为筛查和确诊手段。而合格的标本是检测准确率的基石,护士应当教会患者如何正确留取痰标本,并且保证标本能够尽快送检。

(五) 督导结核病的规范治疗

结核病治疗的原则是"早期、联合、适量、规律、全程"。对于确诊的结核病患者,需按照指南进行规范用药治疗。但是由于结核病的治疗周期长,耐药发生率高,患者依从性会降低,这更加重了耐药结核的产生,形成恶性循环,因此,护士在结核病患者规范化治疗过程中起着重要的督促作用。明确诊断的结核病患者,需立即接受药物治疗,护士需要对在院患者按医嘱服药进行严格的督促,对于缺乏自理能力的部分患者需协助其服药,关注并记录患者在疾病治疗过程中精神和躯体状态的改变,及时向临床医师反馈重要信息。在心理方面,给予患者适时的安抚、介绍药物用法、注意事项及药物副作用,使患者清晰地认识到结核病是一种服药周期长的慢性疾病,帮助患者及家属树立战胜结核病的信心,增加患者依从性。

(六) 做好结核病的登记管理工作

结核病是国家法定传染病,有严格的登记上报制度,护理人员应协助督促医师按照要求上报至传染病系统。标准化记录和报告结核病可以全面系统地评估患者的疾病进展和治疗效果,同时,也是国家防控制度的重要要求。护理人员在结核病患者管理中,应当做好患者个人信息、一般资料、用药情况等相关信息记录,保证记录清晰、正确。该资料可以作为护理科研的原始资料,通过对资料分析,研究探讨在结核病防治过程中护理工作的发展。

(七) 加强结核病相关知识的健康教育

调查研究发现,结核病的宣传教育是其防控工作中的重要组成部分,对结核病的不重视、不规范治疗都是导致结核病治疗失败的原因之一。结核病的健康宣传教育的成败与全国结核病防治成效直接相关。作为医疗行业主力军之一的护理人员,诊断治疗中和患者接触机会多,承担着不可推卸的宣传教育责任。宣传教育的主要内容仍然是结核病的相关知识，但在不同群体中宣传教育的侧重点存在不同。

1. 社区

社区应当积极响应政府结核病防控政策，向广大人民群众宣传结核病的基本概念、常见症状和治疗特点以及我国结核病现有形势及防治政策，让大众能初步认识到结核病的危害、如何做好自身防护以及结核病筛查知识，做到知情不恐慌。

2. 学校

在校学生是我国结核病防治的重点关注对象。青少年结核病的发展严重影响了其健康成长以及教育生活，并且结核病更容易呈现学校聚集性感染。因此，应当给各类学校不同年级学生进行结核病知识的科普教育，指导其做好自身卫生，具体包括不随地吐痰、保持所处环境空气流通、不在人群聚集地长时间停留等。

3. 医疗机构

医疗机构既是开展结核病宣传教育最便捷的地方，也是开展宣传教育的必然之地。首先是对于护理人员自身的培训，应当定期开展结核病感染预防与控制、护理职业安全防护的技术培训，提高自身的防范意识。根据当地防疫机构和医疗卫生机构要求，提供有针对性的感染预防与控制培训，使护理人员了解结核病感染预防与控制计划要采取的行动、在执行计划过程中的职责以及起到的作用。其次，在职责方面，指导门诊患者就诊，向其陪同家属宣传介绍结核病相关知识，使其掌握减少结核病传播的简单方法，降低飞沫传播感染他人的可能性。对于住院患者进行结核病预防和自我保健知识的宣教，对确诊患者进行隔离，保持室内通风，督导结核病患者全程化疗。进行用药注意事项及不良反应的详细知识讲解，及时发现并处理不良反应，保证治疗效果和药物安全，同时针对不同患者的心理、身体状态进行个性化护理。护理人员进行的全程督导化疗可以提高患者治疗的依从性，保证其规律用药，显著提高治愈率，降低结核病复发率和病死率，同时降低结核病的患病率和耐药发生率。结核病是一种长期的消耗性疾病，应当向患者进行康复相关知识宣教，如加强自身营养支持、保持心情愉悦、保证充足的休息时间、预防感冒。

加强结核病相关知识的健康教育，通过口头宣讲、文字宣传、宣传画及图像展出等方式积极宣传、教育不同人群，提高不同人群对于结核病的认识，改变既往不正确的认知和不健康行为，提高结核病的发现率、规范治疗率和治愈率，降低发病率和传染率，最终控制结核病。

（丁琼）

第三章　结核病的分类、诊断与治疗

第一节　结核病的分类

为了更好地研究结核病在疾病过程中发生、发展和治疗转归情况，我国结合国际结核病分类法制定了《WS196—2017 结核病分类》卫生行业标准，并于 2018 年 5 月 1 日正式实施。

一、结核病的分类

（一）结核分枝杆菌潜伏感染者

机体内仅仅感染了 TB，但是没有发生临床结核病，也没有临床细菌学或影像学方面活动结核的证据。

（二）活动性结核病

1. 概述

具有结核病相关的临床症状和体征，TB 病原学、病理学以及影像学等检查中出现活动性结核病的证据，临床上按病变部位、病原学检查结果、耐药状况、治疗史进行分类。

2. 按照病变部位

（1）肺结核：是指结核病发生在肺、气管、支气管以及胸膜等部位的病变，可以分为以下 5 种类型：①原发型肺结核：一般指原发病灶、引流淋巴管炎和肿大的肺门淋巴结形成典型的原发综合征和胸内淋巴结结核（儿童包括有干酪性肺炎，气管、支气管结核两大类）。②血行播散性肺结核：指急性、亚急性以及慢性血行播散性肺结核。③继发性肺结核：指浸润性肺结核、结核球、干酪性肺炎、纤维空洞性肺结核以及空洞性肺结核。④气管、支气管结核：指气管、支气管黏膜以及黏膜下层的结核病。⑤结核性胸膜炎：指干性、渗出性胸膜炎以及结核性脓胸。

（2）肺外结核：是指发生在肺以外的器官和部位的结核病变。比如淋巴结（胸内淋巴结除外）、骨、关节、泌尿生殖系统、消化道系统以及中枢神经系统等部位。肺外结核按照病变发生的器官及部位进行命名。

3. 按病原学检查结果（肺外结核的病原学分类参照执行）

（1）涂片阳性肺结核：指涂片抗酸染色阳性。

（2）涂片阴性肺结核：指涂片抗酸染色阴性。

（3）培养阳性肺结核：指分枝杆菌培养阳性。

（4）培养阴性肺结核：指分枝杆菌培养阴性。

（5）分子生物学阳性肺结核：指分枝杆菌核酸检测阳性。

（6）未痰检肺结核：指患者未接受过痰抗酸染色涂片、痰分枝杆菌培养以及分子生物学检查。

4. 按耐药状况

（1）非耐药结核病：结核病患者感染的 TB 在体外没有发现对检测所使用的抗结核药物耐药。

（2）耐药结核病：详见第六章第二节耐药结核病患者的护理。

5. 按治疗史

（1）初治结核病：①从未因为结核病应用过抗结核药物治疗的患者。②正进行标准化疗方案规则用药而未满疗程的患者。③不规则化疗未满一个月的患者。

（2）复治结核病：①因不合理或是不规则使用抗结核病药物治疗≥1 个月的患者。②初治失败和复发的患者。

（三）非活动性结核病

（1）非活动性肺结核病：无活动性结核病相关的临床症状和体征，细菌学检查阴性，影像学检查符合以下一项或是多项表现，并排除其他原因所致的肺部影像改变可以诊断为非活动性肺结核。包括：钙化病灶（孤立性或是多发性）、索条状病灶（边缘清晰）、硬结性病灶、净化空洞、胸膜增厚、黏连或伴钙化。

（2）非活动性肺外结核诊断参照非活动性肺结核病执行。

二、结核病的检查方法

（一）病原学检查方法

1. 标本

包括痰液、体液（血液、胸腔积液、腹腔积液、关节腔积液、脑脊液等）、脓液、灌洗液等。

2. 检查方法

（1）涂片抗酸杆菌检查。

（2）结核分枝杆菌培养、菌种鉴定以及药物敏感试验。

（3）结核分枝杆菌核酸检测。

3. 检查结果

（1）结核分枝杆菌细菌学检查结果：阳性、阴性和未做。

（2）菌种鉴定结果：结核分枝杆菌复合群、非结核分枝杆菌。

（3）抗结核药物敏感实验结果：敏感、耐药。

（4）结核分枝杆菌核酸检测：阳性、阴性。

（二）其他检查方法

结核病的其他检查方法包括病理学、血液学、结核菌纯蛋白衍生物（PPD）试验和 γ-干扰素释放试验等。

三、病历记录格式

（一）结核分枝杆菌潜伏感染者

按诊断、检查方法以及结果顺序书写。

（二）活动性肺结核

1. 肺结核

按照肺结核类型、病变部位、细菌学检查结果、抗结核药物敏感试验结果和治疗史等顺序书写。

示例1：急性血行播散型肺结核，双肺，涂（阴），培（未做），初治。

示例2：继发性肺结核，左下肺，涂（阳），培（阳），耐多药（耐异烟肼、利福平、链霉素等），复治。

2. 肺外结核

按照肺外结核病变部位、细菌学检查（注明标本）、抗结核药物敏感试验结果、治疗史等顺序进行书写。

示例1：右膝关节结核，关节液涂（阴），培（未做），初治。

示例2：结核性脑膜炎，脑脊液涂（阳），培（阳），敏感，初治。

3. 非活动性肺结核

按照病变部位、影像学表现顺序进行书写。

示例：非活动性肺结核，左上肺，钙化病灶（孤立性）。

（杨宇）

第二节　结核病的诊断

结核病常用的诊断方法主要包括细菌学诊断、血清学诊断、分子生物学诊断和病理学诊断等。结核菌培养是诊断结核病的"金指标"。而目前，IGRA 是比较热门的检测技术。

一、细菌学诊断方法

细菌学检测是结核病实验室诊断极为重要的组成部分，抗酸染色涂片镜检和分枝杆菌培养是结核病细菌学诊断的基础，可以同时作为结核病治疗效果评估的主要依据。

（一）痰涂片检查

痰中检测出结核菌，即可确诊为结核病，但是阳性率较低，且还需考虑是否为非结核分枝杆菌感染的可能。对于痰涂片阳性的患者，在条件允许的情况下，应及时进行痰结核菌的培养，以区分是否为非结核分枝杆菌感染。为了提高检测阳性率，痰涂片一般收集患者气管深部的痰液和 24 小时痰液，反复多次（3~6 次）痰液检查，可显著提高检测阳性率。对于婴幼儿或是无痰者，可以在清晨抽取胃液检查抗酸菌。痰涂片阳性者，有条件的可以进行痰结核菌培养，非结核分枝杆菌感染除外。

但是，痰涂片检查有以下缺点：

（1）特异性差：所有的结核分枝杆菌均能着色，必须培养进行验证。

（2）敏感性低：每毫升痰液中含有 5000~10000 条菌才能显示为阳性。

（3）无法区别是活菌还是死菌：其结果均显示为阳性。

（二）痰结核杆菌培养

结核病确诊最可靠的方法就是分枝杆菌分离培养检查法，培养物可以进一步进行菌种鉴定和药物敏感试验。

（1）结核菌培养结核分枝杆菌最适宜 pH 为 6.5~7.2，生长温度为 37 ℃。

（2）菌种鉴定当结果为阳性时，则需要进一步做分枝杆菌药物敏感测定和分枝杆菌菌种鉴定，通过菌种鉴定，可以指导临床治疗。

二、血清学诊断方法

血清学诊断主要有：血清 38 kD 蛋白，血清脂肪阿拉甘露糖（LAM），IGRA。

三、分子生物学诊断方法

（1）聚合酶链反应（PCR）。

（2）线性探针耐多药检测方法（HAIN）。

（3）利福平耐药的快速分子检测（Gene x-pert）。该方法既可同时检测是否为结核病，还可以明确是否有利福平耐药，尤其对涂阴培阳患者的敏感性和特异性高。

四、病理学诊断方法

结核病基本病理变化主要表现为渗出性、增生性和坏死性（变质性）三种病变，病理学诊断方法具有针对性强和准确性高的优点。随着结核病的发展和治疗，受细菌毒性的强弱、细菌总量、机体的免疫力等因素的影响，上述三种病理变化常常会混杂存在，在不同的时期呈现不同的病理表现。

五、影像学诊断方法

影像学诊断方法包括：X 片、CT 扫描、磁共振扫描、B 型超声波检查、免疫学诊断等。

六、介入诊断

常用有支气管镜、电视胸腔镜、经皮肺穿刺活检术等，具体详见第十五章纤维支气管镜检查技术。

（杨宇）

第三节　结核病的化疗

目前，我国结核病的治疗主要包括化学治疗、外科治疗、免疫治疗、介入治疗以及中医治疗方法，其中化学治疗是结核病治疗最重要的手段。抗结核化学药物治疗对结核病的康复起着至关重要的作用。

一、化疗原则

规范、合理的化疗是降低死亡率、控制传染性、感染率和患病率的重要措施，对于活动性结核病患者更应该坚持用药的十字方针原则："早期、联合、适量、规律、全程。"

（一）早期

一旦发现和确诊为结核病，应立即进行化学治疗。早期用药，血液中药物浓度高，可以发挥最大的抗菌作用，能迅速控制病情和降低传染性。

（二）联合

结核病治疗需联合使用多种抗结核药物，其目的是不同药物的交叉杀菌作用，能够提高疗效，减少和预防耐药菌的产生，增强药物的协同作用。

（三）规律

严格按照医嘱规律用药，保证药物血药浓度的稳定性，从而确保治疗效果，减少耐药性的产生。

（四）适量

遵医嘱选择合适的药物剂量，以达到发挥最大杀菌和抑菌的作用，还能降低药物的毒副作用，也有利于提高患者的服药依从性。药物剂量不足，达不到治疗效果，还容易发生耐药性；药物剂量过大，则容易引发不良反应。

（五）全程

结核病患者需按照治疗方案，坚持完成规定的疗程，是提高治愈率和减少复发率的重要措施。

二、结核病化学治疗的生物学机制

（一）结核分枝杆菌的数量和代谢状态对治疗疗效的影响

结核分枝杆菌存在以下四种不同的代谢状态：

1. A 菌群

代谢旺盛，繁殖快，致病性强，主要存在于空洞内、空洞壁和干酪病灶中，异烟肼和利福平作用最强。

2. B 菌群

生长速度相对缓慢，吡嗪酰胺最敏感，异烟肼和利福平次之。

3. C 菌群

存在干酪坏死病灶中，大部分处于半静止的休眠状态。

4. D 菌群

为休眠群，无致病能力和传染性，抗结核药物对其无治疗作用。

B 菌群和 C 菌群是结核病容易复发的根本原因。

（二）环境对结核分枝杆菌和抗结核药物的影响

1. 理化因素的影响

受酸性环境和低氧状况影响，寄存于巨噬细胞内的结核分枝杆菌生长速度和繁殖相对缓慢，而空洞内的结核分枝杆菌繁殖能力旺盛，使用抗结核药物治疗容易被杀灭。

2. 不同组织部位与抗结核药物的抗菌作用

不同的抗结核药物分子量不同、理化性质不同，对不同组织、不同细胞生物膜穿透性存在很大差异。因此，联合使用作用机制不同的抗结核药物，对不同生长状态的结核分枝杆菌才能起到高效的杀灭作用。如：异烟肼容易透过血 - 脑屏障，对于结核性脑膜炎是首选，而链霉素、利福平、乙胺丁醇，对氨基水杨酸钠仅在炎症状态下透过血 - 脑屏障。

3. 抗结核药物对结核分枝杆菌的影响

（1）药物的直接作用：各种抗结核药物通过不同的作用方式发挥杀菌、灭菌和抑菌的作用。

（2）药物血药浓度的影响：治疗剂量药物的实际浓度与药物最低抑菌浓度（Minimum Inhibitory Concentration，MIC）的比值是判断抗结核药物是否有效的标准。杀菌药是指细胞内外药物浓度均高于药物 MIC 的 10 倍。

（3）延缓结核分枝杆菌生长的作用：延缓生长期是指一部分药物在和结核分枝杆菌接触 6 ~ 24 小时后，即使在无抗结核药物的条件下，结核分枝杆菌仍停止生长。延缓生长期的长短与药物浓度和结核分枝杆菌与药物接触的时间成正比，因此，延长用药的间隔就必须增加药物的剂量。

三、常用的抗结核药物

（一）抗结核药物根据其抗菌的能力分为杀菌和抑菌两大类

全杀菌药物包括异烟肼和利福平，半杀菌药物为吡嗪酰胺和链霉素，其余的药物则为抑菌药物。

（二）按照药物的作用疗效和副作用的大小分为一线抗结核药物和二线抗结核药物

一线抗结核药物主要有异烟肼、利福平、乙胺丁醇、吡嗪酰胺和链霉素等；二线抗结核药物主要是抑菌药物，包括左氧氟沙星、阿米卡星和丙硫异烟肼等。

（三）耐药肺结核治疗方案

详见第六章第二节耐药结核病患者的护理。

（杨宇）

第四节 结核病的康复

结核病是一种慢性消耗性传染疾病，病程时间长。早期康复干预能缩短平均住院日，减少治疗费用，提高生活质量。结核病的康复包括营养支持、肺康复、心理干预以及随访教育等。本节将根据 2021 年慢性呼吸疾病肺康复护理专家共识，重点介绍肺康复的相关知识。

一、概述

肺康复是一种多学科和综合干预的基于循证治疗的方法。肺康复的实施需要多学科团队的配合，通过多途径、多方法干预，其目的是在正确的诊断、治疗、有效的健康教育以及心理支持的基础上，制订满足患者需求的个性化的治疗方案，它能改善机体的呼吸功能、提高患者日常活动耐力，达到促进疾病趋于稳定的效果，以帮助慢性呼吸疾病患者早日回归生活。

二、具体实施

（一）肺康复团队的建设

肺康复团队成员包括呼吸科医师和护士、康复科医师、康复治疗师、心理咨询师、营养治疗师、社区医护人员等。

（二）护理评估

肺康复一般在入院时进行初次评估，当发生病情变化时进行中期评估，根据评估结果，最后判断是否调整肺康复干预措施。评估主要包含以下 8 个方面：常规评估、呼吸系统评估、吞咽功能评估、营养状况评估、活动/运动能力评估、静脉栓塞风险评估、心理与睡眠评估、烟草依赖评估。

（三）戒烟指导

包括药物干预、心理干预、中医治疗方法等对患者进行戒烟指导。

（四）雾化吸入治疗

应用雾化装置将抗结核药物或止咳化痰等药物分散成细小的雾滴，经口或鼻吸入呼吸道，达到治疗肺结核、湿化气道、稀释痰液、保持呼吸道通畅等作用。详见第十五章第四节雾化吸入技术及护理。

（五）误吸的预防和处理

（1）合理的营养输注方式和途径。

（2）进食的体位管理。

（3）减少镇静药物的使用。

（4）发生误吸时的紧急处理。

（六）气道廓清技术和无创通气技术

气道廓清技术包括有效咳嗽或用力呼吸、手法辅助咳嗽、自体引流、体位引流等，能促使气道内的痰液或分泌物排出，改善患者呼吸不畅的情况，有助于预防和治疗呼吸道相关疾病。无创通气技术可减少呼吸功耗，改善呼吸肌疲劳，降低组织耗氧与二氧化碳的产生。

（七）呼吸功能锻炼

呼吸功能锻炼主要是增强呼吸肌（包括呼气肌、吸气肌、辅助肌）的力量和耐力，改善呼吸症状，方法包括：

（1）腹式呼吸（膈肌呼吸练习），在病情允许下，该训练适用于任何呼吸疾病患者。

（2）缩唇呼吸。

（3）借助仪器进行呼吸功能锻炼（呼吸功能训练仪），通过有效指导患者调节吸气与呼气，在吸气期或呼气期克服仪器的阻力，以达到锻炼吸气肌肌力和耐力的目的。目前临床上使用较多的是深度呼吸训练器和阈值负荷训练器等。

（4）腹式呼吸、缩唇呼吸、扩胸、弯腰、下蹲联合呼吸操一起，从而锻炼吸气肌、呼气肌、四肢的肌力和耐力，可以很好地缓解呼吸系统症状，提高患者的活动耐力。

（八）运动处方

目前推荐将心率储备（Heart Rate Reserve，HRR）用于计算肺康复患者的运动强度，HRR＝220 －（患者年龄 － 静息状态下心率）×期望强度（%）＋静息状态下心率。当以缓解呼吸系统症状、增强患者日常活动耐力、提高生活质量为目标时，一般采用低强度训练，即30% ~40% 的HRR；在期望值增高，其生理机能得到大幅度提高时，建议采用60% ~80% 的HRR 的高强度训练。根据个体制定运动强度后，可以选择不同的运动训练方式，常见的包含以下4 种：有氧运动、抗阻力训练、拉伸（柔韧性）训练、呼吸肌训练，或多种运动方式相结合进行。但需要提醒的是，结核病患者常常需要有效的休息，所以，运动强度应根据患者的病情制定。

（九）氧疗

进行氧疗前需确定好氧疗的适应证，开具氧疗处方以及确定氧疗目标，在进行氧疗后，即开始对患者进行动态评估，关注氧疗的维持与撤离。

（十）营养处方

结核病是一种消耗的慢性疾病，营养指导尤为重要。应由专业人员对患者进行正确的营养评估，为其制订个性化的营养方案，并监测营养支持的疗效。详见第十二章结核患者的营养护理。

（十一）心理护理

结核病作为一种传染性疾病，病程和治疗疗程长，患者容易产生焦虑和抑郁等各种不良情绪。医务人员应根据患者的心理状况，提供针对性的心理护理措施，帮助患者树立战胜疾病的信心。

（十二）健康教育

健康教育应贯穿于肺康复整个环节，涉及各项实施的操作项目，具体的健康教育内容根据患者每个阶段和病情的总体情况而制定。常见健康教育方式有：图文宣教、口头宣教、视频宣教、操作示范宣教。此外，目前基于微信公众平台、手机应用程序软件及互联网的宣教更方便高效。

（十三）随访

接受随访的对象应包括患者和家属，随访的团队也应包括医师、护士、心理咨询师等多团队人员。随访内容包括：咳嗽及咳痰情况、服药情况、心理状况、氧疗、自我管理等。目前，电话回访是最常见的，患者也普遍能接受。随着微信等信息化建设的不断发展，微信回访也逐渐普及。

肺康复是改善慢性呼吸系统疾病患者结局的一种重要手段，护理人员要充分认识到肺康复的重要性，全面掌握肺康复的相关知识与技能操作，优化护理方案，为结核病等慢性呼吸疾病防治探索出更为科学的方法。

（杨宇）

第四章 结核病常见症状护理

第一节 发热

一、概述

（1）发热是机体在致热原作用下，使体温调节中枢的调定点上移而引起的调节性体温升高。它是一种症状而非独立的疾病，以感染性发热为多见，主要由病原体引起；非感染性发热常见于血液病、恶性肿瘤、理化因素等。体温上升期是产热大于散热，由于皮肤血管收缩，皮温下降，表现疲乏无力、皮肤苍白、干燥无汗、畏寒甚至寒战，体温升高后，皮肤潮红而灼热，呼吸及心率加快，退热时因大量出汗，皮肤潮湿，温度降低。高热可出现谵妄、惊厥、昏迷及水、电解质紊乱等并发症。

（2）发热是结核病最常见症状。结核病发热常缓慢起病，多为长期午后低热，发热也可不规律，可表现为劳累后发热，抗感染治疗无效。诊断性抗结核治疗后多数患者可于2~4周后退热。患者的病情和病理形态以及疾病的发展阶段不同，发热热型也不同。病情相对较轻的患者一般表现为低热，主要在午后、傍晚或劳累后出现。病情重的患者特别是疾病进展期的患者往往表现为中、高热，体温有时可达40 ℃以上。大多热型无明显规律性。肺结核患者并发干酪性肺炎时可出现高热，体温在39 ℃以上，甚至有时可达41 ℃。

（3）肺结核患者并发普通细菌感染是肺结核患者发热的常见原因之一。普通细菌感染的部位主要在肺、泌尿系统等部位。发热时的体温一般在38 ℃以上，可表现为寒战、畏寒及相关感染部位的症状；合并较重的感染时，体温可达39 ℃以上，最高可达41 ℃。

（4）抗结核药物过敏也可引起结核病患者发热，体温一般在38 ℃左右，伴有荨麻疹、过敏性皮炎等其他过敏表现。

（5）抗结核药物导致的药物热较为常见，体温一般较高，可达39 ℃以上。在应用抗结核药物治疗的过程中，若病灶有明显吸收，出现发热或者是体温正常后再次出现发热，又不能用其他原因解释时，应该考虑药物热的可能。药物热的特点表现为与某种药物使用有关的规律性发热，主要集中在抗结核用药后的 1~3 周，体温可达 40 ℃以上。停用致热药物后，发热一般在 24~48 小时内退去。

二、护理评估

（一）临床症状的评估与观察

1. 症状

患者是否有异常体温、头痛、全身痛、乏力、头晕、食欲减退、口渴、皮肤干燥、颜面潮红、出汗、寒战、尿少、脉搏及呼吸急促、呕吐等；同时注意症状开始发作的时间。

2. 发热的诱发因素

各种感染、受凉、过度疲劳、饮食不洁，服用某种药物，以及淋浴、精神紧张、高温环境等。

3. 发热病程及相应疾病

急性短期发热一般由感染所引起，约 2 周。长期中高热超过两周，主要与感染、恶性肿瘤及结缔组织病、变态反应性疾病有关。长期低热持续时间 1 个月以上者，多见于慢性感染，如结核病、慢性肾盂肾炎、慢性胆道感染、类风湿关节炎、系统性红斑狼疮、甲亢等器质性病变。

4. 伴随症状

发热伴畏寒寒战、头痛、鼻塞流涕、结膜充血、单纯疱疹，发热伴肝、脾、淋巴结肿大，发热伴出血、关节肿痛、皮疹，甚至发热伴昏迷等。体温过高的患者可因中枢神经系统功能发生变化而出现谵妄或惊厥。

5. 观察与监测

发热时做好生命体征监测，评估热型。注意皮肤、淋巴结、眼结膜、心血管系统、胸部、腹部、肌肉和骨骼系统等与发热有关的因素。

（二）辅助检查的评估

1. 实验室检查

（1）血常规、血红细胞沉降率、生化检查、肝肾功能检查等。发热时多数情况下为白细胞数升高，但某些合并特殊感染或基础疾病患者，白细胞数非但不升高，反而下降，但中性粒细胞百分比增高。

（2）尿常规、粪便常规：长期高热可出现蛋白尿。

（3）其他化验检查等。

2. 影像学检查

胸部 X 线检查、腹部超声检查等。

三、常见护理诊断/问题

（1）体温过高　与感染有关。

（2）舒适的改变　与发热引起的出汗、乏力有关。

（3）知识缺乏　缺乏结核病治疗的相关知识。

（4）营养失调：低于机体需要量　与发热导致的机体消耗、食欲下降及进食不足有关。

（5）活动无耐力　与发热期间卧床休息、能量摄入不足有关。

四、计划与实施

（一）一般护理

1. 环境和休息

保持环境安静，阳光充足、空气清新，室温为 18～20 ℃，湿度为 55%～60%，患者以休息为主，注意保暖，避免受凉。

2. 饮食护理

给予清淡、高热量、富含维生素、易消化的食物，忌烟酒及辛辣刺激性食物，鼓励患者多饮水，以补充高热引起的营养物质消耗。

3. 口腔护理

加强口腔护理。鼓励患者经常漱口，增加食欲，防止口腔感染。

（二）专科护理

1. 监测体温

体温 37.5℃以上者每日测量 4 次，高热时应每 4 小时测量体温一次，直到体温恢复正常后 72 小时，改为每日 1～2 次。体温超过 38.5 ℃者，应给予物理降温或遵医嘱给药，可采用头部冰敷、冰袋置于体表大血管部位、温水或乙醇擦浴等，30 分钟后复测体温。高热寒战时注意保暖，及时调节室温或添加衣被。药物降温时注意药物剂量，年老体弱者防止出现虚脱或休克现象。

2. 加强监测

观察是否出现淋巴结肿大、出血点、关节肿大及意识障碍等，观察饮水量、饮食摄取量，在患者大量出汗、食欲不佳及呕吐时，应密切观察有无脱水现象。

3. 病情观察

监测患者神志、体温、呼吸、脉搏、血压和尿量，做好护理记录，便于观察热型，有助于明确诊断。注意观察患者四肢末梢循环情况，高热而四肢末梢厥冷、发绀等提示病情加重，应及时报告医师。

（三）用药护理

遵医嘱应用解热镇痛药物及抗生素，注意观察药物的疗效及不良反应。

（四）心理护理

注意患者心理变化，经常巡视患者，耐心解答各种问题，尽量满足患者合理需求，给予心理安慰。

（五）健康教育

（1）向患者讲解体温监测的重要性，教会其对体温的动态观察，及体温过高时的自我护理。注意保暖，避免受凉和过度疲劳；保持室内空气新鲜；鼓励食用易消化的饮食，多饮水。

（2）指导患者穿着宽松、棉质、透气的衣服以利于排汗。

（3）在医师指导下用退热药及抗感染药。

（4）注意劳逸结合、适度锻炼，增强机体免疫力及抗寒能力。

五、护理评价

经过治疗和护理后，判断患者是否达到以下标准：

（1）患者掌握发热的自我护理措施。

（2）体温恢复正常，感觉舒适。

（3）不发生因发热导致的营养失调及体液不足。

（谭慧敏）

第二节　咳嗽、咳痰

一、概述

咳嗽、咳痰是呼吸系统疾病最常见的症状。咳嗽是一种防御性反射动作，有助于清除气道分泌物和气道内异物。咳痰是指借助于支气管黏膜上皮细胞的纤毛运动、支气管平滑肌的收缩及咳嗽反射，将呼吸道内的分泌物排出口腔的动作，保持气道通畅。咳嗽、咳痰是机体的一种重要的保护性生理功能。引起咳嗽、咳痰的病因很多，有感染因素、理化因素、过敏因素等。肺结核患者咳嗽、咳痰与病情密切相关，早期轻症肺结核可无咳嗽或仅为干咳或伴有少量白黏痰；有空洞形成时，痰量增多；合并感染时则痰呈脓性且量增多，一般将 24 小时痰量超过 100 mL 定为大量痰；合并厌氧菌感染时有大量脓臭痰；合并支气管结核时，表现为刺激性咳嗽，痰液黏稠难以咳出时要警惕病人是否有体液不足，痰量由原来较多而突然减少伴发热时，可能为支气管引流不畅所致。

二、护理评估

（一）临床症状评估与观察

（1）评估咳嗽的发生时间、有无受凉、气候变化、粉尘吸入、服用血管紧张素转换酶抑制剂或精神因素等诱因，以及咳嗽的性质、节律、与体位的关系。评估咳嗽的难易程度，发生的急缓、出现及持续时间。

（2）观察痰液的颜色、性质、量、气味和有无肉眼可见的异物等。慢性咳嗽伴咳痰常见于慢性支气管炎、支气管扩张症、肺脓肿和空洞性肺结核等，肺结核、肺癌、肺梗死出血时，因痰中含血液或血红蛋白而呈红色或红棕色。

（3）伴随症状：观察有无发热、胸痛、呼吸困难、烦躁不安、说话困难等表现。

（4）身体评估：包括生命体征尤其是体温、呼吸形态及意识状态。有无强迫体位，如端坐呼吸；胸部有无异常呼吸音，有无干、湿啰音等。

（5）心理－社会反应：有无焦虑、抑郁等不良情绪反应，是否影响到睡眠。

（6）相关疾病：患者是否患有哮喘、慢性鼻炎、心脏疾病、胃食管反流，有无精神、心理问题。

（7）吸烟史及有害气体接触史：吸烟的时间和量，接触有害气体的种类、时间和量。

（二）辅助检查评估

（1）实验室检查：如血常规，血红细胞沉降率，痰液检查等。

（2）X 线检查。

（3）支气管镜检查：可通过支气管镜取组织病理检查和吸取下呼吸道分泌物做细菌培养。

（4）肺活体组织检查：经胸壁穿刺取肺组织的活体组织进行检查，主要用于检查肺周边肿块。

三、常见护理诊断/问题

（1）清理呼吸道无效　与呼吸道分泌物过多、痰液黏稠或患者疲乏、胸痛、意识障碍导致咳嗽无效、不能或不敢咳嗽有关。

（2）疼痛　与炎症累及胸膜有关。

（3）有窒息的危险　与排痰不畅堵塞呼吸道有关。

（4）有感染的危险　与痰液未及时排出有关。

四、计划与实施

（一）一般护理

（1）为患者提供安静、舒适的病室环境，保持空气清新、洁净，注意通风。维持合适的温度（18 ~ 20 ℃）及湿度（50% ~ 60%），避免尘埃和烟雾等刺激，注意保暖，避免受凉。

（2）保持舒适体位。坐位或半坐卧位有助于改善呼吸和咳痰。

（3）补充营养与水分。无心、肾功能障碍患者，鼓励其每日饮水 1500 ~ 2000 mL，使痰液稀释容易排出，适当增加蛋白质、维生素的摄入。

（二）专科护理

1. 促进排痰

除按医嘱用祛痰药外，还应采取协助患者排痰的措施。

（1）有效咳嗽：患者取舒适和放松的体位，坐位身体前倾是最佳的咳嗽体位，先指导患者进行深而慢的腹式呼吸 5 ~ 6 次，可将手放在腹部连续呵气 3 次，感觉到腹肌收缩，然后深吸气，屏气 3 ~ 5 秒后发出急剧的 2 ~ 3 次短促而有力的咳嗽，帮助痰液咳出。

（2）胸部叩击：适用于久病体弱、长期卧床、排痰无力者，叩击时应自下而上，由外向内进行。

①评估：禁用于未经引流的气胸、肋骨骨折、咯血及肺水肿等。

②准备：协助患者坐位或侧卧位，单层薄布覆盖叩击部位，但不宜过厚。

③要点：避免叩击乳房、心脏、骨突处。每次叩击应在进餐 2 小时后或餐前 30 分钟进行，叩击时间以 3 ~ 5 分钟为宜，同时观察患者反应。

（3）气道湿化：分湿化和雾化两种治疗方法，适用于痰液黏稠和排痰困难者。湿化治疗法是通过湿化器装置，将水或溶液蒸发成水蒸气或小水泡，以提高吸入气体湿度，达到湿润气道黏膜、稀释痰液的目的。雾化治疗又称气溶胶吸入疗法，用气溶胶发生装置将水分和药物形成气溶胶的液体微滴或固体颗粒，其高密度而均匀的气雾颗粒能达到末梢气道，抗炎、化痰效果好。

（4）体位引流：适用于痰液量较多、呼吸功能尚好者，根据患者病灶部位，采取相应的体位，使痰液潴留部位高于主气管，借助重力使痰液流出。

①引流前的准备：向患者解释体位引流的目的、过程和注意事项；明确病变部位；备好排痰用纸巾或一次性容器。

②引流体位：原则上抬高病灶位置，引流支气管开口位于低处，利于分泌物随重力作用流入气管排出。

③引流时间：每天1~3次，每次15~20分钟。一般饭前进行，早晨清醒后立即进行效果最好。

④引流的观察：引流时观察患者有无面色苍白、出汗、脉搏细弱、头晕、疲劳等症状。

⑤辅助配合措施：腹式深呼吸、有效咳嗽，辅以胸部叩击或震荡等措施。

⑥引流后护理：采取舒适体位，清水漱口。观察患者咳痰的情况并记录，评价效果。

（5）机械吸痰：适用于意识不清或排痰困难者，可经患者的口、鼻或气管切开处吸痰，每次吸引持续时间少于15秒，以免造成缺氧，如有明显氧饱和度下降时，吸痰前提高氧浓度。严格执行无菌操作，每次吸痰应更换吸痰管。动作轻稳，防止呼吸道黏膜损伤。

2. 防止疾病传播

嘱患者咳嗽时用餐巾纸轻捂嘴，将痰咳在痰杯内或餐巾纸上按感染性医疗废物处理。

3. 注意事项

胸部有伤口患者，应避免因咳嗽加重疼痛，可用双手或枕头轻压伤口两侧或用胸带固定伤口，必要时遵医嘱使用止痛剂。

（三）用药护理

遵医嘱应用抗生素、止咳、祛痰药物，用药过程中注意观察疗效和副作用。对湿性咳嗽及排痰困难患者慎用强镇咳药，以免抑制咳嗽反射，加重痰液的积聚。

（四）心理护理

指导并协助患者正确咳嗽，使痰液排出。满足患者合理需求，减轻患者的焦虑、恐惧心理。

（五）健康教育

（1）积极预防上呼吸道感染，如避免受凉和过度劳累。天气变化时及时增、减衣服，尽量少去公共场所。

（2）减少异物对呼吸道刺激，鼓励患者戒烟。

（3）适当锻炼身体，进食营养丰富的食物。保持生活规律、心情愉快，增强机体抵抗力。

（4）嘱患者多饮温开水以湿润呼吸道、稀释痰液。

（5）告知患者病情有变化时应及时到医院就诊。

五、护理评价

经过治疗和护理后，患者是否能达到以下标准：

（1）痰液变稀，痰量减少，易于咳出。

（2）能够正确有效的咳嗽、咳痰。

（3）能够及时有效排出痰液。

（谭慧敏）

第三节　咯血

一、概述

咯血是指喉部以下的呼吸道或肺部组织出血经口腔咳出，是支气管、肺部疾病常见症状。肺结核、支气管扩张、支气管肺癌是我国引起咯血的前三位病因。肺结核患者有 1/3~1/2 存在不同程度咯血，患者常有胸闷、喉痒和咳嗽等先兆，以少量咯血多见，少数严重者可大量咯血。咯血量因累及的血管大小及动脉、静脉、毛细血管而不同，根据咯血量的多少，可分为痰中带血，少量、中量、大量咯血。大量咯血可引起窒息，应及时识别与抢救。

（一）痰中带血

痰中带血丝，或有点状血块，但以痰为主。

（二）小量咯血

24 小时咯血量在 100 mL 以内。

（三）中等量咯血

24 小时内咯血量在 100~500 mL。

（四）大量咯血

24 小时咯血 500 mL 以上或 1 次咯血 100 mL 以上。

（五）咯血与呕血的鉴别

呕血为上消化道出血，经口腔呕出，故需与咯血鉴别（见表4-1）。

表4-1 咯血与呕血的鉴别

内容	咯血	呕血
病史	有支气管、肺疾病或心脏疾病史（二尖瓣狭窄）	有胃、十二指肠溃疡或肝硬化病史
出血方式	咯出来的	呕出来的
伴随症状	咯血前常有喉部瘙痒，并有"忽忽"响声；咯血后继有数天痰中带血	呕血前常有上腹部不适，恶心，并有眩晕感，无血痰，吐血后即停止
血中混合物	常混有痰	常有胃液和食物混杂
血的颜色	泡沫状，色鲜红	无泡沫，色暗红或呈咖啡色
血的酸碱度	呈碱性反应	呈酸性反应
大便颜色	除非有较多血液咽下，否则粪便无改变	粪便带黑色或呈柏油状便

二、护理评估

（一）临床症状评估及观察

（1）排除上呼吸道出血：排除鼻出血，后鼻腔、咽部出血，有时在睡眠时不自觉坠入气道而于清晨咳出，此类出血一般量少、色黑，多于清晨发生。

（2）咯血颜色与量的评估：多为鲜红色，含有泡沫或痰液，不易凝固，呈碱性。咯血量的多少与疾病严重程度不完全一致，少量间断咯血可能是严重疾病或肿瘤的早期信号。

（3）呼吸、神志等情况变化：咯血时注意患者呼吸次数、深度、节律、有无呼吸困难，两侧呼吸音有无改变。还要注意观察患者有无面色、脉搏、心律、神志等情况变化。

（4）窒息表现：如出现情绪紧张、面色灰暗、胸闷气促、咯血不畅，往往是窒息先兆，应引起高度警惕。

（5）伴随身心状况：反复咯血患者常烦躁不安、焦虑，大咯血后常有持续数天的血痰，易引起恐慌，导致病情加重。

（二）辅助检查评估

（1）实验室检查：血液检查、痰液检查。

（2）X线检查。

（3）支气管镜检查：可以确定出血部位、清除积血、做活检。

三、常见护理诊断/问题

（1）有窒息的危险　与大咯血有关。

（2）清理呼吸道无效　与气管、支气管和肺内积血无法咯出有关。

（3）焦虑/恐惧　与咯血症状有关。

（4）知识缺乏　缺少咯血相关知识。

四、计划与实施

（一）一般护理

1. 卧床休息

病室保持安静。痰中带血或少量咯血时要减少活动，以静卧休息为主；中到大量咯血时应绝对卧床休息，减少搬动，协助患者头偏一侧或患侧卧位，可减少患侧胸部活动度，有利于健侧肺的通气功能，防止病灶向健侧扩散。咯血侧胸部可放置冰袋，肺部病变部位不明时取平卧位。一般咯血停止5~7天后方可逐渐下床活动。

2. 饮食护理

大量咯血者暂禁食，小量咯血者宜进少量易消化的温凉流质饮食，过冷过热食物均易诱发或加重咯血，避免饮用浓茶、咖啡、酒等刺激性饮料。鼓励患者少食多餐，多饮水及多食富含纤维素的食物，以保持排便通畅，避免用力大便或做屏气动作。

（二）专科护理

1. 用药护理

遵医嘱用药。小量咯血可口服镇静止咳药物，每次咯血量较多或有继续咯血倾向者，可静脉使用止血药。止血药物可根据病情选择，如垂体后叶素、氨甲苯酸、氨甲环酸、巴曲酶等。垂体后叶素可收缩小动脉、减少肺血流量，从而减轻咯血，但也能引起子宫、肠道平滑肌收缩和冠状动脉收缩，故冠心病、高血压、妊娠者禁用。患者用药过程中和用药后需注意观察有无恶心、便意、心悸、面色苍白等不良反应。中量咯血肌注地西泮10 mg或苯巴比妥0.1~0.2 g，予以镇静治疗。咳嗽剧烈者可口服或皮下注射可待因0.03 g，但禁用呼吸抑制剂。此阶段应积极治疗，防止发展为大咯血。患者咯血时要注意血压的变化，如血压过高遵医嘱给予镇静、降压处理。

2. 保持呼吸道通畅

遵医嘱给予氧气吸入。指导并协助患者将气管内痰液和积血轻轻咯出，保持呼吸道通畅。咯血时轻拍背部，嘱患者不要屏气，以免诱发喉头痉挛，使血液引流不畅导致窒息。保持口腔清洁舒适，咯血后协助患者漱口。

3. 大咯血的抢救

大咯血来势凶猛，随时可能发生窒息危及生命。应在患者床旁备好抢救设备和药品，就地紧急处理。大咯血的抢救配合与护理如下：

（1）绝对卧床休息，减少搬动，协助患者取患侧卧位，以免血液在重力作用下进入健侧肺。

（2）保持气道通畅。咯血时取俯卧头低位，以防止血液吸入气道造成窒息。窒息是咯血致死的主要原因，应密切观察病情变化，患者一旦出现胸闷气促、唇甲发绀、面色苍白、冷汗淋漓、烦躁不安、喷射性大咯血突然停止等窒息征象，应立即使患者取头低脚高位，轻叩其背部，使其快速排出气道内和口咽部的血块或直接刺激咽部咳出血块。必要时用吸痰器吸引；若吸引无效，立即准备行气管插管或气管切开，以解除患者呼吸道阻塞。

（3）药物止血。止血药物首选垂体后叶素，必要时建立两条静脉通路，一条输注止血药物，一条补充血容量及抗感染治疗，必要时输入新鲜的同型全血，以补充凝血因子。注意观察用药后的效果和不良反应。

（4）大咯血时应禁食。咯血停止后进食有足够热量，富含维生素和易消化的温凉饮食（半流食或流食为宜），禁止进食刺激性强和粗糙的食物。

（5）保持排便通畅，以防止用力排便时腹压增加，再次发生咯血。

（6）咯血停止后，协助患者漱口，擦净血迹，防止口咽部异味刺激引起咳嗽而诱发再度咯血。

（7）安慰患者，指导患者识别出血先兆。大咯血时，患者常常欲借助屏气以减少出血，由此会诱发喉头痉挛，引起血流不畅而形成血块，造成呼吸道阻塞而发生窒息。因此，应告知患者尽量将血轻轻咳出，不要咽下，不能屏气，保持呼吸道通畅。

（8）根据病情，可行支气管动脉栓塞术。详见第十五章第六节支气管动脉栓塞术的配合及护理。

4. 病情观察

观察咯血量、颜色及持续时间，同时注意观察患者的神志、面色、呼吸、脉搏、血压、甲床、眼睑是否苍白，来判断患者是否存在继续出血的情况。

（三）心理护理

安慰患者，嘱患者不要紧张，做到有血即咯出，不要吞咽。大咯血时，向患者说明不要屏气，应尽量将血轻轻咯出，放松身心，配合治疗。

（四）健康教育

（1）向患者宣教咯血产生的原因及诱因，指导患者识别咯血先兆征象和避免窒息的措施。

（2）做好饮食、活动和休息指导。

（3）注意保暖，避免呼吸道感染和刺激。

（4）按要求保留痰液，以便观察痰液性状及量的变化。

五、护理评价

患者经过治疗和护理后，是否能达到以下标准：

（1）咯血减轻或停止。

（2）呼吸平稳，无并发症发生。

（谭慧敏）

第四节　呼吸困难

一、概述

呼吸困难是心肺疾患常见症状，是患者主观上感到有空气不足或呼吸费力的感觉，而客观上表现为呼吸频率、深度和节律的改变及辅助呼吸肌均参与呼吸运动等体征。呼吸困难根据临床特点分为三种类型：吸气性呼吸困难、呼气性呼吸困难和混合性呼吸困难。

一般肺结核早期患者很少出现呼吸困难，并发气胸或大量胸腔积液时可出现明显的呼吸困难；重症肺结核时，由于肺部病变广泛使呼吸面积减少，影响换气功能，致使呼吸功能下降，吸气与呼气均感费力，呼吸频率增快，深度变浅并伴有呼吸音减弱或消失，出现混合型呼吸困难。

二、护理评估

（一）临床症状评估及观察

（1）起病的缓急：慢性阻塞性肺疾病、肺结核、支气管扩张多为缓慢起病。

（2）有无咳嗽、咳痰、胸痛、发热、神志改变、咯血等。

（3）呼吸困难严重程度和诱因。

（4）观察神志、面容与表情、呼吸的频率、节律和深度，有无烦躁不安、意识模糊、嗜睡，有无口唇发绀、张口呼吸，有无胸廓畸形及异常运动、鼻翼扇动、"三凹征"等。

（二）辅助检查评估

（1）实验室检查：检查血气分析，判定缺氧和二氧化碳潴留的程度。

（2）X 线检查：肺动脉造影检查可排除肺栓塞。

（3）肺功能检查：了解肺功能的基本状态，明确肺功能障碍的程度和类型。

三、常见护理诊断/问题

（1）气体交换受损　与呼吸面积减少、换气功能障碍有关。

（2）活动无耐力　与呼吸功能受损导致的机体缺氧状态有关。

（3）潜在并发症　呼吸衰竭。

四、计划与实施

（一）一般护理

1. 休息与环境

病室环境应安静、舒适，保持空气新鲜及适宜的温、湿度，避免刺激性气体。保证充分休息，护理操作尽量集中进行，体位以自觉舒适为原则。对于呼吸困难而不能平卧者可采取半卧位或坐位身体前倾，并使用枕头、靠背或床边桌等支撑物增加患者的舒适度。

2. 饮食护理

给予易消化清淡饮食。

（二）专科护理

1. 病情观察

判断呼吸困难类型并动态评估患者呼吸困难的严重程度，监测血氧饱和度。

2. 保持呼吸道通畅

协助患者清除呼吸道分泌物，指导正确使用支气管舒张药以及时缓解呼吸困难，必要时建立人工气道以保证气道通畅。

3. 呼吸功能训练

主要包括腹式呼吸、缩唇呼吸、有氧耐力训练等。

（1）缩唇呼吸：缩唇呼吸的技巧是通过缩唇形成的微弱阻力来延长呼气时间，增加气道压力，延缓气道塌陷。病人闭嘴经鼻吸气，然后通过缩唇（吹口哨样）缓慢呼气，同时收缩腹部，吸气与呼气时间比为 1∶2 或 1∶3。

（2）腹式呼吸或膈式呼吸：病人可取立位、平卧位或半卧位，两手分别放于前胸部和上腹部。用鼻缓慢吸气时，膈肌最大程度下降、腹肌凸出、手感到腹部轻轻上抬。呼气时经口呼出，腹肌收缩，膈肌随腹腔内压增加而上抬，推动肺部气体排出，手感到腹部下降。

（3）有氧耐力训练，如快走、慢跑、太极拳等，逐步提高活动耐力，在保证充足睡眠的基础上，与患者协商并制订日间的休息与活动计划，以不感觉疲乏为宜。

4. 氧疗和机械通气的护理

根据呼吸困难类型和严重程度不同，进行合理氧疗或机械通气，以缓解呼吸困难症状。密切观察氧疗的效果和不良反应，记录吸氧方式（鼻塞/鼻导管/面罩/呼吸机），吸氧浓度及吸氧时间。

（三）用药护理

遵医嘱应用支气管舒张剂、呼吸兴奋剂等，观察药物疗效和不良反应。

（四）心理护理

与患者和家属共同制订和实施康复计划，避免诱因，定期进行呼吸肌功能锻炼，增强战胜疾病的信心。呼吸困难可引起患者烦躁不安、焦虑甚至恐惧，护士给予心理支持并帮助患者消除导致焦虑的原因。

（五）健康教育

（1）积极防治呼吸道感染，及时增减衣物，避免受凉感冒。

（2）呼吸功增加使热量和蛋白质消耗增多，制定足够的热量和蛋白质摄入计划。

（3）制定个体化锻炼计划，指导腹式呼吸或缩唇呼吸训练等。

（4）指导患者和家属做好家庭氧疗，注意用氧安全。

五、护理评价

经过治疗和护理后，判断患者是否能达到以下标准：

（1）患者呼吸困难程度减轻。

（2）患者能得到适宜的休息且活动耐力逐渐提高。

（谭慧敏）

第五节　疼痛

一、概述

目前国际疼痛研究学会提出的疼痛定义为：疼痛是与实际的或潜在的组织损伤相关联的一种不愉快的主观感觉和情感体验。结核病患者根据病灶部位可分为头痛、胸痛、腹痛、腰背痛及关节痛等。

二、护理评估

1. 评估要点

（1）疼痛作为第五大生命体征，应遵医嘱在患者入院以及出现疼痛时进行疼痛评估。

（2）疼痛评估内容：发作及持续时间、性质、部位和范围、程度、影响疼痛的因素、伴随症状、患者的精神状态及有关心理社会因素。

（3）疼痛评估频率：无痛（疼痛评分为 0 分）无需评估；轻度疼痛（疼痛评分≤3 分）一天评估一次，连续三天评估为轻度疼痛则无需再评估；中度以上（疼痛评估＞3 分）应半小时后复评一次直到评估患者为轻度疼痛（疼痛评分≤3 分）。

（4）疼痛评估结果告知医师并遵医嘱采取相应措施。中度以上疼痛采取处理措施后应及时进行效果评价（口服给药后 60 分钟评估，经皮下、肌内给药后 30 分钟评估，经静脉给药后 15 分钟评估）。

2. 常用疼痛程度评估方法

包括数字评分量表（Numeric Rating Scale，NRS）、语言描述评分量表（Verbal Rating Scale，VRS）、Wong-Baker 面部表情量表（Wong-Baker Faces Pain Scale，FPS）、视觉模拟评分量表（Visual Analogue Scale，VAS）等。

（1）数字评分量表（NRS）：是由 Joos 等于 1991 年率先提出，Paice 等研究证实 NRS 有较高的信效度，且易于记录。该量表在视觉模拟评分量表基础上发展而来，可及时、准确、直观地评估患者的疼痛程度，是临床常用的评估方法之一。适用于各种患者的疼痛评估，但此方法受限于患者年龄、认知功能和文化程度，不适用有认知损害的患者。NRS 用数字 0~10 代表不同程度的疼痛，0 为无痛，10 为剧痛。患者选择 0~10 其中一个数字描述疼痛强度，数字越大表示疼痛程度越重。此评分法宜用于疼痛治疗前后效果测定的对比。疼痛程度分级标准为：

0：无痛；1~3：轻度疼痛；4~6：中度疼痛；7~10：重度疼痛。

（2）语言描述评分量表（VRS）：由 McGill 疼痛量表节选而成，是最早应用于疼痛评估的方法，每一分级均对疼痛程度进行描述，从 0~5 表示 6 个等级的疼痛。让患者从中选择一个最能描述其疼痛程度的词语。VRS 适用于急慢性疼痛的测量，尤其是术后疼痛评估。VRS 评分的使用不受限于照明条件和患者的视觉能力及运动协调性，适用于有认知受损、视觉障碍或对数值尺度无法理解、受教育低的患者。

0 为无痛；1 为轻度疼痛：能正常生活睡眠；2 为中度疼痛：适当影响睡眠，需用镇痛药；3 为重度疼痛：影响睡眠，需用麻醉镇痛药；4 为剧烈疼痛：影响睡眠较重，并有其他症状；5 为无法忍受的疼痛：严重影响睡眠，并有其他症状。

（3）Wong-Baker 面部表情量表（FPS）：由 Donne Wong 和 Connie M. Baker 于 1981 年研制应用于临床疼痛评估，采用 6 种面部表情（见图 4 – 1），从微笑到哭泣的不同表情来描述疼痛。越靠左的表情疼痛越轻，越靠右的表情疼痛越严重。要求患者选择能够代表其疼痛程度的表情。由于这些脸谱简单易懂，容易被疼痛患儿所接受，因此是目前比较理想的疼痛患儿的自我评估工具。该评分量表适合于学龄期及以后的儿童。

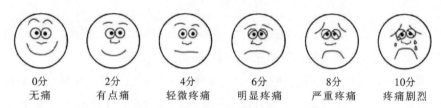

| 0分 | 2分 | 4分 | 6分 | 8分 | 10分 |
| 无痛 | 有点痛 | 轻微疼痛 | 明显疼痛 | 严重疼痛 | 疼痛剧烈 |

图 4 – 1　Wong-Baker 面部表情量表

（4）视觉模拟评分法（VAS）：由心理学家 Freyd 于 1923 年提出，主要用于测量人格、压抑强度及睡眠等指标，是测量疼痛最敏感、最可靠的方法。VAS 画一条长约 10 cm 的直线，0 表示不痛，10 cm 表示疼痛难忍，数值越大疼痛越严重。让患者在线上最能反映自己疼痛程度之处做标记。然后用尺测量 0 至患者标记处之间的距离即为该患者主观上的疼痛强度。结合 NRS，0 表示不痛，小于 4 表示轻度疼痛，4~6 表示中度疼痛，7~10 表示重度疼痛。这种评分方法适用于各种急慢性疼痛患者的评估，但是对于老年人、年幼、理解能力差、文化程度低、认知功能障碍、视觉严重受损、上肢功能障碍或者需要电话随访的患者，有一定的局限性。

三、常见护理诊断/问题

（1）低效性呼吸形态　与疼痛限制呼吸引起节律和深度异常有关。

（2）舒适度改变　与疼痛有关。

（3）睡眠形态紊乱　与疼痛干扰睡眠有关。

（4）焦虑　与疼痛无法解除或迁延不愈有关。

四、计划与实施

（一）一般护理

（1）避免刺激性因素，为患者营造安静舒适的休养环境，保持适宜的温、湿度，减少噪声，调整好室内光线，消除异味等。

（2）保持良好的体位姿势，协助患者定时更换体位，以使其尽量维持舒适状态，预防皮肤压力性损伤发生。

（3）观察患者对疼痛的反应和耐受性，观察镇痛药物所致的常见并发症。

（二）专科护理

（1）避免引起疼痛的诱因，减少或消除引起疼痛的原因。胸腹部结核手术后，及时进行疼痛评估，将疼痛控制在患者耐受范围内。咳嗽、深呼吸引起伤口疼痛时，协助患者按压伤口，再鼓励咳痰和深呼吸。

（2）结核性脑膜炎引起的头痛。避免一切引起颅内压升高的因素，保持大便通畅。按医嘱给予脱水剂时，定时定量给药，注意观察患者症状改善情况。

（3）结核性胸膜炎引起的胸痛。让患者采取患侧卧位，减轻胸膜的摩擦，以减轻疼痛。

（4）骨关节结核引起的关节痛。轻度疼痛采取非药物治疗，如理疗、局部制动等措施，辅助药物治疗的处理措施；中度以上疼痛应及时告知医师并遵医嘱采取药物治疗，辅助非药物治疗。

（三）用药护理

1. 降颅内压药

如甘露醇，应严格控制输注速度，观察药物疗效及不良反应，随时监测肾功能。

2. 镇痛药

WHO推荐疼痛治疗用药三阶梯方案为：

（1）第一阶段：非阿片类药±辅助药。非阿片类药代表药物有阿司匹林、乙酰氨基酚、布洛芬、吲哚美辛等。

（2）第二阶段：弱阿片类药±非阿片类药±辅助药。弱阿片类药代表药物有可待因、曲马多等。

（3）第三阶段：强阿片类药±弱阿片类药±辅助药。强阿片类药代表药物有吗啡、芬太尼、哌替啶等。

3. 注意观察及处理镇痛药物不良反应

（1）非阿片类药物：消化道溃疡、血小板功能异常、肾毒性、肝功能障碍、变态反应等。

（2）阿片类药物：呼吸抑制、便秘、恶心、呕吐、尿潴留、嗜睡及过度镇静、精神错乱等。

（四）心理护理

建立良好的医患关系，注意倾听患者的痛苦，向患者讲授疼痛的基本知识，让患者了解其发生机制及影响因素。了解患者需求，充分理解和尊重患者，调动患者的积极性。调动社会支持系统，指导家属积极配合，帮助患者，给予心理疏导，消除患者的悲观恐惧情绪，学会放松自己，同时积极配合治疗。

五、护理评价

经过治疗和护理后，判断患者是否达到以下标准：

（1）患者知晓疼痛时及时主动告知医护人员。

（2）患者未因疼痛影响呼吸、心情和睡眠。

（3）患者知晓镇痛药物的使用方法、注意事项、不良反应及预防措施。

（谭慧敏）

第六节　盗汗

一、概述

盗汗是结核病中毒症状之一，是由于结核分枝杆菌的毒素及其代谢产物刺激中枢神经系统，导致自主神经系统功能紊乱而使汗腺分泌增多，多为活动性肺结核的表现。盗汗是以入睡后异常出汗、醒后汗泄即止为特征的一种病症。分为轻、中、重 3 种类型。轻型盗汗的患者，多数在入睡深时，或在清晨 5 时许或在醒觉前 1~2 小时易出汗，且出汗量较少。中型盗汗的患者，多数入睡后不久汗液即可泄出，醒后汗即止，揩拭身上的汗液后，再入睡即不再出汗。重型盗汗的患者，入睡后不久或刚闭上眼即将入睡时，即有汗液大量涌出，汗出后可惊醒，醒后汗液即可收敛，再入睡可再次出汗。

二、护理评估

（一）临床症状评估及观察

（1）观察汗出的时间、汗液的量、颜色和性质。

（2）观察血压、脉搏、呼吸、大小便及睡眠情况。

（二）辅助检查评估

（1）实验室检查：血沉、抗链球菌溶血素"O"、T_3、T_4、基础代谢率。

（2）X 线检查。

三、常见护理诊断/问题

（1）舒适度改变　与大汗导致衣服、被褥浸湿有关。

（2）睡眠形态紊乱　与盗汗干扰睡眠有关。

（3）焦虑　与盗汗迁延不愈有关。

四、计划与实施

（一）一般护理

（1）保持病室空气流通，温湿度适宜，衣被不要盖得太厚，以免引起出汗。

（2）保持患者衣物、床单、被褥干燥清洁。汗湿后及时用干毛巾擦身，更换汗湿的衣、被，被褥及时清洗晾晒。卧床患者每日热水擦身，落实基础护理。

（3）结合患者病情，多吃富含维生素、蛋白质的食物。禁食辛辣刺激性食物。汗多者，可酌情饮用温盐水或温糖盐水。

（4）保持心情舒畅，避免因忧思恼怒而加重病情。

（5）注意室温调节，预防出汗后受凉感冒。

（二）用药护理

（1）一般以阴虚盗汗为多见，中医治疗取当归六黄汤：药用当归、黄芪、黄芩、黄柏、黄连、生地黄、熟地黄、五味子、乌梅煎服。

（2）中药宜顿服，饭后饮用为佳。

（三）心理护理

医护人员多与患者沟通交流，耐心解答患者的疑问，给予心理安慰，消除紧张、焦虑心理。随着疾病康复逐渐好转，可请曾有同样症状的患者讲解盗汗好转的过程，指导患者自我心理调节，保持乐观情绪和积极治疗的态度。让家属多关心、鼓励患者，增强患者战胜疾病的信心。

五、护理评价

经过治疗和护理后，判断患者是否达到以下标准：

（1）有效缓解或解除患者盗汗。

（2）消除患者焦虑情绪。

（3）患者感觉舒适。

（谭慧敏）

第五章　抗结核药物的应用及护理

第一节　常用抗结核药物的使用及注意事项

结核病治疗的关键是化学治疗，医护人员必须全面了解抗结核药物的作用、不良反应，正确选择药物，严密观察疗效和监测药物的不良反应，帮助患者完成化学疗程。

一、异烟肼（Isoniazid，INH，H）

（一）特点

异烟肼是目前使用的重要一线抗结核药物，对结核分枝杆菌有强大的杀菌作用，又称"全杀菌剂"。本药耐药性最不稳定，在耐药情况下仍具有一定的抗结核作用，并可延缓或阻止结核分枝杆菌对其他抗结核药物产生耐药。本药口服后 1～2 小时达到峰浓度，分布于全身组织和体液，包括脑脊液、胸水、腹水、乳汁、肌肉和干酪样组织，经肾脏排出。

（二）用法用量

（1）每日用药：每日 1 次顿服，成人 0.3 g/d；儿童10～15 mg/（kg·d），不宜超过0.3 g/d。

（2）隔日用药：二日 1 次顿服，体重≥50 kg，0.6 g；体重＜50 kg，0.5 g。

（3）用药途径：一般采用口服法，静脉注射或静脉滴注，也可雾化吸入。

（三）不良反应

最常见的不良反应为神经系统反应和肝脏功能损伤。

（1）神经系统：最常见的反应为周围神经系统病变。该不良反应的发生率与剂量有关，最多见于营养不良和有神经病变风险患者（例如酗酒及糖尿病患者），常见的早期反应为手足感觉异常。

（2）肝脏系统：本药可引起轻度一过性肝损害如血清转氨酶升高及黄疸等，服药期间饮酒可使肝损害增加。毒性反应表现为食欲不佳、异常乏力或软弱、恶心或呕吐及尿色深、眼或皮肤黄染。

（3）消化道反应：恶心、呕吐、上腹疼痛和胰腺炎。

（4）血液系统：粒细胞缺乏、溶血、贫血、血小板减少和嗜酸性粒细胞增多。

（5）超敏反应：发热、皮疹（麻疹、斑丘疹、紫癜或剥脱性皮炎）、淋巴结病和血管炎、中毒性表皮坏死松解症、伴嗜酸性粒细胞增多和全身症状的药疹。

（6）代谢和内分泌系统：维生素 B_6 缺乏、糙皮病、高血糖、代谢性酸中毒和男性乳房发育。

（四）注意事项

（1）肝功能异常、肾功能严重损害、有精神病和癫痫病史者、孕妇等慎用。

（2）本药可加强香豆素类抗凝血药、降压药、某些抗癫痫药、三环类抗抑郁药、抗胆碱药等的作用，合用时需注意。

（3）空腹吸收效果最好。抗酸药尤其是氢氧化铝、多脂肪饮食可抑制本药的吸收，不宜同服。

（4）异烟肼常规剂量应用时一般无须加服维生素 B_6。产后妇女、老年人、哺乳的婴儿，或并发有 HIV 感染、糖尿病、慢性肝病、尿毒症等疾病，以及酒精滥用、营养不良、癫痫、外周神经病变或大剂量服用异烟肼者时，可加用维生素 B_6，但不能与异烟肼同时服用。

（5）注意观察肢体远端感觉、消化道反应及精神状态。

（6）相当量的异烟肼可经血液透析与腹膜透析清除，因此做其治疗的患者应合理调整服药时间。

二、利福平（Rifampicin，RFP，R）

（一）特点

本药为脂溶性杀菌剂，对革兰阳性、阴性菌和结核分枝杆菌等均有抗菌活性。利福平单用治疗结核病可迅速产生耐药性，所以必须与其他抗结核药物合用。本药口服后 2 小时达到峰浓度，在肝、胆、肾浓度最高，分布于全身脏器和体液，包括脑脊液，当脑膜有炎症时脑脊液内药物浓度增加。利福平以肝肠循环来代谢，60% ~65% 从粪便排出。

（二）用法用量

（1）每日用药：成人每日 1 次空腹顿服。体重 ≥50 kg，0.6 g/d，体重 < 50 kg，0.45 g/d；儿童 10 ~20 mg/（kg·d）；成人和儿童每日用药剂量不宜超过 0.6 g。

（2）隔日用药：成人 0.6 g/d。

（3）用药途径：口服或静脉滴注。

（三）不良反应

（1）消化道反应最为多见，口服本品后可出现厌食、恶心、呕吐、上腹部不适、腹泻等胃肠道反应，发生率为 1.7%～4.0%，但均能耐受。

（2）肝毒性为本品的主要不良反应，发生率约 1%。在疗程最初数周内，少数患者可出现血清氨基转移酶升高、肝肿大和黄疸，大多为无症状的血清氨基转移酶一过性升高，在疗程中可自行恢复，老年人、酗酒者、营养不良、原有肝病或其他因素造成肝功能异常者较易发生。

（3）变态反应：大剂量间歇疗法后偶可出现"流感样综合征"，表现为畏寒、寒战、发热、呼吸困难、头昏、嗜睡及肌肉疼痛等，发生频率与剂量大小及间歇时间有明显关系。

（4）其他：服用本品后，大小便、唾液、痰液、泪液等可呈橘红色。

（四）注意事项

（1）对利福霉素类药过敏者以及 3 个月以内的孕妇禁用。注意利福平的肝酶诱导作用，婴儿、3 个月以上的孕妇、酒精中毒、肝功能损伤者慎用。

（2）用于间歇疗法时，最大剂量不宜超过 0.6 g。

（3）利福平可加速口服避孕药、茶碱类、抗凝血药、降糖药等药物的排泄，使药效降低或失败。

三、利福喷丁（Rifapentine，RFT，L）

（一）特点

本药是利福平的衍生物，为广谱杀菌剂，但抗结核活性比利福平强 2～10 倍。单独使用多产生耐药性。本药半衰期长，抗结核活性维持时间长，故间歇治疗活性好。本药口服后 2～3 小时达到峰浓度，分布同利福平，但不易透过血－脑脊液屏障，利福喷丁经肝、肠循环，由胆汁排入肠道的原药部分可被再吸收。

（二）用法用量

（1）成人：每周 1～2 次，每次不宜超过 0.6 g，空腹（餐前 1 小时）顿服。体重 ≥50 kg，每次 0.6 g；体重 <50 kg，每次 0.45 g。

（2）儿童：每次 10 mg/kg，每周 1 次。≥12 岁：体重≥45 kg，每次 0.6 g，每周 1 次；体重 <45 kg，每次 0.45 g，每周 1 次。

（3）用药途径：口服。

（三）不良反应

本品不良反应比利福平轻微，少数病例可出现白细胞、血小板减少，丙氨酸氨基转移酶升高，皮疹，头昏、失眠等症状，胃肠道反应较少。

（四）注意事项

（1）对利福霉素类药物过敏者禁用。

（2）不建议与大部分抗反转录病毒药物合并使用。

（3）肾功能衰竭或血液透析时无须调整剂量。

（4）必须与其他抗结核药联合应用，单用本药可迅速产生细菌耐药性。

（5）本品不易透过血－脑屏障，故不宜用于结核性脑膜炎。

四、利福布汀（Rifabutin，Rfb）

（一）特点

本药是利福霉素－S衍生而来的半合成抗生素，是杀菌剂，与利福平存在100%的交叉耐药，利福布汀在肺组织中的浓度可达到血清中的10～20倍。

（二）用法用量

（1）成人：每日一次顿服。体重≥50 kg，0.3 g/d；体重＜50 kg，0.15～0.3 g/d。

（2）儿童：剂量尚未确定。

（3）用药途径：口服。

（三）不良反应

常见胃肠道反应、皮疹、中性粒细胞减少等。

（四）注意事项

（1）对利福霉素类药物过敏者禁用。

（2）老年人、并发严重肾功能损伤者用药时，应注意调整剂量。

（3）本药对胎儿骨髓生长有影响，故孕妇只有在利大于弊时使用。

（4）在耐药结核病并发急性呼吸窘迫综合征的情况下，宜选用利福布汀。

五、吡嗪酰胺（Pyrazinamide，PZA，Z）

（一）特点

本药是烟酰胺的衍生物，对结核分枝杆菌具有抑菌或杀菌作用，而对其他分枝杆菌及其他微生物无效。吡嗪酰胺与其他抗结核药物无交叉耐药。本药口服后2小时达到峰浓度，广泛分布于全身各组织。在没有可靠药敏试验证明吡嗪酰胺耐药的情况下，推荐其在耐药结核病的治疗中全程使用。

（二）用法用量

（1）每日用药：成人体重≥50 kg，1.75 g/d；体重＜50 kg，1.5 g/d；儿童30～40

mg/（kg·d）。每日量 1 次顿服或分次服用，每日服用者最高 2 g。

（2）隔日用药：成人体重≥50 kg，2 g/d；体重 <50 kg，1.5 g/d。

（3）肾功能不全患者 25～35 mg/kg，每周 3 次者最高每次 3 g。

（4）用药途径：口服。

（三）不良反应

关节痛（由于高尿酸血症引起，常轻度，有自限性）发生率较高；食欲减退、发热、乏力、眼或皮肤黄染（肝毒性）。

（四）注意事项

（1）对本药过敏者禁用，糖尿病、痛风、严重肝功能减退者、孕妇慎用。

（2）监测肝功能，尤其是谷丙转氨酶水平。

（3）本药毒性较强，除非必需使用本药，通常儿童不宜应用。

（4）注意关节疼痛、皮疹等反应，监测血尿酸浓度。

六、乙胺丁醇（Ethambutol，EMB，E）

（一）特点

本药对繁殖期的结核分枝杆菌、部分非结核分枝杆菌都具有抑菌作用，在 pH 值为中性的环境中作用最强，但是对静止期细菌几乎没有影响。与其他一线抗结核药有协同作用，并可延缓其他药物产生耐药性，迄今未发现本药与其他抗结核药物有交叉耐药性。本药口服后 2 小时达到峰浓度，广泛分布于全身各组织体液中，不能渗入正常脑膜，但结核性脑膜炎患者脑脊液中可有微量渗入。

（二）用法用量

（1）每日用药：成人体重≥50 kg，1.0 g/d；<50 kg，0.75 g/d；儿童 15～25 mg/（kg·d），总量不超过 0.75 g/d。每日量 1 次顿服或分 2 次服用。

（2）间歇用药：成人体重≥50 kg，1.25～1.5 g/d；体重 <50 kg，1.0 g/d。

（3）肾功能不全患者 15～25 mg/kg，每周 3 次用药。

（三）不良反应

（1）较多者表现为视力模糊、眼痛、红绿色盲或视力减退、视野缩小（视神经炎每日按体重剂量 25 mg/kg 以上时易发生）。视力变化可为单侧或双侧。

（2）较少者表现为畏寒、关节痛（尤其大趾、踝、膝关节）、病变关节表面皮肤发热拉紧感（急性痛风、高尿酸血症）。

（3）极少者表现为皮疹、发热、关节痛等过敏反应；或麻木，针刺感、烧灼痛或手足软弱无力（周围神经炎）。

（四）注意事项

（1）本药禁用于婴幼儿，不宜用于小儿。

（2）治疗期间应注意观察视力、视野等（用药前及用药后每 1～2 个月检查 1 次）。

（3）球后视神经炎的发生与药物剂量相关，肾功能减退或肾衰竭时风险更大。

（4）有痛风、视神经炎、不能准确表达症状者慎用。

（5）肾功能减退时排泄减少，可引发蓄积中毒，故肾功能减退者慎用。

七、链霉素（Streptomycin，Sm，S）

（一）特点

本药属氨基糖苷类抗生素，为半效杀菌药，对结核分枝杆菌的作用最为突出，碱性环境可增强其抗菌作用。链霉素是抗结核注射剂中抗结核活性最强的药物，大多数非结核分枝杆菌对本药耐药。单用链霉素可迅速产生耐药、耐药菌的毒力不减，也不可再转敏感，所以耐药后一般不考虑再用。本药肌肉注射 2 小时达到峰浓度，主要分布在细胞外液，也可分布于除脑以外的所有器官、组织。本药主要经肾排出体外。

（二）用法用量

（1）每日用药：每日一次，成人 0.75 g/d；儿童 20～40 mg/（kg·d）。

（2）间歇治疗：成人每次 0.75～1.0 g，每周 2～3 次。

（3）肾功能不全：12～15 mg/kg，每周 2～3 次，不可每日使用。

（4）用药途径：肌内注射。

（三）不良反应

（1）常见的不良反应有口唇麻木、肌肉抽搐。

（2）损伤听神经是链霉素的严重不良反应，引起前庭功能障碍，出现眩晕、恶心、呕吐、步履蹒跚、共济失调；其次是损伤耳蜗，可出现耳鸣、耳聋症状，为永久性损伤。出现此类症状应立即停药。

（3）肾毒性：多见管型尿、血尿、蛋白尿、血尿素氮、肌酐升高，严重者须停药。

（4）可出现电解质紊乱。

（5）可出现皮疹、发热等过敏反应，应停药，以免引起更严重的毒性反应。

（四）注意事项

（1）儿童慎用，老年人减量，孕妇禁用；因病情特别需要时，采用间歇治疗，每周 2～3 次。

（2）本药不可与其他氨基糖苷类药同时、先后、连续局部或全身应用，可增加肾毒性、耳毒性以及神经肌肉阻滞作用的可能性。

（3）本药与阿米卡星、卷曲霉素具有单向交叉耐药性，对阿米卡星或者卷曲霉素耐药时使用链霉素无效。

（4）注意监测患者的血药浓度。

（5）利尿剂与氨基糖苷类药物使用时，会增加耳毒性的风险。

八、卡那霉素（Kanamycin，Km，K）

（一）特点

本药对结核分枝杆菌有杀菌作用，且对链霉素耐药菌株敏感，主要用于对本药仍敏感的复治、耐药结核患者的治疗。用于抗结核治疗时，需与其他抗结核药物配伍。本药耳毒性和肾毒性高于链霉素。口服不吸收，肌内注射 1 小时达到峰浓度。

（二）用法用量

（1）成人：体重≥50 kg，0.75 g/d；体重<50 kg，0.5 g/d。不宜超过 1.0 g/d。

（2）老年：0.5 g/d 或 0.75 g/d，隔日 1 次。

（3）儿童：每周 5~7 次，每日剂量按 15~30 mg/kg 进行计算，每日用药不能超过 1.0g。

（4）肾功能不全患者每次 12~15 mg/kg，每周 3 次。

（5）用药途径：深部肌肉注射。

（三）不良反应

（1）听力减退、耳鸣、步履不稳、眩晕等耳毒性，血尿、尿量及排尿次数减少等肾毒性。

（2）恶心、呕吐、食欲减退等症状。

（3）较少出现呼吸困难、嗜睡或软弱。

（四）注意事项

（1）禁用于听神经障碍、肾功能不良者及氨基糖苷类药物过敏者，禁止与强利尿剂合用，禁止做胸腔或腹腔内注射，以避免呼吸抑制。

（2）因与链霉素等氨基糖苷类药物有单项交叉耐药，所以要注意临床用药顺序，如果链霉素耐药，再考虑用本药。

（3）使用本药应定期检测尿常规、电解质和肾功能。

九、阿米卡星（Amikacin，Am）

（一）特点

本药为氨基糖苷类广谱抗生素，对结核分枝杆菌有杀菌作用，用于治疗各种类型结核病，主要用于链霉素耐药患者。本药肌肉注射后迅速被吸收，静脉滴注 7.5 mg/kg后 1.5 小时达峰浓度，广泛分布于全身各组织和体液中，但不能透过血－脑屏障。本药在体内不代谢，主要经肾排出。

（二）用法用量

（1）成人：用于除单纯性尿路感染的其他全身感染时每 12 小时 7.5 mg/kg，或每 24 小时 15 mg/kg。成人每日不超过 1.5 g，疗程不超过 10 天。

（2）小儿：首剂按体重 10 mg/kg，后续治疗以每 12 小时 7.5 mg/kg，或每 24 小时 15 mg/kg。

（3）用药途径：深部肌肉注射或静脉滴注，深部肌肉注射时注意更换注射部位，以避免局部不适。

（三）不良反应

（1）引起注射部位疼痛。

（2）肾毒性：可出现蛋白尿、血尿、尿量或排尿次数减少、血肌酐及血尿素氮增高等。

（3）耳毒性：头晕、眩晕、共济失调、听力丧失，老年、长期使用患者都可增加耳毒性。

（4）血清电解质异常（包括低镁和低钾）。

（5）其他不良反应有针刺感、头痛、麻木、震颤、抽搐、药物热、关节痛、嗜酸性粒细胞增多、肝功能异常等。

（四）注意事项

（1）不宜用于孕妇及肾功能不全患者，慎用或禁用于脱水、肾功能减退、使用强利尿剂患者，尤其是老年患者。

（2）与卡那霉素有双向交叉耐药性，所以对卡那霉素耐药患者不适用。

（3）耳毒性及肾毒性：详见本章节卡那霉素的不良反应。

（4）注意药物相互作用：①可增加非去极化肌松剂的作用。②与呋塞米合用可加重耳毒性。

（5）病情允许情况下，补充患者足够的水分，减少对肾小管的损害。

（6）配制静脉用药时，每 500 mg 加入氯化钠注射液或 5% 葡萄糖注射液或其他灭菌稀释液 100 ~ 200 mL。成人应在 30 ~ 60 分钟内缓慢滴注，婴儿稀释的液量相应减少。

十、卷曲霉素（Capreomycin，Cpm，Cp）

（一）特点

本药对结核分枝杆菌有杀菌作用，用于复治、耐药结核病的治疗，但必须与其他抗结核药物联合应用。肌肉注射后 1 ~ 2 小时达峰浓度，迅速分布于全身各组织和体液中，但不能透过血 – 脑屏障。本药可经血液透析清除。

（二）用法用量

（1）成人：15～20 mg/（kg·d），不超过 1.0 g/d；体重≥50 kg，1.0 g/d；体重 < 50 kg，0.75 g/d。

（2）儿童：每日用药按体重计算，15～30 mg/kg，每日总量不能超过 1.0 g。

（3）老年：剂量酌减，每次最大剂量 0.75 g。

（4）肾功能衰竭、透析患者：每周 2～3 次，每次 12～15 mg/kg，不可每日使用。

（5）用药途径：一般深部肌肉注射或静脉滴注。

（三）不良反应

（1）发生相对较多的不良反应：血尿、尿量或排尿次数显著增加或减少，食欲减退或极度口渴。

（2）过敏反应、耳毒性、肾毒性、神经肌肉阻滞等发生率较少。

（3）电解质紊乱。

（四）注意事项

（1）禁用于妊娠和哺乳期妇女及对本药过敏者。禁用于重症肌无力、帕金森病、有听力障碍或肾功能障碍患者。

（2）与抗真菌药、杆菌肽、万古霉素、抗癌药并用，可增加肾毒性和耳毒性。

（3）本药与阿片类镇痛药合用，可抑制呼吸。

（4）用药期间严密观察耳鸣、听力减退、头晕等症状，听力检测每周 1～2 次。

（5）用药期间检测电解质、肾功能、尿常规。

十一、左氧氟沙星（Levofloxacin，Lfx）

（一）特点

左氧氟沙星主要用于耐药结核病的治疗，需与其他抗结核药物联合应用。本药口服吸收好，在体内代谢少，主要通过肾脏排泄，本药不被血液透析和腹膜透析清除。

（二）用法用量

（1）成人：10～15 mg/（kg·d）。体重≥50 kg，0.5 g/d，可用至 0.6 g/d；体重 < 50 kg，0.4 g/d。WHO 推荐成人剂量 0.75 g/d，最大剂量可达到 1.0 g/d。每日量 1 次或分次使用。

（2）儿童：> 5 岁：10～15 mg/（kg·d），1 次/d；≤5 岁：15～20 mg/（kg·d），分早、晚 2 次服用。

（3）肾功能衰竭、透析患者：当 CCR（内生肌酐清除率） < 30 mL/mim，每次 750～1000 mg，不可每日服用，为每周 3 次。

（4）用药途径：口服或静脉滴注。

（三）不良反应

（1）中枢神经系统：惊厥、中毒性精神病、震颤、躁动、焦虑、头晕、意识模糊、幻觉、妄想、抑郁、失眠、癫痫发作，极少数情况可导致患者产生自杀的念头或行动。

（2）胃肠道反应：恶心或呕吐、腹部不适、腹泻。

（3）周围神经病变：感觉错乱、感觉迟钝、触物痛感、疼痛、烧灼感、麻木、无力，或轻触觉、痛觉、温度觉、位置觉和振动觉异常，多发性神经炎。

（4）骨骼肌肉系统：关节痛、肌痛、肌无力、张力亢进肌腱炎、肌腱断裂、重症肌无力恶化。

（5）过敏反应：荨麻疹、瘙痒及其他严重皮肤反应、呼吸困难、血管神经性水肿、过敏性休克。

（6）心血管系统：QT 间期延长、尖端扭转型室性心动过速、室性心律失常。

（7）肝胆系统：肝炎、黄疸、肝衰竭。

（8）血液系统：贫血、血小板减少症、白细胞减少症、粒细胞减少症、全血细胞减少症及其他血液病。

（9）引起糖代谢异常。

（四）注意事项

（1）18 岁以下青少年，尤其是儿童不宜应用本药；肾功能障碍者慎用，老年患者应用此药需检测肾功能；对任何氟喹诺酮类药物过敏者、有精神病史及癫痫病史者禁用。

（2）本药属于浓度依赖型，以一次顿服为佳。用药后避免日光照射，预防光敏毒性，可涂抹防晒霜。

（3）注意本药不与含铝、镁、铁、锌、钙制剂同服，防止干扰氟喹诺酮类药物吸收。

（4）与抗结核药物联合应用时，要注意造血系统、肌肉骨骼、肝肾功能、中枢神经系统损伤及过敏反应。

（5）应用本药可引起血糖波动，需注意调节降糖药用量。

（6）应避免长期合用碱性药品（氢氧化铝、碳酸氢钠）和抗胆碱药（东莨菪碱、阿托品），以免影响氟喹诺酮类药物的吸收。同时应用咖啡因、茶碱等药物时，需调整剂量或做血药浓度监测，预防茶碱中毒。

（7）本药禁止与非甾体类消炎镇痛药（双氯芬酸、阿司匹林）合用，以免诱发癫痫、加剧神经系统毒性反应。

（8）静脉滴注的速度不宜过快，每 100 mL 至少滴注 60 分钟，本药不宜与其他药物同瓶混合滴注，或在同一静脉输液管内进行滴注。

（9）使用喹诺酮类药物，可能导致结晶尿和管型尿，应当维持适当的水化，以防止形成高度浓缩尿。

十二、莫西沙星（Moxifloxacin，Mfx）

（一）特点

本药为新一代氟喹诺酮类药物，具有广谱抗菌作用，对结核分枝杆菌具有较强的杀菌作用，主要用于耐药结核病的治疗。口服后吸收良好，在体内广泛分布，可透过血-脑屏障，主要通过肝脏代谢。

（二）用法用量

（1）每日用量：$7.5 \sim 10$ mg/$(kg \cdot d)$；成人每日 0.4 g/d，每日 1 次或分次服用，最好是 1 次顿服。

（2）用药途径：口服或静脉滴注。

（三）不良反应

同左氧氟沙星，对 Q-Tc 间期延长的作用更强。

（四）注意事项

同左氧氟沙星。

（1）肾功能受损包括透析患者应用莫西沙星不需减量。

（2）本药可以与食物一同服用，需注意在服药前 2 小时或服药后 4 小时，不要服用乳制品、维生素、抗酸剂（尤其是含铝类药）等可能影响吸收的食物或药品。

十三、加替沙星（Gatifloxacin，Gfx）

（一）特点

本药优于左氧氟沙星，具有较强的抗结核作用。加替沙星不受饮食因素影响，口服后吸收完全，广泛分布于机体组织和体液中。在体内很少代谢，主要以原形自尿排出。

（二）用法用量

（1）每日用量：成人 0.4 g/d，每日 1 次或分次服用，以 1 次顿服为佳。肾功能不全时加替沙星需减量使用。当内生肌酐清除率 < 30 mL/min 时，推荐每周 3 次，每次 400 mg。

（2）用药途径：口服或静脉滴注。

（三）不良反应

同左氧氟沙星，但对糖代谢的影响更大。可发生严重的血糖异常、低血糖、高血糖或糖尿病。

（四）注意事项

同左氧氟沙星。不推荐并发糖尿病的患者使用加替沙星。

十四、乙硫异烟胺（Ethionamide，Eto）

（一）特点

本药对结核分枝杆菌有抑菌作用，对渗出性及浸润性干酪病变疗效较好。常与其他抗结核药物联合应用以增强疗效。本药口服后吸收快，广泛分布于全身组织、体液中，经肾脏排泄。

（二）用法用量

（1）成人：体重≥50 kg，0.75~0.8 g/d，不宜超过1 g/d；体重<50 kg，0.5~0.6 g/d。每日量分2~3次服用，可1次顿服，睡前或和食物同服。

（2）儿童：12~15 mg/（kg·d），不宜超过1 g/d，服用方法同成年人。

（3）用药途径：口服。

（三）不良反应

（1）恶心、呕吐、腹痛、腹泻、厌食、胃部不适等消化道症状，多于服药2~3周后发生。

（2）少数患者有精神抑郁、视力紊乱和头痛、末梢神经炎、糙皮病症状、致畸、经期易紊乱、男子乳房女性化、关节痛、脱发、皮疹、痤疮等。

（四）注意事项

（1）可致畸，孕妇禁用，不能排除哺乳期妇女使用本药对婴幼儿的危害。

（2）对异烟肼、烟酸和吡嗪酰胺过敏者，可能对本药也过敏。

（3）逐渐增加剂量可减少胃部不适，不适宜间歇用药。大剂量可引起直立性低血压。

（4）肾功能衰竭、透析患者无须改变剂量。

（5）部分患者使用后可引起氨基转移酶升高，并发黄疸，所以每月应检测肝功能。

十五、丙硫异烟胺（Protionamide，Pro）

（一）特点

本药对结核分枝杆菌有抑菌作用，增加异烟肼的抗结核作用。治疗结核病，应联合应用其他抗结核药物，适用于非结核分枝杆菌病的治疗以及复治、耐药结核病患者。

（二）用法用量

同乙硫异烟胺。

（三）不良反应

参考乙硫异烟胺，与乙硫异烟胺相比，本药不良反应较轻。

（1）精神障碍：忧郁、失眠。

（2）胃肠道反应：多见恶心、呕吐、食欲减退、反酸、腹部不适、腹泻。

（3）少数患者出现眼或皮肤黄染（黄疸、肝炎）。

（4）多发性神经炎：手足疼痛、步态不稳或麻木、针刺感、烧灼感。

（5）少数患者有皮肤干而粗糙、甲状腺功能减退、关节疼痛、僵直肿胀。

（6）大剂量应用可出现眩晕（包括从卧位或坐位起身时）。

（四）注意事项

（1）慢性肝病患者、孕妇、精神病患者禁用。

（2）不适宜间歇用药。长期服药者避免长时间在阳光下暴晒，以免发生光敏反应。

（3）因胃肠道反应大，服药时可从小剂量开始，逐步增加用量，同时加用抗酸药、解痉药以减轻胃肠道反应。

（4）定期检测肝功能，营养不良者、酗酒者、糖尿病患者可适当缩短检测周期。

十六、环丝氨酸（Cycloserine，Cs）

（一）特点

本药对结核分枝杆菌和其他分枝杆菌有抗菌活性，主要用于复治、耐药特别是耐多药和广泛耐药结核病治疗。本药与其他抗结核药没有交叉耐药，与其他抗结核药合用时可延缓产生耐药。本药口服吸收快而完全，广泛分布于机体的组织和体液，能透过血脑屏障、胎盘，也可经乳汁分泌。本药可通过血液透析清除，肾功能减退患者本药可蓄积。

（二）用法用量

（1）成人：15 mg/（kg·d），常用量每日 0.5 g，每日量不宜超过 1.0 g。推荐体重 ≥ 50 kg，0.75 g/d；体重 <50 kg，0.5 g/d。每日量分 2~3 次服用，如 0.75 g/d 分 2 次使用时，推荐上午 0.25 g，晚上 0.5 g。

（2）儿童：10 mg/（kg·d），每日量不宜超过 1 g，服用方法和成年人相同。

（3）用药途径：口服。

（三）不良反应

（1）中枢神经系统反应：头痛、头晕、记忆力减退、嗜睡、抑郁，严重者出现意识模糊、抽搐、惊厥、精神失常。

（2）其他毒性反应：药物热和胃肠道反应。

（四）注意事项

（1）严重焦虑、抑郁或精神病患者禁用，有癫痫病史者禁用，酗酒者禁用。

（2）应空腹服药，成人剂量 1 g/d 时，建议同服维生素 B_6，每服用 250 mg 的环丝氨酸可给予 50 mg 维生素 B_6。

（3）严重肾损伤患者要减少环丝氨酸的用量，甚至不用。肾功能不全、透析患者使用剂量可调整为 250～500 mg/d，每周 3 次。

（4）观察神经毒性的症状，检测血药浓度，调整用药方案。

（5）与苯妥英钠合用，使后者代谢减慢、毒性作用增强。与异烟肼、丙硫异烟胺合用时，两药均可升高其血药浓度，加重中枢神经系统毒性不良反应，如嗜睡、眩晕、步态不稳。

（6）最开始服用前 2 周，每 12h 口服本药 250 mg，再根据情况加量，最大加至每6～8 小时口服本药 250 mg。并注意监测血药浓度。

十七、特立齐酮（Terizidone，Trd）

（一）特点

本药又称苯环丝氨酸，可替代环丝氨酸。两者药效、作用机制和不良反应相似，具有完全交叉耐药，但本药毒性较环丝氨酸低。

（二）用法用量

（1）每日用药：成人体重≥50 kg，0.6～0.9 g/d；体重＜50 kg，0.6 g/d；儿童用量参照环丝氨酸。儿童与成人用药剂量均不宜超过 0.9 g/d，每日分 2～3 次服用。

（2）用药途径：口服。

（三）不良反应

较环丝氨酸少。

（四）注意事项

同环丝氨酸。

十八、对氨基水杨酸（Aminosalicylic Acid，PAS，P）

（一）特点

本药对结核分枝杆菌有抑菌作用，对非结核分枝杆菌无效，必须与其他抗结核药物配伍使用，合用链霉素、异烟肼可增强后两者的抗结核作用。适用于复治、难治、耐药结核病。本药口服吸收良好，吸收后迅速分布至肾、肺、肝等组织和各种体液中，但在脑脊液中的浓度很低（患脑膜炎时有增加）。本药在肝中代谢，可经乳汁分泌。

（二）用法用量

（1）成人：片剂，体重≥50 kg，10 g/d；体重<50 kg，8 g/d。颗粒剂，8 g/d。针剂（对氨基水杨酸钠 PAS-Na），用量参照片剂，不宜超过 12 g/d。

（2）儿童：0.2～0.3 g/(kg·d)。

（3）每日 1 次顿服或分 2～3 次服用。

（4）用药途径：①口服；②静脉滴注：根据成人或儿童用量，用生理盐水或 5% 葡萄糖液将本药稀释成 3%～4% 浓度，避光滴注，2～3 小时完成。

（三）不良反应

（1）胃肠道反应：食欲减退、恶心、呕吐、胃烧灼感、腹痛、腹胀、腹泻，甚至溃疡和出血。

（2）过敏反应：皮肤瘙痒、皮疹、剥脱性皮炎、药物热、过敏性肺炎、过敏性休克等。

（3）肝肾损害：转氨酶升高、胆汁淤滞、黄疸等；结晶尿、蛋白尿、管型尿、血尿等。

（四）注意事项

（1）肝、肾功能减退者慎用。如发生变态反应，应立即停药并给予抗过敏治疗。

（2）需与其他抗结核药物配伍应用，一般不适宜间歇用药。

（3）静脉滴注本药时，应现配现用并避光保存，变色后不能使用。

（4）与利福平联用时两者给药时间宜相隔 6～8 小时，因本品可干扰利福平的吸收；本药可影响强心苷类药物的吸收，与之合用时需注意调整剂量。

（5）与阿司匹林并用，加重肠道刺激，严重时可产生溃疡。与抗凝血药、苯妥英钠合用时使后者作用增强，注意观察是否存在出血征象。

（6）不宜长期与丙磺舒、氯化铵、维生素 C 联合应用。丙磺舒可减慢对氨基水杨酸的排泄，长期服用可提高对氨基水杨酸的血药浓度，并易引起肝功能损伤。氯化铵、维生素 C 可酸化尿液，长期联用易造成对氨基水杨酸结晶，引起肾损伤。合用乙硫异烟胺时会增加甲状腺功能低下的风险。

（7）使用本药需定期做肝、肾功能检查；本药偶可引起低血钾、低血钙、白细胞和粒细胞数减少，需定期做血常规和电解质检查。

十九、对氨基水杨酸异烟肼（Isoniazid Aminosalicylate，Pa）

（一）特点

本药在血液中可维持较高异烟肼浓度。可用于对异烟肼敏感的耐药结核病，以及部分对异烟肼耐药但对本药仍敏感的耐药结核病。

（二）用法用量

（1）成人：10～20 mg/（kg·d）；体重≥50 kg，1.0 g/d，不宜超过1.2 g/d；体重<50 kg，0.8 g/d。

（2）儿童：20～40 mg/（kg·d）。

（3）每日量1次顿服或分次服用。

（4）用药途径：口服。

（三）不良反应

偶有头晕、头痛、皮疹、发热、恶心、乏力、黄疸、周围神经炎、视神经炎及血细胞数减少等不良反应发生。

（四）注意事项

（1）哺乳期妇女、孕妇、肝肾功能不良者慎用，精神病、癫痫患者、严重肝功能障碍患者禁用。

（2）出现视神经炎症状，应立即做眼部检查，并定期复查。

（3）氢氧化铝等抗酸药可抑制本药吸收，不宜同服。

二十、亚胺培南西司他丁钠（Imipenem and Cilastatin Sodium）

（一）特点

本药为新型β-内酰胺类抗生素，有极强的广谱抗菌活性，又有β-内酰胺酶抑制作用。本品可以造成结核分枝杆菌细胞壁缺失。

（二）用法用量

每天总剂量根据感染的类型和严重程度而定，并按照病原菌的敏感性、患者的肾功能和体重，考虑将1天的总剂量等量分次给予患者。

（三）不良反应

（1）常见有恶心、呕吐、腹泻。

（2）不常见的有癫痫发作、心悸以及伪膜性结肠炎。

（四）注意事项

本品与临床输液配伍后，应在4小时内完成滴注，混悬液不能直接用于输液。

二十一、氯法齐明（Clofazimine，Cfz）

（一）特点

本药通过抑制依赖DNA的RNA聚合酶，阻止RNA合成，从而抑制细菌蛋白的合成，发挥抗菌作用。本药的抗炎作用可能与稳定细胞溶酶体膜有关。本药物口服吸收后主要沉着于脂肪组织和网状内皮系统的细胞内，并且组织浓度高于血液浓度，但脑脊液内浓度低。主要经肝脏代谢，肾功能异常患者无须调整剂量。

（二）用法用量

成人每次 100~200 mg，口服 1 次/日，最大剂量不超过 300 mg/日。

（三）不良反应

（1）皮肤黏膜着色为其主要不良反应。服药 2 周后即可出现皮肤和黏膜红染，呈粉红色、棕色，甚至黑色，着色程度与剂量、疗程成正比。停药 2 月后色素逐渐减退，约 1~2 年才能退完。本品可使尿液、汗液、乳汁、精液和唾液呈淡红色，且可通过胎盘使胎儿着色，但未有致畸报道。

（2）约 70%~80% 用本品治疗的患者皮肤有鱼鳞病样改变，尤以四肢和冬季为主，停药后 2~3 月可好转。

（3）本品可致食欲减退、恶心、呕吐、腹痛、腹泻等胃肠道反应。

（4）个别患者可产生眩晕、嗜睡、肝炎、上消化道出血、皮肤瘙痒等。

（5）个别患者可产生皮肤色素减退、阿-斯综合征。

（四）注意事项

（1）对氯法齐明过敏者禁用；孕妇慎用，哺乳期妇女应避免使用。

（2）本品应与食物或牛奶同时服用。

（3）Q-T 间期延长发生率较少；同时使用贝达喹啉和莫西沙星时需密切监测，若 Q-T 间期超过 500 ms 时应停用。

二十二、利奈唑胺（Linezolid，Lzd）

（一）特点

本药为合成的噁唑酮类抗菌药品。通过结合 50S 核糖体亚基的 23srRNA 抑制细菌早期核蛋白体的合成。

（二）用法用量

（1）成人每次 300~600 mg/d，每日不宜超过 600 mg。

（2）儿童每次 10 mg/kg，每 8 小时一次，每日不宜超过 600 mg。

（3）用药途径：口服或静脉滴注。

（三）不良反应

主要不良反应有头痛、恶心、腹泻、念珠菌感染、低血压、皮肤瘙痒、骨髓抑制、多发神经炎、精神改变等。

（四）注意事项

（1）对本药过敏者禁用，孕妇、哺乳期妇女慎用。

（2）空腹或饭后服用，需避开高脂饮食。

（3）高血压患者使用本品应注意观察。

（4）本品有单胺氧化酶抑制作用，禁联用拟肾上腺素药品和5-HT再摄抑制剂，禁用含酪胺食物（干酪、风干肉、泡菜、啤酒、酱油、红酒等）和某些含醇饮料，以免引起血压异常升高。

（周兰）

第二节　抗结核新药的使用及注意事项

一、德拉马尼（Delamanid，Dlm）

（一）特点

本药可抑制结核分枝杆菌细胞壁中分枝菌酸的合成，对多种结核分枝杆菌临床分离株具有抗菌活性，包括对一线治疗药物乙胺丁醇、异烟肼、吡嗪酰胺、利福平和链霉素耐药的菌株，对细胞内结核分枝杆菌和牛型分枝杆菌也有抗菌活性，用于治疗成人耐多药结核病。根据目前研究，德拉马尼与其他抗结核药无交叉耐药性。餐后服用比空腹服用的生物利用度提高约2.7倍。

（二）用法用量

成人：推荐剂量为1次100 mg，1日2次，连续服用24周。儿童、18岁以下青少年和65岁以上老年患者，安全性和有效性尚不明确。

用药途径：餐后口服。

（三）注意事项

（1）在耐多药结核分枝杆菌控制方面有经验的医师负责下启动德拉马尼治疗并进行监测。德拉马尼只能作为耐多药结核病（MDR-TB）联合治疗方案的一部分。根据WHO指南，在24周的德拉马尼治疗阶段结束后应该继续接受联合治疗方案的治疗。建议通过直接观察治疗给予德拉马尼。

（2）孕妇或可能妊娠的妇女禁用，在德拉马尼治疗期间不建议母乳喂养。

（3）对本品活性成分或任何辅料有过敏史的患者禁用。

（4）血清白蛋白<2.8 g/dL 的患者禁用。

（5）正在服用 CYP3A4 强诱导剂类药品（如卡马西平）的患者禁用。

二、贝达喹啉（Bedaquiline，Bdq）

（一）特点

本药是一种二芳基喹啉类抗分枝杆菌药物，作为联合治疗的一部分，适用于治疗成人（≥18 岁）耐多药肺结核（MDR-TB）。只有当不能提供其他有效的治疗方案时，方可使用本药。本药应在直接面视督导下治疗（DOT）。

（二）用法用量

（1）本品的推荐剂量是 400 mg 口服，每日 1 次，用药 2 周；然后 200 mg，每周 3 次，用药（每次服药至少间隔 48 小时）22 周（治疗的总持续时间是 24 周）。

（2）服用时要用水整片吞服，并与食物同服。

（3）服药前 2 周，如果忘记服药，不要补服该药，第 2 日按时服用该药即可；从第 3 周起，如果漏服该药，应尽快补服该药，继续每周 3 次的用药方案。

（三）注意事项

（1）贝达喹啉的耐药性：根据 WHO 指南建议，贝达喹啉必须在适当的 MDR-TB 联合治疗方案中使用，以降低出现贝达喹啉耐药性的风险。

（2）QT 间期延长：本药可延长 QT 间期。在治疗开始之前以及本药治疗开始之后至少 2、12 和 24 周时，应进行心电图检查。基线时应检测血清钾、钙和镁，并在异常时进行纠正。

（3）肝毒性：服用本药时应避免饮酒、摄入含酒精的饮料和使用其他肝脏毒性药物，尤其是肝功能受损的患者。如果出现以下情况则停用本药：转氨酶升高伴随总胆红素升高大于 2 倍正常值上限；转氨酶升高大于 8 倍正常值上限；转氨酶升高大于 5 倍正常值上限并持续存在 2 周以上。

（4）患者须知：本药与食物同服，须与处方的其他抗分枝杆菌药物联合应用，且须保持整个疗程的依从性。漏服或未完成整个疗程的治疗可能导致治疗有效性降低，增加其分枝杆菌发生耐药的可能性，以及增加本品或其他抗菌药物无法治疗该疾病的可能性。如果治疗的第 1~2 周漏服一剂，患者不必补足漏服的剂量，而应继续正常的给药方案。从第 3 周起，如果漏服 200 mg 剂量，那么患者应尽快服用漏服的剂量，然后继续每周 3 次的用药方案。

（5）对驾驶和操作机械能力的影响：应建议患者如果在服用本品期间发生头晕，不要驾驶或操作机械。

（周兰）

第三节　常见抗结核药物不良反应的观察与护理

按时服用抗结核药物是治疗结核病最关键的措施之一，但抗结核药物会有诸多或轻或重的不良反应，常见的有肝、肾功能损害，胃肠道反应，精神神经系统症状，电解质紊乱，听觉损害和过敏等。我们在临床工作中应了解各种抗结核药物的不良反应，以便及时发现和护理。

一、常见抗结核药物不良反应

（一）肝功能损害

肝功能损害是抗结核药物不良反应中最为常见的一种，一般出现在治疗初期 2 个月，个别可发生在治疗后 6 个月，进行肝功能监测是避免出现肝损害的最主要措施。监测频率目前临床常规为每月 1 次，若出现肝功能一过性轻度升高时，可继续监测而不需要调整药物。肝功能轻度异常可用肝损害小的药物代替肝损害大的药物，同时应用保肝护肝药物，给予饮食指导，以蛋、奶等优质蛋白为宜。如果转氨酶大于 2 倍小于 3 倍正常上限者、乙肝患者需增加监测频率。如果肝功能进一步损害，转氨酶大于 3 倍正常上限或伴有胆红素增高或患者有症状时，应停用导致肝功能损害的可疑药物，保肝治疗，卧床休息，减轻肝脏负担，补充足够的热量和液体。

（二）肾功能损害

卷曲霉素和氨基糖苷类药物均可能对肾脏产生毒性，临床表现较早为消化系统症状，如呕吐、食欲下降，严重者明显乏力、全身水肿、少尿甚至肾衰竭。实验室检查为血尿、管型尿和蛋白尿，肾功能不全时出现血尿素氮和肌酐升高。卷曲霉素可在治疗后出现电解质紊乱，表现为低钾、低钙或低镁血症。电解质轻度紊乱，一般通过改变饮食即可纠正；紊乱比较严重，可通过口服或静脉补给治疗；当出现高钠、高钾时，除调整饮食外，应当加用利尿剂促进排尿，需注意出入量平衡。如发生肾损伤时应及时停用相关药物，适量补液，急性肾功能不全者需行血液透析治疗，以排除有害物质。

利福平可引起间质性肾炎，可能与免疫机制有关，常伴有发热、肌痛、皮疹、嗜酸性粒细胞增多，偶可引起急性肾衰竭。

（三）胃肠道反应

胃肠道反应常于服药当时或几日后出现，主要表现为食欲不振、上腹不适、恶心、呕吐、腹胀、腹泻等，也有可能是肝功能损害的前驱症状之一，需引起警惕。出现这一反应，一般无须停药，随着服药时间延长大部分患者可自行减轻或消退，可以通过调整服药时间，如空腹服改为睡前或餐后服药，适当错开时间，避免因空腹用药引起胃部不适；也可通过改变用药途径，如口服改为静脉用药，同时给予抑酸、胃黏膜保护剂、止吐药物对症处理以减轻症状。若反应严重，可停用可能造成不良反应的抗结核药物，待胃肠道功能恢复正常后，重新调整化疗方案，选择胃肠道反应较小的药物。

（四）变态反应

几乎所有抗结核药都有可能发生不同程度的变态反应。一般出现在用药 2 周后或 1 个月左右，大多表现轻症，如瘙痒、丘疹等。轻症患者，可维持原治疗方案并给予氯雷他定、苯海拉明等抗过敏治疗，避免进食易过敏食物。如皮疹有增多加重趋势，应停用可疑过敏药物，给予抗过敏治疗，直至反应消失。根据病情，在严密监视下逐个加用对治疗有重要作用的药物，加药顺序应从引起过敏反应可能性最小的药物加起，可从小剂量开始，每种药物观察 3~5 天，直到查明致敏药物。对于严重的变态反应应立即停药，住院救治。

（五）神经系统损害

抗结核药物所致神经系统损害主要包括中枢神经毒性、周围神经毒性、视神经毒性。

中枢神经毒性常表现为异常精神行为，如记忆力减退、嗜睡、兴奋、精神失常、抽搐，甚至癫痫大发作、意识障碍等。异烟肼、氯喹诺酮类、丙硫异烟胺、环丝氨酸常导致此不良反应。症状轻者，给予维生素 B_6 及精神类药物治疗，症状严重者需停药。

抗结核药中引起周围神经炎的主要有异烟肼、利奈唑胺、环丝氨酸、乙硫异烟胺和丙硫异烟胺，其中异烟肼最为常见，主要表现为手足麻木、烧灼感、步态不稳、针刺痛、疼痛等。常规剂量的异烟肼一般不引起或极少引起周围神经毒性，随着剂量增加，毒性反应随着增加。如出现周围神经炎，无须立即停药，可先给予维生素 B_6 及营养神经等治疗，如症状仍未缓解或进一步加重则考虑停用。

抗结核药物中引起视神经毒性常见的是乙胺丁醇，主要表现为重影、视野缺损、视力下降、视盘颞侧视网膜神经纤维层变薄及电生理检查异常。乙胺丁醇造成的视神经损害常常是可逆或部分可逆的，需及早停药并适当给予营养神经治疗，经停药等处理后视觉功能有所改善，一般不建议再使用乙胺丁醇。

（六）血液系统损害

抗结核药引起血液系统损害的主要药物有利福霉素、氟喹诺酮类、利奈唑胺，其他包括异烟肼、乙胺丁醇、氨基糖苷类、吡嗪酰胺、丙硫异烟胺和对氨基水杨酸钠等。临床表现为白细胞或粒细胞计数减少，血小板计数减少和红细胞计数减少。用药过程中，如出现血液系统损害，应根据损害程度给予相应处理：轻度异常可用鲨肝醇、利血生等，密切观察血象变化；当白细胞计数 $< 3.0 \times 10^9/L$，血小板计数 $< 70 \times 10^9/L$ 时，应停用可疑抗结核药物，给予升白细胞药物及多种维生素，有过敏反应时给予抗过敏治疗。一旦发生急性溶血、全血细胞减少或血小板计数 $< 30 \times 10^9/L$，白细胞计数 $< 2.0 \times 10^9/L$ 时，采取救治措施，根据病情给予糖皮质激素、输成分血或新鲜血、重组人粒细胞集落刺激因子等治疗，一旦出现血红蛋白尿时应大量补液并注意保持电解质平衡。

（七）高尿酸血症

吡嗪酰胺是引起尿酸升高的最常见药物，既往有痛风病史者不宜选用此药。高尿酸血症可表现为四肢关节和肌肉疼痛，部分表现为仅有尿酸升高而无临床症状。男性、年龄 >60 岁、高血压、肥胖、糖尿病等都可能是吡嗪酰胺致高尿酸的危险因素。在服药过程中，建议每月监测尿酸、肾功能。如尿酸升高不需立即停药，嘱患者多饮水，口服碳酸氢钠碱化尿液，别嘌呤醇降尿酸；有症状者予非甾体抗炎药缓解症状。

（八）耳毒性

卷曲霉素和氨基糖苷类药物均可能对第 8 对脑神经产生毒性，可引起听觉和前庭功能障碍，药物所致的前庭功能损伤是不可逆的，临床表现为听力下降，前庭功能障碍早期表现为间断性耳鸣和耳塞，随即出现眩晕、恶心、呕吐、步态不稳或平衡失调等症状。在治疗期间密切监测患者有关症状及听力，一旦出现上述症状时应及时停药观察。症状轻者，注射剂可改为每周 3 次间歇使用，严密观察，给予对症、支持治疗，避免使用利尿剂及其他影响听力的药物；耳聋患者可考虑佩戴助听器。

当前控制结核病的重要措施之一是合理应用抗结核药物。医护人员需熟练掌握各种药物的适应证及不良反应，为患者制订个体化治疗方案；密切观察患者可能出现的药物不良反应，尽早处理，鼓励患者积极应对药物不良反应，提高用药依从性。在日常服药时，患者应严格遵医嘱服药，避免私自用药或滥用药物。

二、不良反应的预防

（1）医务人员在入院时应了解患者及其家属的过敏史，了解患者的一般状况、肝肾功能、血尿常规结果，避免使用已知的可能引起严重不良反应的药品。

（2）根据患者的体重、全身状况等适当调整药品剂量和种类，给予患者抗结核的个体化治疗。如肝损害的高危人群给予保肝治疗，肾损害者不选用氨基糖苷类和卷曲霉素等。

（3）医务人员重视患者主诉，在抗结核治疗前，详细告知患者所用药物可能引起的不良反应，鼓励患者主动配合监测药品不良反应；如果出现不良反应及时报告医务人员给予处理。

（4）避免与其他增加抗结核药物不良反应的药品联用，如正在使用异烟肼、吡嗪酰胺和利福平，同时联合使用红霉素和乙酰氨基酚类药时，避免增加肝毒性反应。

（5）对药物不良反应大的患者合理做好预防性措施，如大剂量使用异烟肼或引起周围神经炎的药物可预防性服用维生素 B_6。

（6）经过处理不良反应、停药后，重新开始化疗时，应从产生不良反应可能性最小的药物开始试药，再逐一加药。可疑利福平过敏者应避免使用，以防发生严重不良反应。

（周兰）

第四节　结核病常用脱水利尿药物的使用及注意事项

一、甘露醇

（一）特点

（1）此药为单糖，在体内不被代谢。其高渗溶液（20%）静脉滴注后具有使组织脱水与利尿作用。

（2）用于各种原因引起的脑水肿，降低颅内压，防止脑疝。静脉滴注本药后，由于不易从毛细血管渗入组织，因而提高了血浆胶体渗透压，导致组织（包括眼、脑、脑脊液等）细胞内水分向细胞外转运，从而使组织脱水、减轻水肿、降低颅内压以及脑脊液容量和压力。降低颅内压作用在静脉滴注后 15 分钟内出现，药物达峰时间（Tmax）为 30~60 分钟，维持 4~8 小时。

（二）用法用量

1. 成人

（1）利尿：常用量按体重 1~2 g/kg，并调整剂量使尿量维持在每小时 30~50 mL。

（2）治疗脑水肿、颅内高压和青光眼：按体重 0.25~2 g/kg，于 30~60 分钟内静脉滴注。当患者衰弱时，剂量应减小至 0.5 g/kg。严密观察肾功能。

（3）鉴别肾前性少尿和肾性少尿：按体重 0.2 g/kg，以 20% 浓度于 3~5 分钟内静滴，如用药后 2~3 小时，每小时尿量仍低于 30~50 mL，最多再试用一次，若仍无反应则应停药。已有心功能减退或心力衰竭者慎用或不宜使用。

（4）预防急性肾小管坏死：先给予 12.5~25 g，10 分钟内静脉滴注，若无特殊情况，再给 50 g，1 小时内静脉滴注。若尿量能维持在每小时 50 mL 以上，则可继续应用

5% 溶液静滴；若无效则立即停药。

（5）治疗药物、毒物中毒：250 mL 溶液静滴，调整剂量使尿量维持在每小时 100 ~ 500 mL。

（6）肠道准备：术前 4 ~ 8 小时，10% 溶液 1000 mL 于 30 分钟内口服完毕。

2. 儿童

（1）利尿：按 0.25 ~ 2 g/kg 或按体表面积 60 g/m^2，静脉滴注的时间在 2 ~ 6 小时内。

（2）治疗脑水肿、颅内高压和青光眼：按体重 1 ~ 2 g/kg 或按体表面积 30 ~ 60 g/m^2，注意静脉滴注时间控制在 30 ~ 60 分钟内。患者衰弱时剂量减至 0.5 g/kg。

（3）鉴别肾前性少尿和肾性少尿：按体重 0.2 g/kg 或按体表面积 6 g/m^2，静脉滴注 3 ~ 5 分钟。如用药后 2 ~ 3 小时尿量无明显增多，可再用 1 次，如仍无反应则不再使用。

（三）不良反应

（1）最常见为水和电解质紊乱，稀释性低钠血症，偶可致高钾血症。

（2）排尿困难。

（3）寒战、发热。

（4）甘露醇外渗可致组织水肿、皮肤坏死。

（5）血栓性静脉炎。

（6）头晕、视力模糊。

（7）高渗引起口渴。

（8）渗透性肾病，主要见于大剂量快速静脉滴注时。渗透性肾病常见于老年肾血流量减少及低钠、脱水患者。

（9）过敏引起皮疹、荨麻疹、呼吸困难、过敏性休克。

（四）注意事项

（1）根据病情选择合适的浓度，避免该药品不必要的高浓度和大剂量使用。

（2）甘露醇遇冷易结晶，在使用前仔细检查，如有结晶，可置热水中待结晶完全溶解后再使用。应使用有过滤器的输液器。

（3）除做肠道准备用，均应静脉给药。

（4）用于治疗巴比妥类或水杨酸盐药物中毒时，应合用碳酸氢钠以碱化尿液。

（5）下列情况应慎用：

① 明显心肺功能损害者，因本药所致的突然血容量增多可引起充血性心力衰竭。

② 低钠血症或高钾血症。

③ 低血容量。

④ 对甘露醇不能耐受者。

⑤ 严重肾功能衰竭。因排泄减少使本药在体内积聚，加重心脏负荷，诱发或加重心力衰竭。

（6）给大剂量甘露醇不出现利尿反应，应警惕血液高渗发生。

（7）使用本药需注意监测血压、肾功能、血电解质、尿量。

二、甘油果糖氯化钠注射液

（一）特点

该药为含有甘油、果糖和氯化钠的注射液，是安全而有效的渗透性脱水剂。其作用机制：

（1）由于高渗，静脉注射后能提高血浆渗透压，导致组织内（包括脑、脑脊液等）的水分进入血管内，从而减轻组织水肿，降低颅内压和脑脊液容量及其压力。

（2）通过促进组织中的水分向血液中移动，稀释血液，减轻了毛细血管周围组织的水肿，改善了微循环，增加了缺血部位的供血量及供氧量。

（3）该药为高能量输液，在体内代谢成水和二氧化碳，产生热量，促进脑代谢，增强脑细胞活力。静脉给药后经血液循环进入全身组织，约2～3小时达到平衡（进入脑组织较慢，清除也慢），大部分代谢为二氧化碳和水排出，小部分在肝内转化为葡萄糖，可提供一定热量。该药经肾脏排泄少，故肾功能不良者也可使用。

（二）用法与用量

静脉滴注，成人一般一次250～500 mL，一日1～2次，每500 mL需滴注2～3小时，250 mL需滴注1～1.5小时。根据年龄、症状可适当增减。

（三）不良反应

本药一般无不良反应，偶有瘙痒、皮疹、头痛、恶心、口渴和溶血现象。

文献资料显示，应用本药可出现酸中毒（发生率不明），乳酸性酸中毒，应给予碳酸氢钠注射液等。

（四）使用注意事项

（1）大量、快速输入时可产生乳酸中毒。偶见尿潜血反应、血红蛋白尿、血尿，有时可出现高钠血症、低钾血症、头痛、恶心、口渴，较少出现倦怠感。

（2）遗传性果糖不耐受者、高钠血症、无尿和严重脱水者禁用。

（3）循环系统功能障碍、肾功能障碍、尿崩症、糖尿病患者和溶血性贫血患者慎用。

（4）本药含氯化钠，对需要限制食盐摄取的患者，使用本品时需特别注意。

三、呋塞米注射液

（一）特点

（1）利尿作用：本药能增加水、钠、氯、钾、钙、镁、磷酸盐等的排泄。与噻嗪类利尿剂比较，它存在明显的剂量－效应关系。随着剂量加大，利尿效果明显增强，且药物剂量范围较大。

（2）对血流动力学的影响：呋塞米能抑制前列腺素分解酶的活性，使前列腺素 E2 的含量升高，因而具有扩张血管的作用。

（二）用法与用量

结核病使用本药主要用于结核性脑膜炎、治疗水肿性疾病。静脉注射，开始 20 ～ 40 mg，必要时每 2 小时追加剂量，直至出现满意疗效。维持用药阶段可分次给药。治疗急性左心衰竭时，起始 40 mg 静脉注射，必要时每小时追加 80 mg，直至出现满意疗效。

（三）不良反应

常见有水、电解质紊乱，尤其是大剂量或长期应用时，如体位性低血压、休克、低氯血症、低钾血症、低氯性碱中毒、低钠血症、低钙血症以及与此有关的口渴、乏力、心律失常、肌肉酸痛等。

不良反应少见有过敏反应（包括皮疹、间质性肾炎，甚至心脏骤停）、视觉模糊、黄视症、光敏感、头痛、头晕、纳差、恶心、呕吐、腹痛、腹泻、胰腺炎、肌肉强直等，骨髓抑制导致粒细胞减少，血小板减少性紫癜和再生障碍性贫血，肝功能损害，高糖血症，尿糖阳性，原有糖尿病加重，高尿酸血症，指（趾）感觉异常。

耳鸣、听力障碍多见于大剂量静脉快速注射时（每分钟剂量大于 4 ～ 15 mg），多为暂时性，少数为不可逆性，尤其与其他有耳毒性的药物同时应用时。在高钙血症时，可引起肾结石。

（四）使用注意事项

1. 慎用情况

（1）无尿或严重肾功能损害者，后者需要加大剂量，所以用药间隔时间应延长，以免出现耳毒性等不良反应。

（2）糖尿病。

（3）严重肝功能损害者，可因本药所致电解质紊乱而诱发肝昏迷。

（4）急性心肌梗死，过度利尿可引发休克。

（5）高尿酸血症或有痛风史者。

（6）胰腺炎或有此病史者。

（7）低钾血症倾向者，尤其是应用洋地黄类药物或有室性心律失常者。

（8）本药可诱发或加重红斑狼疮病情。

（9）前列腺肥大。

2. 用药时应注意的问题

（1）药物剂量应个体化，从最小有效剂量开始，根据利尿反应调整剂量，以减少水、电解质紊乱等不良反应。

（2）肠道外给药宜静脉给药，不主张肌肉注射，注射速度不宜过快，常规剂量静脉注射时间应超过 1 ~ 2 分钟。

（3）本药注射剂为加碱制成的钠盐，故静脉注射时宜用氯化钠注射液稀释，而不宜用葡萄糖注射液稀释。

（4）存在低钾血症或低钾血症倾向时，应注意补钾。

（5）大剂量静脉注射过快时，可出现听力减退或暂时性耳聋，故应缓慢注射。

3. 注意观察

（1）血电解质。

（2）血压。

（3）肝肾功能。

（4）血糖。

（5）血尿酸。

（6）听力。

（7）酸碱平衡情况。

（周兰）

第五节　结核病常用激素类药物的使用及注意事项

一、醋酸泼尼松片

（一）特点

本药有抗炎、抗过敏、抗风湿和免疫抑制作用。当严重中毒性感染出现时，与大量抗生素药物配合使用，具有良好的抗炎、抗毒、降温、抗休克与促进症状缓解的作用。结核治疗适用于结核性胸膜炎、结核性腹膜炎、结核性脑膜炎、结核性心包炎、严重结核感染等。

（二）用法与用量

口服一般一次 5～10 mg（1～2 片），一日 10～60 mg（2～12 片）。必要时酌量增减，由医生决定。

（三）不良反应

本药较大剂量易引起糖尿病、消化道溃疡和类库欣综合征症状，对下丘脑－垂体－肾上腺轴抑制作用较强。

主要的不良反应为并发感染。其他不良反应罕见：恶心、呕吐、腹痛、腹胀、腹部不适、胃肠道反应、消化道出血、高血糖症、低血钾综合征、皮疹、瘙痒、面部肿胀、痤疮、多汗、失眠、兴奋、烦躁不安、精神障碍、骨髓抑制、白细胞增多症、白细胞减少、水肿、乏力、发热、疼痛、胸闷、骨质疏松症、骨坏死、腰痛、肝功能异常、头晕、头痛、嗜睡、高眼压、视物模糊、潮红、高血压、心律不齐、心悸、呃逆、过敏反应等。

（四）注意事项

（1）结核病、急性细菌性或病毒性感染患者慎用。必须应用时，应给予适当的抗感染治疗。

（2）长期服药后，停药前应逐渐减量。

（3）糖尿病、骨质疏松症、肝硬化、肾功能不良、甲状腺功能低下患者慎用。

（4）对有细菌、真菌、病毒感染者，应在应用足量敏感抗生素的同时谨慎使用。

（5）运动员慎用。

二、注射用甲泼尼龙琥珀酸钠

（一）特点

抗炎作用较强，主要作用同醋酸泼尼松。常用甲泼尼龙琥珀酸钠为水溶性，可供肌肉注射或静脉滴注。

（二）用法与用量

（1）作为对生命构成威胁情况的辅助药物时：推荐剂量为 30 mg/kg，静脉注射至少 30 分钟。根据病情需要，该剂量可在医院 48 小时内每隔 4～6 小时重复 1 次。

（2）冲击疗法：用于疾病严重恶化或对常规治疗（如青霉胺、非甾体类药）无反应的疾病。

（3）其他疾病的初始剂量视病情而定，从 10～500 mg 不等。

（三）不良反应

（1）体液与电解质紊乱：所有皮质类固醇都会增加钙离子的丧失。水钠潴留、钾离子丧失、某些敏感患者的充血性心力衰竭、低钾性碱中毒、高血压。

（2）肌肉骨骼系统：肌无力、骨质疏松、病理性骨折等。

（3）胃肠道反应：消化道溃疡、消化道出血、食管炎、胰腺炎、肠穿孔。

（4）皮肤：瘀点和瘀斑、皮肤变薄变脆、反复局部皮下注射可能引起局部皮肤萎缩。

（5）神经系统：颅内压升高、假性脑肿瘤、癫痫发作。可出现下列精神紊乱的症状：失眠、情绪变化、欣快感、个性改变、重度抑郁直至明显的精神病表现。

（6）内分泌：月经失调、抑制垂体－肾上腺皮质轴、抑制儿童生长、糖耐量降低、增加糖尿病患者对胰岛素和口服降糖药的需求。

（7）眼部：长期使用本药可能引起青光眼、后房囊下白内障。为防止角膜穿孔，糖皮质激素应慎用于眼部单纯疱疹患者。

（8）代谢方面：因蛋白质分解造成负氮平衡。

（9）免疫系统：潜在感染发作、机会性感染、过敏反应。

（四）注意事项

（1）根据情况限钠、补钾。

（2）特殊危险人群的患者应采取严密的医疗监护并应尽可能缩短疗程。

①儿童：长期每天服用，分次给予糖皮质激素会抑制儿童的生长，这种治疗方法只可用于非常危重的情况。

②高血压患者：使动脉性高血压病情恶化。

③糖尿病患者：引发潜在的糖尿病或增加糖尿病患者对胰岛素和口服降糖药的需求。

④有精神病史者：已有的情绪不稳和精神病倾向可能会因服用皮质类固醇而加重。

（3）避免在三角肌注射，因为此部位皮下萎缩发病率高。

三、地塞米松磷酸钠注射液

（一）特点

肾上腺皮质激素类药。具有抗炎、抗过敏、抗风湿、免疫抑制作用。

（二）用法与用量

（1）一般剂量静脉注射每次 2 ~ 20 mg；静脉滴注时，以 5% 葡萄糖注射液稀释，可 2 ~ 6 小时重复给药至病情稳定，但大剂量连续给药一般不超过 72 小时。

（2）用于缓解恶性肿瘤所致的脑水肿，首剂静脉推注 10 mg，随后每 6 小时肌肉注射 4 mg，一般 12 ~ 24 小时患者有所好转，2 ~ 4 天后逐渐减量，5 ~ 7 天停药。对不宜手术的脑肿瘤，首剂量可静脉推注 50 mg，以后每 2 h 重复给予 8 mg，数天后再减至每天 2 mg，分 2 ~ 3 次静脉给予。

（3）鞘内注射：每次 5 mg，间隔 1 ~ 3 周注射一次；关节腔内注射一般每次 0.8 ~ 4 mg，按关节腔大小而定。

（三）不良反应

（1）感染：并发感染（如真菌、细菌和病毒等感染）为肾上腺皮质激素的主要不良反应，特别是长期或大量应用的情况下。

（2）胃肠道：胃肠道刺激（恶心、呕吐）、胰腺炎、消化性溃疡或穿孔。

（3）神经精神系统：患者可出现精神症状，如欣快感、激动、失眠、谵妄、不安、定向力障碍，也可表现为抑制症状。精神症状易发生在患慢性消耗性疾病的人及以往有过精神不正常者。

（4）内分泌系统和水、电解质紊乱：医源性库欣综合征面容和体态、体重增加、下肢浮肿、月经紊乱、低血钾、儿童生长受到抑制、糖耐量减退和糖尿病加重。

（5）肌肉骨骼：缺血性骨坏死、骨质疏松及骨折、肌无力、肌萎缩。

（6）局部用药部位：关节内注射后急性炎症。肌肉及皮下注射后组织萎缩造成凹陷，以及皮肤色素沉着或色素减退，肌腱断裂。

（7）皮肤及其附件：紫纹、易出血倾向、创口愈合不良、痤疮、会阴区或肛周瘙痒、发热、刺痛感。

（8）眼部：青光眼、白内障。

（9）过敏反应：表现为皮疹、瘙痒、面部潮红、心悸、发热、寒战、胸闷、呼吸困难等症状，严重者可发生过敏性休克。

（10）糖皮质激素停药综合征：有时患者在停药后出现头晕、昏厥倾向、腹痛或背痛、低热、食欲减退、恶心、呕吐、肌肉或关节疼痛、头疼、乏力、软弱，经仔细检查如能排除肾上腺皮质功能减退和原患疾病的复发，则可考虑为对糖皮质激素的依赖综合征。

（11）其他：呃逆、肝功能异常、白细胞增多、血栓栓塞。

（四）注意事项

（1）糖皮质激素可以诱发或加重感染，细菌性、真菌性、病毒性或寄生虫（如阿米巴、线虫）等感染患者应慎用，如需使用必须给予适当的抗感染治疗。

（2）长期应用本药，停药前应逐渐减量。

（3）关节内注射糖皮质激素，会增加关节感染的风险。

（4）在使用本药时感染水痘或麻疹，可能加重病情，严重者会导致生命危险。在使用本品过程中，应充分予以观察和注意。

（5）长期、大量使用本品，或长期用药后停药 6 个月以内的患者，由于免疫力低下，不宜接种减毒活疫苗（如脊髓灰质炎减毒活疫苗糖丸等）。

（6）潜伏性结核或陈旧性结核的患者，在长期使用糖皮质激素治疗期间，应密切观察病情，必要时接受预防治疗。

（7）结脑患者过度应激反应，容易引起消化道出血，因此早期做好预防性护理措施，防止应激性溃疡发生。

（周兰）

第六节　结核病常用止血类药物的使用及注意事项

一、垂体后叶注射液

（一）特点

本品用于肺、支气管出血（如咯血）、消化道出血（呕血、便血），并适用于产科催产及产后收缩子宫、止血等。

（二）用法用量

肌肉注射、皮下注射或稀释后静脉滴注。

呼吸道或消化道出血：一次 6～12 单位。控制产后出血：每分钟静滴 0.02～0.04 单位，胎盘排出后可肌肉注射 5～10 单位。产后子宫出血：一次 3～6 单位。

（三）不良反应

（1）消化系统：腹痛、腹泻、恶心、呕吐、腹胀、腹部不适、呃逆等。

（2）心血管系统：血压升高、心悸、心律失常、心绞痛、心动过缓、血压下降、心动过速等。

（3）精神神经系统：头晕、头痛、烦躁、抽搐、麻木、食欲异常、意识障碍、精神障碍等。

（4）代谢和营养障碍：主要表现为低钠血症，也有血钾、血氯等电解质异常的报道。低钠血症如纠正过快可出现渗透性脱髓鞘综合征。

（5）呼吸系统：胸闷、呼吸困难、呼吸急促等。

（6）全身性反应：面色苍白、乏力、发热、寒战、全身不适、严重过敏样反应、过敏性休克等。

（7）皮肤及附件：多汗、皮肤潮红、红肿、皮疹、瘙痒、局部皮肤坏死、血管性水肿等。

（8）其他：静脉炎、注射部位红肿、注射部位疼痛、尿量减少、停药后多尿、血尿。

（四）注意事项

（1）用药后如出现严重不良反应如心悸、胸闷、过敏性休克等，应立即停药。

（2）用药后注意电解质监测，尤其注意低钠血症的发生。在纠正低钠血症时补钠速度不宜过快，以避免出现渗透性脱髓鞘综合征。

（3）静脉给药时，避免药液外渗导致皮肤坏死的发生。

（4）高血压、冠状动脉病、脑血管疾病和老年患者慎用，如需使用，应严格掌握适应证，加强监测。

二、氨甲苯酸注射液

（一）特点

本药主要用于因原发性纤维蛋白溶解过度引起的出血，包括急性、慢性、局限性或全身性的高纤溶出血，后者常见于妇产科意外、白血病、严重肝病出血等。

（二）用法与用量

静脉注射或滴注：一次 0.1 ~ 0.3 g，一日不超过 0.6 g。

（三）不良反应

不良反应极少见。长期应用未见血栓形成，偶有头昏、头痛、腹部不适。有心肌梗死倾向者应慎用。

（四）注意事项

（1）监测血栓形成并发症的可能性。对于有血栓形成倾向者（如急性心肌梗死）应慎用。

（2）本药一般不单独用于弥散性血管内凝血所致的继发性纤溶性出血，以防进一步血栓形成，影响脏器功能，特别是引起急性肾功能衰竭。如有必要，应在肝素化的基础上才使用本药。

（3）如与其他凝血因子等合用，应警惕血栓形成。一般认为在凝血因子使用后 8小时再用本药较为妥善。

（4）由于本药可导致继发肾盂和输尿管凝血块阻塞，血友病或肾盂实质病变发生大量血尿时要慎用。

（5）宫内死胎所致低纤维蛋白原血症出血，肝素治疗较本药更为安全。

（6）慢性肾功能不全时用量酌减，给药后尿液浓度常较高。治疗前列腺手术出血时，用量也应减少。

三、氨甲环酸注射液

（一）特点

本药主要用于治疗急性或慢性、局限性或全身性原发性纤维蛋白溶解亢进所致的各种出血。

（二）用法与用量

静脉注射或滴注，一次 0.25 ~ 0.5 g，一日 0.75 ~ 2 g。为防止手术前后出血，可参考上述剂量，为治疗原发性纤维蛋白溶解所致出血，剂量可酌情加大。

（三）不良反应

（1）休克。

（2）过敏症状：瘙痒感、皮疹。

（3）消化系统紊乱：恶心、呕吐、食欲不振、腹泻。

（4）一过性色觉异常。

（5）困倦、头痛。

（6）低血压一般发生在注射过快时，为了避免反应，因此给药速度每分钟不应超过 1 mL。

（四）注意事项

（1）有血栓的患者（脑血栓、心肌梗死、血栓性静脉炎等）以及有血栓形成倾向的患者慎用。

（2）弥散性血管内凝血的患者需用本药时，应在有经验的医师严密监护下实施。

（3）血友病或肾盂实质病变发生大量血尿时要慎用。

（4）慢性肾功能不全时用量酌减，因给药后尿液中药物浓度常较高。

（5）治疗前列腺手术出血时，本药用量也应减少。

（6）必须持久应用本药者，应作眼科检查监测（如视力测验、视觉、视野和眼底）。

（7）如发生休克，应立即终止给药，并给予适当的处置。

四、氨基己酸注射液

（一）特点

本药是抗纤维蛋白溶解药。纤维蛋白原通过其分子结构中的赖氨酸结合部位特异性地与纤维蛋白结合，然后在激活物作用下变为纤溶酶，该酶能裂解纤维蛋白中精氨酸和赖氨酸肽链，形成纤维蛋白降解产物，使血凝块溶解。本药能阻抑纤溶酶原与纤维蛋白结合，防止其激活，从而抑制纤维蛋白溶解，高浓度则直接抑制纤溶酶活力，达到止血效果。

（二）用法与用量

静脉滴注：初用量 4～6 g，用 5%～10% 葡萄糖水或生理盐水稀释后 15～30 分钟滴完。维持量为 1 g/h，维持时间依病情而定。

（三）不良反应

（1）本药有一定的副作用，剂量增大，不良反应增多，症状加重。而且药效维持时间较短，现已逐渐少用。

（2）常见的不良反应为恶心、呕吐和腹泻，其次为眩晕、瘙痒、头晕、耳鸣、全身不适、鼻塞、皮疹、红斑、不泄精等。当每日剂量超过 16 g 时，尤易发生。快速静脉注射可出现低血压、心动过速、心律失常，少数人可发生惊厥及心脏或肝脏损害。大剂量或疗程超过四周可产生肌痛、软弱、疲劳、肌红蛋白尿，甚至肾功能衰竭等，停药后可缓解。

（3）本药从尿排泄快，尿浓度高，能抑制尿激酶的纤溶作用，可形成血凝块，阻塞尿路。

（4）易发生血栓和心、肝、肾功能损害。

（四）注意事项

（1）有血管栓塞病史者和有血栓形成倾向患者忌用；泌尿道手术后血尿患者，心、肝、肾功能损害患者以及孕妇慎用。

（2）本药静脉注射过快可引起明显血压降低、心动过速和心律失常。

五、酚磺乙胺注射液

（一）特点

酚磺乙胺能降低毛细血管通透性，增强血小板的功能及黏合力，促进血小板释放凝血活性物质，缩短凝血时间而止血。用于防治手术前后和各种血管因素出血。对脑、肺、肝、消化道、泌尿道出血有效。

（二）用法与用量

（1）肌肉注射或静脉注射：一次 0.25～0.5 g，一日 0.5～1.5 g。静脉滴注：一次 0.25～0.75 g，一日 2～3 次，稀释后滴注。

（2）预防手术后出血：术前 15～30 分钟静滴或肌注 0.25～0.5 g，必要时 2 小时后再注射 0.25 g。

（三）不良反应

本药可有恶心、头痛、皮疹、暂时性低血压等，偶有静脉注射后发生过敏性休克。

（四）注意事项

本药可与维生素 K 注射液混合使用，但不可与氨基己酸注射液混合使用。

六、维生素 K₁ 注射液

（一）特点

本药用于维生素 K 缺乏引起的出血，如梗阻性黄疸、胆瘘、慢性腹泻等所致出血，香豆素类、水杨酸钠等所致的低凝血酶原血症，新生儿出血以及长期应用广谱抗生素所致的体内维生素 K 缺乏。

（二）用法与用量

（1）低凝血酶原血症：肌肉或深部皮下注射，每次 10 mg，每日 1~2 次，24 小时内总量不超过 40 mg。

（2）预防新生儿出血：可于分娩前 12~24 小时给母亲肌注或缓慢静脉注射 2~5 mg。也可在新生儿出生后肌肉或皮下注射 0.5~1 mg，8 小时后可重复注射。

（3）本药用于重症患者静脉注射时，给药速度每分钟不应超过 1mg。

（三）不良反应

（1）全身性损害：过敏性休克、过敏样反应、发热、寒战、晕厥等。

（2）呼吸系统损害：呼吸困难、胸闷、呼吸急促、支气管痉挛、喉水肿、憋气、咳嗽、哮喘、憋喘、呼吸抑制等。

（3）心血管系统损害：紫绀、低血压、心悸、心动过速等。

（4）偶见过敏反应。静脉注射过快，每分钟超过 5 mg，可引起面部潮红、出汗、支气管痉挛、心动过速、低血压等。

（5）肌注可引起局部红肿和疼痛。

（6）新生儿应用本药后可能出现高胆红素血症，黄疸和溶血性贫血。

（四）注意事项

（1）有肝功能损伤的患者，本药的疗效不明显，盲目加量可加重肝损伤。

（2）本药对肝素引起的出血倾向无效，外伤出血不必使用本药。

（3）本药应避免冻结，如有油滴析出或分层则不宜使用，但可在遮光条件下加热至 70~80 ℃，振摇使其自然冷却。

七、甲磺酸酚妥拉明注射液

（一）特点

本药用于诊断嗜铬细胞瘤及治疗其所致的高血压发作，包括手术切除时出现的高血压，也可根据血压对本药的反应用于协助诊断嗜铬细胞瘤；治疗左心室衰竭；治疗去甲肾上腺素静脉给药外溢，用于防止皮肤坏死。

（二）用法与用量

1. 成人常用量

（1）用于酚妥拉明试验，静脉注射 5 mg，也可先注入 1 mg，若反应阴性，再给 5 mg，如此可以减少假阳性的结果，也可减少血压剧降的危险性。

（2）用于防止皮肤坏死，在每 1000 mL 含去甲肾上腺素溶液中加入本品 10 mg 静脉滴注。已经发生去甲肾上腺素外溢，用本药 5～10 mg 加 10 mL 氯化钠注射液作局部浸润，此法在外溢后 12 小时内有效。

（3）用于嗜铬细胞瘤手术，术时如血压升高，可静脉注射 2～5 mg 或滴注每分钟 0.5～1 mg，以防肿瘤手术时出现高血压危象。

（4）用于心力衰竭时减轻心脏负荷，静脉滴注每分钟 0.17～0.4 mg。

2. 小儿常用量

（1）用于酚妥拉明试验，静脉注射一次 1 mg，也可按体重 0.15 mg/kg 或按体表面积 3 mg/m^2。

（2）用于嗜铬细胞瘤手术，术中血压升高时可静脉注射 1 mg，也可按体重 0.1 mg/kg 或按体表面积 3 mg/m^2，必要时可重复或持续静脉滴注。

（三）不良反应

较常见的有直立性低血压、心动过速或心律失常、鼻塞、恶心、呕吐等。

（四）注意事项

（1）严重动脉硬化及肾功能不全者、低血压、冠心病、心肌梗死、胃炎或胃溃疡以及对本药过敏者禁用。

（2）做酚妥拉明试验时，在给药前、静脉给药后至 3 分钟内每 30 秒、以后 7 分钟内每 1 分钟测一次血压，或在肌肉注射后 30～45 分钟内每 5 分钟测一次血压。降压药、巴比妥类、鸦片类镇痛药、镇静药都可以造成酚妥拉明试验假阳性，故试验前 24 小时应停用；用降压药必须待血压回升至治疗前水平方可给药。

八、注射用矛头蝮蛇血凝酶

（一）特点

本药用于需减少流血或止血的各种医疗情况，如外科、内科等临床科室的出血及出血性疾病；也可用来预防出血，如手术前用药，可避免或减少手术部位及手术后出血。

（二）用法与用量

静脉注射、肌肉注射或皮下注射，也可局部用药。

（1）一般出血：成人 1 ~ 2 单位；儿童 0.3 ~ 0.5 单位。

（2）紧急出血：立即静脉注射 0.25 ~ 0.5 单位，同时肌肉注射 1 单位。

（3）各类外科手术：术前一天晚肌肉注射 1 单位；术前 1 小时肌肉注射 1 单位；术前 15 分钟静脉注射 1 单位；术后 3 天，每天肌肉注射 1 单位。

（4）咯血：每 12 小时皮下注射 1 单位，必要时，开始时再加静脉注射 1 单位，最好是加入 10 mL 的 0.9% 氯化钠溶液中混合注射。

（5）异常出血：剂量加倍，每间隔 6 小时肌肉注射 1 单位，直至出血完全停止。

（三）不良反应

不良反应发生率较低，偶见过敏样反应。如出现此类情况，可按一般抗过敏方法处理，给予抗组胺药或/和糖皮质激素及时对症治疗。

（四）注意事项

（1）弥散性血管内凝血及血液病所致的出血不宜使用本药。

（2）血中缺乏血小板或某些凝血因子（如凝血酶原）时，本药没有代偿作用，宜在补充血小板、缺乏的凝血因子或输注新鲜血液的基础上应用本药。

（3）在原发性纤溶系统亢进（如：内分泌腺、癌症手术等）的情况下，宜与血抗纤溶酶的药物联合应用。

（4）应注意防止用药过量，否则其止血作用会降低。

（5）使用期间还应注意观察患者的出血、凝血时间。

（周兰）

第六章 成人结核病患者的护理

第一节 肺结核患者的护理

一、概述

结核病被列为我国重大传染病之一，是一种严重威胁人类健康、影响社会经济发展的呼吸道传染病，具有感染率高、发病率高、病死率高、并发症发生率高"四高"的特点。根据世界卫生组织《2023 年全球结核病报告》的统计，在 30 个结核病高负担国家中，我国估算结核病发病数排第 3 位，占全球发病数的 7.1%，2022 年估算结核病新发病患者数为 74.8 万，防治工作面临很大的挑战。结核病传播和感染的风险以及治愈的难度，对我们护理工作提出更高的要求，我们护理人员需要做到与时俱进，用新的护理理念和护理技术为患者提供"全人、全程、全面"的护理服务。

肺结核是由结核分枝杆菌引起的肺部慢性传染性疾病。飞沫传播是肺结核最重要的传播途径，主要的传染源就是排菌的肺结核患者，尤其是未经治疗者。传染性的大小取决于痰内细菌量的多少，痰涂片检查阴性而仅痰培养阳性者属于微量排菌；痰涂片检查阳性者属于大量排菌。患者通过咳嗽、咳痰、打喷嚏或大声说笑时将结核菌播散到空气中，与患者密切接触者可能吸入而感染。对人类致病的主要是人型结核分枝杆菌，其次为牛型结核分枝杆菌，具有抗酸染色的特性，对外界环境抵抗力较强，在阴暗潮湿处可生存 5 个月以上，甚至数年，可侵及全身各个脏器，但以肺部最多见。结核分枝杆菌的致病性、病变范围及发病时间取决于人体的免疫状态、机体的变态反应以及感染的菌量和毒力。

二、护理评估

（一）健康史评估

评估患者的健康史时，出现以下情况时应警惕结核病的存在。

（1）询问患者是否有结核病接触史，尤其是与排菌肺结核患者密切接触史。

（2）是否有外出打工史，居住或者工作环境是否拥挤。

（3）是否长期应用激素或者免疫抑制剂。

（4）是否有肺外结核、糖尿病、胃大部切除、肾功能不全、艾滋病、肿瘤、红斑狼疮、肝移植等病史。

（5）评估患者咳嗽、咳痰是否在两周以上和（或）痰中带血史。

（6）评估患者近期是否经常感冒且很长时间未愈史。

（7）患者近期内是否生活不规律、过度劳累、营养不良、妊娠、分娩等。

（8）询问是否接种过卡介苗，近期是否进行过结核菌素试验及结果。

（二）身体状况评估

1. 评估呼吸系统症状

（1）评估咳嗽、咳痰。咳嗽、咳痰是肺结核最常见的症状，多为干咳或咳少量白色黏液痰。有空洞形成时痰量增多；出现脓性痰且量增加时多为合并细菌感染；大量脓臭痰为合并厌氧菌感染；出现刺激性咳嗽且持续时间较长时提示合并支气管结核。

（2）评估咯血的性质、量、颜色。具体详见第四章第三节咯血。

（3）评估呼吸困难的类型（吸气性或呼气性）、严重程度、持续时间、频率、深度及节律、缓解方式（吸氧、更换体位、药物、停止活动），以及有无伴随症状，如咳嗽、咳痰、咯血、胸痛、喘鸣等。慢性、重症肺结核患者的呼吸功能受损，可出现渐进性呼吸困难；肺结核合并感染，发生气胸、大量胸腔积液时，可出现呼吸困难。

（4）评估有无胸痛，当病变波及壁层胸膜时，相应地胸壁会出现固定性针刺样痛，随呼吸和咳嗽加重，患侧卧位时症状减轻。

2. 评估全身中毒症状

（1）评估有无发热，发热是最常见的全身症状，多数为长期低热，于午后或傍晚开始，次晨可自行降至正常。

（2）评估有无乏力，肺结核患者常易感到疲劳，全身无力，休息后也不能够缓解。

（3）评估有无盗汗，肺结核患者往往夜间出汗，颈部、腋窝和腹股沟区出汗较多，严重者可使内衣湿透。

（4）评估是否食欲减退，体重减轻。

（5）评估育龄女性是否有月经失调或闭经。

3. 评估体征

体征取决于病变性质、部位、范围、程度。早期肺部体征不明显，若病变累及范围较大，患侧肺部触诊呼吸运动减弱，局部叩诊呈浊音，听诊时呼吸音降低。继发性肺结核好发于上叶尖后段，故肩胛间区闻及细湿啰音有很大的提示诊断价值。慢性纤维空洞型肺结核或胸膜粘连增厚时，可有胸廓塌陷，气管及纵隔向患侧移位。

4. 风险评估

如跌倒坠床风险、压力性损伤风险、深静脉血栓（Deep Venous Thrombosis，DVT）风险等。

（三）辅助检查评估

1. 实验室检查

（1）痰结核分枝杆菌检查：是确诊肺结核最特异的方法，也是制定化疗方案和评价疗效的主要依据，为提高检出率，需收集气管深部的痰液并连续多次送检。痰结核杆菌培养的特异性和敏感性都高于涂片法，培养一般需要 2～6 周，培养至 8 周还未见细菌生长则报告为阴性。

（2）分子生物学检查：结核分枝杆菌核酸检测阳性。

（3）免疫学诊断和基因诊断：这种诊断技术具有灵敏度高、特异性强、快速、不依赖培养、便于检测出低活力菌等优点。

（4）其他检查：血液、胸腔积液检查等。

2. 影像学检查

早期诊断肺结核的重要方法是进行胸部 X 线或 CT 检查。结核病灶在 X 线上的表现有：干酪性病灶、浸润性病灶、空洞、纤维钙化的硬结灶、粟粒性病灶及胸腔积液等。

3. 结核菌素试验

是判断机体是否感染过结核分枝杆菌的主要手段，其阳性结果不能反映患有结核病，仅表示曾有结核分枝杆菌感染。对成人结核病的诊断意义不大。

4. 纤维支气管镜检查

可直接观察到气管、支气管病变，也可以通过支气管镜抽吸支气管的分泌物、刷检、活检等方法，进行病理学、细菌学、细胞学、免疫学、生化学检查等。

5. 超声波检查

B 型超声波是现代医学影像的重要组成部分，现已广泛应用于胸、腹部脏器疾病的诊断。

6. 胸腔、肺的活体组织检查

胸膜穿刺活检术、肺穿刺活检术取胸膜、肺组织的活体组织进行检查。

（四）心理社会评估

肺结核患者由于治疗时间长，该病又是呼吸道的传染病，与社会产生隔离，患者容易产生自卑、焦虑、悲观、孤独等心理状态，护士应评估患者的心理、家庭、经济能力和社会支持状况等。

（1）评估患者是否有不良情绪，如恐惧、焦虑、悲观、厌世情绪等。

（2）评估患者对疾病的承受能力，是否需要他人的帮助。

（3）评估患者是否担心疾病会传染给他人，有病耻感，不与外界进行交流。

（4）评估患者的家庭状况以及家庭成员之间的关系，家庭成员能否给予经济上的帮助和生活上的照顾。

（5）评估患者及其家属对疾病的认识程度，是否担心疾病的预后和复发。

（6）评估患者是否有良好的社会支持系统，能否调整好心态，适应社会。

三、常见的护理诊断/问题

（1）清理呼吸道无效　与肺部炎症、咳嗽无力、痰液黏稠、肺内积血有关。

（2）气体交换受损　与肺部炎症、痰液黏稠等，影响换气功能有关。

（3）有窒息的危险　与大咯血引起气道阻塞有关。

（4）体温过高　与结核菌感染有关。

（5）胸痛　与结核分枝杆菌累及胸膜有关。

（6）营养失调：低于机体需要量　与结核病消耗增加以及患者食欲差导致进食减少有关。

（7）焦虑、恐惧　与结核病症状多、病程长、有传染性有关。

（8）活动无耐力　与结核菌毒性症状有关。

（9）知识缺乏　缺乏结核病的相关知识。

（10）睡眠形态紊乱　与咳嗽、呼吸困难、焦虑有关。

（11）潜在并发症　感染、肺不张、自发性气胸等。

四、计划与实施

化学药物治疗（简称化疗）是治疗肺结核的主要方法，提高患者服药的依从性是治疗的关键环节，医护人员需要掌握抗结核药物的用法及不良反应，注意观察、及时发现并作出正确的处理，避免发生严重的后果，保障结核病化学治疗疗程的完成。

（一）药物治疗与护理

1. 治疗原则

遵循"早期、联合、适量、规律、全程"的十字方针治疗原则是化疗成功的关键，否则非但不能完全治愈，还有可能会出现继发性耐药，增加治疗的难度和经济负担。

2. 常用的化疗药物

治疗结核病通常要同时应用至少2种杀菌药物，以提高治疗效果，防止耐药菌的形成。异烟肼、利福平、吡嗪酰胺、乙胺丁醇是首选的几种药物。

3. 观察抗结核药物的不良反应

抗结核药物引起严重的不良反应最短可以在2小时内发生，经过多项研究证实，抗结核药物主要不良反应发生的时间多为开始服药后2个月内，8周以内发生的不良反应约占总数的 80%。

（1）毒性反应：指药物引起机体发生生理及生化机能异常或组织结构病理变化的反应，最常见的毒性反应是对消化系统的损害，包括胃肠道反应和肝脏损害。还有血液系统损害、神经系统损害（视神经毒性、周围神经毒性、中枢神经毒性）、肾损害、对胎儿的影响（主要是在怀孕初期 3 个月内）、循环系统的损害（心脏损害、血管损害）等。

（2）变态反应：又称过敏反应，是指过敏体质的患者使用某种药物后产生的特殊反应。如药物热、药疹等，严重者可出现过敏性休克。

（3）副作用：指在正常剂量情况下出现与用药目的无关的反应。如异烟肼会引起周围和中枢神经兴奋；利福平会使患者出现食欲缺乏、恶心等胃肠道症状；乙胺丁醇会引起视神经炎；吡嗪酰胺出现尿酸水平升高；喹诺酮类会引起失眠、头痛等。

4. 定期复查

遵医嘱定期复查，包括痰液检查、血常规、尿常规、肝功能、肾功能、胸部影像学检查等。

（二）保持呼吸道通畅

1. 咳嗽、咳痰观察

观察咳嗽发生的时间、诱因、性质、节律、与体位的关系、伴随症状等；观察痰液颜色、性状、量、气味和有无肉眼可见的异常物等。

2. 咳嗽、咳痰的护理

（1）遵医嘱给予相应的止咳祛痰药物。

（2）病情允许情况下宜大量饮水，利于痰液的稀释，每日饮水达到 2000 mL 左右。痰液黏稠不易咳出者可用气道湿化；痰多时可采取体位引流。

（3）病情允许时可扶患者坐起或侧卧位，鼓励和协助患者有效咳嗽咳痰，及时清除口腔和呼吸道的分泌物，必要时给予吸痰。

（三）促进有效气体交换

1. 环境与休息

（1）保持病室环境安静舒适、空气流通和温湿度适宜。

（2）肺结核患者症状明显，如有高热、咯血症状，应嘱其卧床休息；恢复期的患者可适当运动，以不感到疲劳为宜，如散步、打太极拳、跳广场舞等。

2. 体位指导

协助患者采取合适体位。对于呼吸困难不能平卧者可采取半卧位或坐位，对于意识障碍的患者，如病情允许将床头抬高，增加肺通气量，或取侧卧位，预防或减少分泌物吸入肺内。

3. 氧疗

呼吸困难伴低氧血症者遵医嘱给予吸氧。临床上常用的给氧装置包括鼻导管、面罩和经鼻高流量氧疗。根据患者呼吸困难类型、严重程度采取合理的氧疗方式。原则上Ⅰ型呼吸衰竭患者可给予较高浓度（>35%）的氧疗，Ⅱ型呼吸衰竭患者给予较低浓度（<35%）的持续氧疗。密切观察患者的呼吸频率、深度、节律的变化，轻度呼吸困难时呼吸深而快，严重时则呼吸浅而慢，甚至出现潮式呼吸。观察皮肤色泽和意识有无改变，动态监测血氧饱和度和动脉血气分析值，在保证 PaO_2 迅速达到 60 mmHg 或血氧饱和度达到90%以上的前提下，尽量降低吸氧浓度。如出现病情恶化，立即做好气管插管和呼吸机辅助通气的准备。

4. 呼吸功能锻炼

根据病情指导患者进行呼吸功能锻炼，如缩唇呼吸、腹式呼吸、吹气球呼吸训练等。

（四）发热护理

1. 监测体温

密切观察患者体温的变化，体温突然升高或骤降时应随时测量和记录，并及时报告医师。

2. 降温护理

维持机体体温正常。体温超过38.5 ℃者，应采取物理降温，如湿毛巾、冰袋置于体表大血管的部位冷敷，温水或酒精擦浴、冰水灌肠等，30 分钟后复测体温。高热寒战时要注意保暖，使用热水袋保暖时防烫伤。必要时遵医嘱给予药物降温，注意年老体弱的患者不适宜连续使用退热药物。患者出汗时，应及时擦干汗液、更换衣服和被单，避免其受凉；患者大量出汗时，应密切观察有无脱水现象。

3. 病情观察

监测患者的神志、体温、脉搏、呼吸、血压和尿量，并做好记录，注意患者末梢循环的情况，如出现高热并四肢末梢厥冷、发绀等则提示病情加重，应立即报告医师。

4. 注意事项

发热患者要做好口腔护理，鼓励患者多饮水，以清淡易消化的饮食为主。

（五）咯血护理

详见第四章第三节咯血。

（六）营养支持

肺结核是一种慢性消耗性疾病。在结核病治疗中，患者的营养状况正常，结核病灶则可呈现吸收、纤维化的改变，空洞也可闭合。但营养不良的患者经过抗结核治疗2个月后，痰菌的阴转率、病灶的吸收好转率以及空洞的闭合率均要低于非营养不良的结核病患者。营养不良是发生抗结核药物性肝损伤的主要危险因素之一，还可以损害机体的免疫功能，造成机体清除结核分枝杆菌的能力明显下降。由此可见，在抗结核的治疗过程中，患者的营养状况对治疗的转归起着非常重要的作用。

1. 加强营养知识宣教

加强与患者的交流，了解其身体、饮食、心理等情况，根据情况对患者进行营养评估。医护人员应向患者解释加强营养的目的和意义，发放关于营养健康与结核病相关知识的手册或播放相关视频，让患者更直观地获得相关知识。

2. 为患者制订全面的饮食营养计划

嘱患者进食高热量、高蛋白、富含维生素的食物，注意钙和铁的补充，饮食以清淡为主，结核病患者进行极轻或轻体力活动时每天所需要的热量 167.2～188.1 kJ/kg（按标准体质量计算），全天的总能量应达到 10032～11286 kJ。因此，要保证主食的摄入量，成年男性 350～400 g/d；成年女性 300 g/d。结核杆菌长期感染造成机体组织破坏，蛋白质丢失，患者多为消瘦体弱，需要进食高蛋白饮食，结核病患者每天的蛋白质摄入量为每千克体质量 1.2～1.5 g，每天的总量为 80～100 g，其中优质蛋白最好达到 1/2。可以选择瘦肉、家禽、鱼类、蛋类、豆类、乳制品类。每天保证新鲜牛奶 500 mL 或等量的豆浆，150～200 g 瘦肉，1～2 个鸡蛋，100～150 g 豆制品。经常食用菌类食物能有效地帮助结核病患者调节免疫功能，常见的食用菌类，如香菇、蘑菇，含有香菇多糖和蘑菇多糖，可以增强身体抵抗力。但是菌类食物属于高嘌呤类食物，尿酸高的患者避免食用。

3. 多饮水

无心、肝及肾功能障碍的肺结核患者宜多饮水，这有利于稀释痰液，保持气道通畅。每天饮水量 2000 mL 左右，其中包括食物中的含水量。

4. 肺结核患者饮食的禁忌

不宜多吃菠菜，因菠菜富含草酸，进入人体后，极易与钙结合生成不溶性草酸钙，不能被吸收，会影响到肺结核病灶的愈合。服用异烟肼时忌食无鳞鱼和不新鲜的淡水鱼和海鱼，因异烟肼是一种单胺氧化酶抑制剂，这两类鱼组织胺含量很高，因缺少大量有效的单胺氧化酶将其氧化，易造成大量组织胺在体内蓄积，引起头痛、头晕、恶心、荨麻疹等。服用抗结核药导致药物性肝病患者，避免进食热量过高的食品，如煎、炸食物和巧克力等，以防止肝脏脂肪变性，妨碍肝细胞的修复。

5. 调理饮食，增进患者食欲

有些患者服用抗结核药物后，经常会感到胃部不适、反酸、恶心、食欲下降、进食量少，造成营养摄入不足，可调整服药的时间，对胃肠道有刺激的药物改为饭后服用。营养师或家人尽量提供色香味美的细软易消化的食物，以增加患者的食欲。还可采取少量多餐，增加餐次以促进消化吸收，避免一餐量大而加重消化道的负担。

6. 注意监测

每周为患者测量体重 1 次并记录，观察患者营养状况的改善。

（七）心理护理

结核病不仅损害了人们的身体健康，给社会和家庭带来了沉重的负担，还降低了生活质量和生活信心，导致患者承受的心理压力比较大。因此，除了积极的抗结核治疗外，适当的心理治疗也是非常必要的。结核病患者常见的心理反应有自卑、悲观、恐惧、孤僻、性格改变、焦虑急躁、多猜疑等，在具体的心理护理活动中，根据患者的心理状态可以采用以下四种疗法。

1. 言行疗法

通过医护人员良好的言行、举止，消除患者的紧张、恐惧心理，在态度上要尊重患者，感情上亲近患者，生活上关心患者。

2. 认知疗法

医护人员通过健康教育，让患者了解疾病的相关知识，使之对结核病有充分的认识，达到配合治疗的目的。

3. 支持疗法

医护人员细心观察患者的言行、情绪、饮食及睡眠状态，通过积极的暗示，鼓励和诱导患者宣泄不良的情绪，有针对性地做好开导工作。

4. 环境疗法

为患者创造轻松、愉快、舒适、安全的环境，病室安装空调、有线电视、购买图书、围棋等，开展有益的文化娱乐活动，丰富患者的业余生活。

（八）健康教育

1. 生活指导

嘱患者戒烟、戒酒；加强营养，进食蛋白质丰富的食物，多吃蔬菜、水果以补充维生素；合理安排休息，保证充足的睡眠，养成良好的生活习惯；每日进行适量的户外活动，避免劳累；注意适时增减衣物，避免受凉感冒，房间注意开窗通风。

2. 宣传结核病的知识

预防传染，关键是要控制传染源，早发现、早诊断、早治疗患者，切断传播途径。向广大人民群众科普结核病的病因、传播途径、治疗和预防等方面的相关知识。

3. 消毒隔离指导，预防院内外感染

（1）患者痰液应专人消毒处理，痰液用含有消毒液加盖的容器盛装，或吐在卫生纸里，放入黄色塑料袋内收集后由专人进行统一处理。

（2）不要随地吐痰，打喷嚏、咳嗽时用手帕遮住口鼻，减少结核分枝杆菌的传播。

（3）排菌传染期患者尽量不要到公共场所，特殊情况必须外出，要戴好口罩，不要互相串病房，与家人分餐，最好是能够单独居住。

（4）保持室内空气清新，定时开窗通风 30 分钟以上，减少结核分枝杆菌在室内空气中的数量。

（5）患者使用的餐具煮沸消毒 15 分钟以上，被服、衣物在阳光下暴晒 2 小时以上，可杀灭结核分枝杆菌。

4. 用药指导

向患者及其家属解释病情，嘱患者坚持正确服药。告知服药的方法、药物的剂量和可能出现的不良反应；详细告知坚持规律、全程用药的重要性，以取得患者及家属的主动配合。

5. 定期复查

及时了解治疗效果和病情变化，定期复查的内容包括血常规、肝肾功能和胸部 X 线、痰细菌学检查等。

五、护理评价

经过治疗和护理后，患者能达到以下标准：

（1）患者能按照化疗原则遵医嘱正确服药。

（2）患者能保持呼吸道通畅，进行有效咳嗽，排出气道内分泌物。

（3）能识别咯血先兆，并能采取有效的预防措施。

（4）患者体温在正常范围之内，胸痛缓解。

（5）患者能摄入充足的营养。

（6）患者能保持良好的心理状态。

（7）患者能采取正确的措施预防肺结核传播。

（曹小华）

第二节　耐药结核病患者的护理

一、概述

耐药结核病（Drug Resistance-Tuberculosis，DR-TB）是指由耐药结核分枝杆菌所引起的结核病。耐药结核病的流行已成为全球和我国结核病防治面临的最严峻的挑战。世界卫生组织《2023 年全球结核病报告》发布：耐药结核病在治愈率和治疗成本上的挑战非常坚巨。2022 年，全球约有 41 万人患有耐多药或利福平耐药结核病，中国耐药结核病估算人数为 3 万。2022 年全球耐药结核病治疗成功率为 63%，中国耐药结核病治疗成功率为 51%。

造成耐药问题持续出现并扩散的原因，主要是结核病的治疗管理不到位以及人际传播。通过严格遵守 6 个月药物治疗方案，向患者提供支持并加以监督，多数结核病患者都可以得到治愈。抗菌药物使用不正确，使用无效的药物方案以及过早中断治疗，都可以造成耐药，并可造成传播，在监狱和医院之中更多见。

二、耐药结核病的分类

（一）从实验室细菌学角度以及耐药产生的原因对结核分枝杆菌耐药进行分类

1. 原发性耐药（Primary Drug Resistance）

指从未接受过抗结核药治疗的结核病患者，其感染的结核分枝杆菌对一种或多种抗结核药物耐药。包括感染已经耐药的结核分枝杆菌以及感染的敏感结核分枝杆菌在体内发生基因突变而产生了耐药。

2. 获得性耐药（Acquired Drug Resistance）

指抗结核药物治疗开始时结核病患者感染的结核分枝杆菌对抗结核药物敏感，但在治疗过程中发展成为耐药。获得性耐药多是由于间断、不足量滥用抗结核药物等治疗不当，使原为敏感的主体菌群被杀灭，而少数耐药突变株成为优势菌群而形成的。

3. 初始耐药（Initial Drug Resistance）

指已知结核病患者感染的结核分枝杆菌对一种或多种抗结核药物耐药，但患者既往治疗史不详，包括原发性耐药和一部分还未被证实的获得性耐药。

4. 天然耐药（Natural Drug Resistance）

指结核病患者感染的结核分枝杆菌在接触药物以前已发生了基因突变，从而对药物产生了耐药。其形成过程是结核分枝杆菌野生株在持续增殖过程中所产生的少数耐药菌株。这种耐药其实也是属于原发性耐药的一种，这种菌株也称为野生型耐药突变株。

（二）WHO 分类

2020 年 WHO 在《耐药结核病规划管理指南》中对耐药结核病的分类，2021 年 1 月正式生效。

1. 单耐药结核病（MR-TB）

是指经体外药物敏感性试验（Drug Susceptibility Test，DST）证实患者感染的结核分枝杆菌对一种一线抗结核药物耐药的结核病。

2. 多耐药结核病（PDR-TB）

是指结核病患者感染的结核分枝杆菌经体外 DST 证实对一种以上一线抗结核药物

耐药（但是不包括同时对异烟肼和利福平耐药）的结核病。

3. 耐多药结核病（MDR-TB）

是指结核病患者感染的结核分枝杆菌经体外 DST 证实至少同时对异烟肼和利福平耐药的结核病。

4. 利福平耐药结核病（RR-TB）

是指结核病患者感染的结核分枝杆菌体外 DST 证实对利福平耐药的结核病，包括任何耐利福平的结核病，即利福平单耐药结核病（RMR-TB）、利福平多耐药结核病（RPR-TB）、利福平耐多药结核病（MDR-TB）、利福平广泛耐药结核病（XDR-TB）。

5. 准广泛耐药结核病（Pre-XDR-TB）

由符合 MDR/RR-TB 定义、同时对任意氟喹诺酮类药物（包括左氧氟沙星、莫西沙星）耐药的 MTB 菌株引起的结核病。

6. 广泛耐药结核病（XDR-TB）

由符合 MDR/RR-TB 定义、同时对任意氟喹诺酮类药物以及至少一种其他的 A 组药物（贝达喹啉、利奈唑胺）耐药的 MTB 菌株引起的结核病。

三、耐药结核病的临床特点

耐药结核病具有传染性强、传染期长、治疗疗程长、治疗费用高、二线抗结核药物不良反应大、治疗难度大、治愈率低、死亡率高的临床特点。

四、耐药结核病的治疗

耐药结核病尤其是耐多药结核病和广泛耐药结核病的治疗已经成为结核病控制工作中最为重要的问题之一，到目前为止，仍提倡采用综合性治疗的策略，包括化学治疗、介入治疗、免疫治疗、外科治疗、萎陷疗法、中医药治疗、营养支持治疗等。

（一）耐药结核病的化学治疗

化学治疗仍然是治疗耐药结核病主要的手段，2020 年世界卫生组织提出了针对耐药肺结核的全口服化学治疗方案。分析显示，与接受含注射剂治疗方案组相比，使用全口服治疗方案可获得较高的治疗成功率。尽管 WHO 指南中推荐了针对不同耐药人群的全口服化学治疗方案，但有些药物品种或使用剂量并不适合我国患者，目前尚无针对我国耐药肺结核患者的全口服化学治疗方案的共识。为制订符合我国实际情况的耐药肺结核全口服化学治疗方案，中国防痨相关部门组织我国结核领域的专家共同撰写了《耐药肺结核全口服化学治疗方案中国专家共识（2021 年版）》（简称"共识"）。本共识根据近年来国内外耐药肺结核全口服化学治疗方案的研究进展，推荐了适用于我国耐药肺结核患者的全口服化学治疗方案，包括使用药物种类、剂量，以及适用患者类型及其应用和排除标准。

1. 耐药肺结核化学治疗药物

中国防痨协会发布的《耐药结核病化学治疗指南（2019年）》将利福平敏感的耐药结核病治疗药物分为一线抗结核药物和二线抗结核药物。一线口服类抗结核药物包括异烟肼（Isoniazid，INH，H）与高剂量 INH（High Isoniazid，Hh）；利福霉素类药物包括利福平（Rifampin，RFP，R）、利福喷丁（Refapentine，Rpt）和利福布汀（Refabutin，Rfb）；吡嗪酰胺（Pyrazinamide，PZA，Z）和乙胺丁醇（Ethambutol，EMB，E）。二线口服类抗结核药物包括氟喹诺酮类药物（Fluoroquinolones，FQ），如左氧氟沙星（Levofloxacin，Lfx）和莫西沙星（Moxifloxacin，Mfx）；贝达喹啉（Bedaquiline，Bdq）、利奈唑胺（Linezolid，Lzd）、氯法齐明（Clofazimine，Cfz）、环丝氨酸（Cycloserine，Cs）、德拉马尼（Delamanid，Dlm）、丙硫异烟胺（Prothionamide，Pto）和对氨基水杨酸（P-aminosalicylic Acid，PAS，P）。耐药肺结核的全口服短程化学治疗方案由一线或二线口服类抗结核药物组成。

2020年，WHO 将抗结核药物分为 A、B、C 三组，A 组和 B 组为全口服药物，C 组包括了部分注射类药物。A 组和 B 组药物为组成全口服化学治疗方案的核心药物，是制定耐药肺结核化学治疗方案的重要基础。A 组药物：左氧氟沙星/莫西沙星、贝达喹啉、利奈唑胺；B 组药物：氯法齐明、环丝氨酸/特立齐酮；C 组药物：吡嗪酰胺、乙胺丁醇、德拉马尼、丙硫异烟胺、阿米卡星/卷曲霉素、对氨基水杨酸、亚胺培南西司他丁钠或美罗培南。

2. 耐药肺结核全口服化学治疗方案的治疗原则

（1）耐药肺结核的全口服化学治疗方案包括利福平敏感和 RR-PTB 治疗方案。单耐利福平者，原则上按 MDR-PTB 方案治疗。

（2）治疗强化期应选择至少 4 种可能有效的抗结核药物组成方案，巩固期应选择至少 3 种可能有效的抗结核药物组成方案。强化期持续时间取决于患者痰菌检查是否阴转。

（3）评估某种药品在治疗方案中能否有效，需要综合多方面因素考量，包括患者个体药物敏感性试验（简称"药敏试验"）结果、患者感染来源者的药敏试验结果、患者所在地区药物耐药水平、患者是否对存在交叉耐药的药物有耐药性以及患者既往治疗失败的方案中是否包含这一药品。当治疗方案中纳入的药品有效性不确定时，则该药品不计入有效药物数量。

（4）根据患者年龄和体质量，确定方案中各种药品的用药剂量。为避免新的耐药产生，应尽可能足量使用。对于明确会产生胃肠道反应或不良反应较大的药品（如 Pto、口服 Cs 和 PAS），可以采用从低剂量逐步递增的方法，并在 3 周内达到足量。

（5）推荐患者全疗程接受直接面视下督导治疗（Directly Observed Treatment，

DOT)，或与 DOT 具有相同效力的随访和督导模式。

（6）及时、合理地处理药物不良反应，减少治疗中断，并预防由于严重药物不良反应造成的病死率增加。

3. 利福平敏感耐药肺结核全口服化学治疗方案

利福平敏感的单耐药和多耐药肺结核患者的全口服化学治疗方案制定原则为尽量多选用一线口服类抗结核药物组成的 4 种药品的治疗方案，并选择二线口服类抗结核药物进行补齐。

（1）INH 单耐药肺结核（Isoniazid-Resistant Pulmonary Tuberculosis，Hr-PTB）：推荐全口服化学治疗方案为 6 ~ 9R-Z-E-Lfx。

（2）多耐药利福平敏感肺结核：根据患者的药敏试验结果，强化期至少选择 4 种可能有效的一线和二线口服抗结核药物、巩固期至少 3 种可能有效的一线和二线口服抗结核药物。总疗程一般为 9 ~ 12 个月。

4. 利福平耐药肺结核全口服化学治疗方案

（1）短程化学治疗方案

结合我国临床实际情况，推荐全口服短程化学治疗方案如下：4 ~ 6 Bdq-Lfx（Mfx）-Cfz-Pto-Z-E-Hh / 5Lfx（Mfx）-Cfz-Z-E。强化期为 4 ~ 6 月，总疗程为 9 ~ 11 个月。适用人群：①未接受或接受二线抗结核药物（含 Bdq）治疗不足 1 个月的新诊断的 MDR/RR-PTB 患者；②如患者已经开始使用含注射剂的短程化学治疗方案，但因各种原因无法继续二线注射剂，同时对方案中的除注射剂外的其他药品均敏感，则可使用 Bdq 对注射剂进行单药替换，从而转换为全口服短程化学治疗方案。

（2）长程化学治疗方案

结合我国的临床实际情况，推荐的全口服长程化学治疗方案如下：①MDR/RR-PTB：6Lfx（Mfx）-Bdq-Lzd-Cfz-Cs/12Lfx（Mfx）-Lzd-Cfz-Cs；6Lfx（Mfx）-Bdq（Lzd）-Cfz-Cs-Z（E，Pto）/12 ~ 14Lfx（Mfx）-Cfz-Cs-Z（E，Pto）；②准广泛耐药肺结核（Pre-XDR-PTB）：6Bdq-Lzd-Cfz-Cs-Z（Pto）/12 ~ 14Lzd-Cfz-Cs-Z（Pto）。

对于 XDR-TB 患者，则根据患者的耐药检测结果，采取个体化长程全口服治疗方案，原则上强化期至少包括 5 种有效或可能有效的药品，总疗程为 30 个月。除 XDR-PTB 外，长程治疗方案总疗程为 18 ~ 20 个月，其中强化期 6 个月，巩固期 12 ~ 14 个月。需根据患者对治疗的反应调整疗程，建议患者痰培养阴转后继续治疗 15 ~ 17 个月。

（二）耐药结核的免疫治疗

结核病的免疫治疗已有百余年的历史，目前研究最为活跃而且比较成熟的免疫制剂有两类（细胞因子制剂和分枝杆菌疫苗）。近年来，不少学者应用免疫制剂辅助治疗结核病取得了一定的疗效，对于单耐药结核病、全身情况较好的患者，不推荐应用免疫制剂。但对于那些单耐药结核病全身情况较差可以采用 1 种免疫制剂治疗，对于 PDR-TB、MDR-TB、XDR-TB 的患者可根据全身状况及患者的经济条件选用 1~2 种免疫制剂（1 种细胞因子制剂或 1 种分枝杆菌疫苗）。

耐药结核病尤其是 MDR-TB 患者应用皮质类固醇治疗一直是广大结核病防治工作者争论的焦点和敏感话题。目前认为，耐药结核病出现严重的呼吸功能不全、血行播散性耐药结核病、中枢神经系统耐药的结核病和耐药结核病合并干酪性肺炎时可以采用皮质类固醇治疗，以缓解病情和降低死亡率。

五、护理评估

（一）健康史评估

（1）评估患者有无耐药结核病的接触史。

（2）评估患者既往有无患结核病，是否服用过抗结核药物。

（3）评估曾治疗过结核病的患者，其服用抗结核药物的疗程、种类、用法以及服药依从性。

（4）评估患者是否合并有其他疾病，如 HIV 感染、糖尿病等。

（5）评估患者对结核病防治知识的了解程度。

（6）评估患者家庭经济状况及社会支持水平。

（二）临床症状评估

1. 评估呼吸系统症状

（1）评估患者咳嗽的剧烈程度、频率、时间等；痰液的性质、颜色、气味和量。

（2）评估患者咯血的性质和量。

（3）评估患者有无胸痛，当胸壁出现固定性针刺样疼痛，并随着呼吸和咳嗽加重时，说明病变已经累及到壁层胸膜。

（4）评估呼吸困难，重症耐药肺结核患者呼吸功能受损，并发气胸、大量胸腔积液时，可出现渐进性呼吸困难。

2. 评估全身症状

有无食欲下降、体重减轻、低热、乏力、盗汗等全身毒性症状，育龄女性有无月经失调或闭经。合并感染时多会出现高热。

3. 体征

患侧肺部呼吸运动减弱，叩诊呈浊音，听诊呼吸音降低。重症耐药肺结核部分患者会出现患侧胸廓塌陷，气管和纵隔移位，叩诊呈浊音，听诊呼吸音降低或有湿啰音，对侧有肺气肿的体征。

（三）辅助检查评估

（1）我国常用的耐药结核分枝杆菌药物过敏检测（Drug Susceptibility Test，DST）方法：①表型 DST 方法：包括传统的 DST 方法、分枝杆菌液体—培养 DST 方法、分枝杆菌最低抑菌浓度检测法；②分子 DST 方法：包括实时荧光定量 PCR 技术、探针溶解曲线法、基因芯片技术、反向杂交技术、基因测序技术。检测标本类型包括（痰液、胸水、腹水、脑脊液、尿液）等。

（2）影像学检查：CT、X 线等。

（3）纤维支气管镜检查。

（4）超声检查。

（四）心理 – 社会评估

（1）评估患者有无焦虑、抑郁、恐惧等心理问题。

（2）评估患者的家庭成员关系和经济状况，是否能得到家人生活上的照护和经济上的支持。

六、常见护理诊断/问题

（1）营养失调：低于机体需要量　与患者食欲下降、结核病对机体的消耗增加有关。

（2）气体交换受损　与肺部病变、痰液黏稠等引起呼吸面积减少影响肺功能有关。

（3）清理呼吸道无效　与痰液黏稠、体质虚弱无力咳嗽有关。

（4）有传播感染的危险　与传染性有关。

（5）焦虑/恐惧　与疗程长、药物不良反应重，担心疾病的治疗效果有关。

（6）社交隔离　与长期住院治疗性隔离、传染性及病耻感有关。

（7）知识缺乏　缺乏耐药结核病相关知识。

（8）治疗计划无效　与患者对疾病的认识程度及社会的支持水平有关。

七、计划与实施

（一）保持呼吸道通畅

1. 痰液观察

观察痰液性状、颜色、气味、量。

2. 咳嗽、咳痰的护理

（1）鼓励和协助患者进行有效咳嗽、咳痰，及时清除口腔和呼吸道内痰液。痰液黏稠不易咳出时，病情允许可扶患者坐起，给予拍背，协助咳痰。必要时进行吸痰，防止发生窒息。

（2）为了达到湿化气道的目的，嘱患者每天饮水 2000 mL 左右。

（3）遵医嘱使用止咳化痰药物，指导有效咳痰，必要时雾化吸入稀释痰液。

3. 氧疗护理

（1）呼吸困难伴低氧血症的患者，遵医嘱采取持续低流量给氧，氧流量为 1～3 L/min。

（2）密切观察患者呼吸状况有无改善，监测血氧饱和度和动脉血气分析值，如出现病情恶化，立即做好气管插管和呼吸机辅助通气的准备。

（二）用药护理

（1）耐药结核病患者在治疗的过程中可发生各种不良反应，常见的不良反应及处理：

①心脏毒性：不少药物可引起 Q-Tc 间期延长，如 Mfx、Bdq、Dlm、Cfz 和克拉霉素等。因此，使用这些药物时应密切监测心电图的变化，如 Q-Tc 间期 >500 ms，则须马上停止影响 Q-Tc 间期的药物。

②肝毒性：谷丙转氨酶升高，但 <3 倍正常范围上限，无明显症状及黄疸者，可在密切观察下保肝治疗，并酌情停用引起肝损伤发生频率增高的抗结核药物；严重肝损伤患者应采取综合治疗措施，有肝功能衰竭表现时应积极采取抢救措施。

③神经系统毒性：所有服用 Cs 或 Lzd 的患者，在开始治疗时均推荐使用营养神经药物，如维生素 B6、腺苷钴胺等。Cs 禁用于严重焦虑、抑郁、癫痫和惊厥史者。

④皮肤反应：几乎所有患者服用 Cfz 后均可以出现皮肤和黏膜红染；70%～80% 伴皮肤鱼鳞样改变，可伴皮疹或瘙痒，用润肤乳可部分缓解。

⑤胃肠道反应：大部分药物均有胃肠道反应，轻度至中度可不予调整方案，或增加保护胃肠黏膜药物。

（2）一旦患者出现异常症状，首先需要进行判断是否与药物有关；其次需要判断可能涉及的药物种类以及药物不良反应的严重程度；最后是应在上述判断的基础上进行及时、合理的处理。

（3）药物的宣教非常重要，要向患者及家属说明坚持治疗的必要性和各种药物可能出现的不良反应，以便做好有效的心理应对。

（4）在治疗的过程中，需密切观察药物的不良反应，及时进行记录和汇报，并进行相应的监测，以便采取有效的措施预防或处理可能发生或已发生的药物不良反应，最大限度地保证化学治疗的连续性。

（三）做好消毒隔离工作

（1）耐药患者尽量单间居住，与其他患者分开治疗，防止耐药结核分枝杆菌在院内传播。

（2）告知患者注意个人卫生，病情允许的情况下在病房内也尽量戴口罩，不能随地吐痰，咳嗽、打喷嚏时要遮住口鼻，减少耐药结核分枝杆菌的传播。

（3）肺结核患者的痰液处理是减少传染的一个重要环节，痰液最好是吐在含有消毒液且带盖的容器内，防止痰液中的结核菌向空气内播散。常用的痰液消毒方法有以下3种：①将痰液包起来放入黄色痰袋内统一焚烧；②100 ℃开水煮沸10分钟以上；③用含2000 mg/L的有效氯消毒液浸泡30分钟以上。

（4）耐药结核排菌患者应尽量不去公共场所，外出自觉佩戴口罩。

（5）耐药结核患者被褥、衣物要经常在日光下暴晒消毒，一般每次阳光下暴晒2小时以上；餐具应专人专用，用过的餐具煮沸15分钟以上后晾干。洗漱用具用含1000 mg/L的有效氯消毒液浸泡30分钟后冲洗晾干备用。

（6）护理耐药肺结核患者的家属要佩戴医用防护口罩，要告知患者家属居家消毒的方法。

（7）医务人员应做好自身防护，进入病房穿隔离衣、佩戴医用防护口罩、帽子等，做好手卫生。

（8）耐药结核病患者出院后最好独居一处，如条件不允许，至少要做到独居一室。房间要经常通风，定时开窗自然通风，每天至少2次，每次至少30分钟。如不具备自然通风的条件，可采取机械通风方式如电风扇或排气扇等，有条件的可以安装高效空气过滤器，以降低居室内结核菌的浓度。

（四）饮食护理

（1）耐药结核病患者疗程较长，治愈难度大，在治疗期间要保证有充足的营养以增强机体抵抗力。

（2）耐药结核病患者宜进食瘦肉、鸡蛋、牛奶、豆制品、新鲜蔬菜和水果等高热量、高蛋白、高维生素的食物，但尿酸高的患者少进食豆制品。

（3）耐药结核病患者还需要补充各种矿物质如钙、铁、锌、铜、碘等，钙是结核病灶钙化非常重要的原料，咯血、便血者更需要补充铁。

（4）耐药结核病患者服药种类较多，药物有可能会引起过敏反应，为了避免无法判断是药物还是食物引起的过敏，在开始服药时，禁吃海鲜类等易发生过敏的食物，待确认服药无过敏后，可进食海鲜类食物。

（5）耐药结核患者禁烟、酒，禁食油炸、油煎、辛辣刺激性食物。

（五）心理护理

（1）耐药结核病较长的治疗时间以及药物带来的不良反应都会增加患者抑郁、焦虑、恐惧、孤独等不良精神心理因素，会影响疾病的治疗和康复，医护人员应为患者开展个性化的心理护理，教会患者掌握放松情绪的方法，保持情绪稳定，鼓励适当的情感发泄，让患者保持乐观积极的心理状态，增强战胜疾病的信心，嘱其家庭成员密切关注患者的心理变化，尽量为其创造一个温馨、轻松的家庭氛围。

（2）因疾病的传染性常需隔离治疗，患者会产生被遗弃及自卑心理。隔离期间，鼓励家属进行视频探视。耐药结核病对患者及其家庭都会带来巨大的打击，医护人员、家庭成员要经常关心安慰患者，消除患者的思想顾虑，鼓励患者认识自己的能力和潜力，以减轻患者自卑及被社会遗弃的心理。多加强与患者家属的沟通，嘱其家属要给予患者经济上的支持。耐药结核病现在被国家列为重大疾病，我们的医护人员也需要及时了解国家的相关报销政策，给予患者正确的指导，让患者能充分享受来自政府的关爱，减轻经济负担，促使患者能积极配合治疗，争取疾病的早日康复。

（六）健康教育

（1）增强患者战胜疾病的信心。告诉患者要有坚持打"持久战"的决心，要勇敢地接受和面对，保持良好、乐观、积极的情绪，对疾病的恢复起着重要作用，选择自己喜欢的娱乐方式，如看书、听音乐、唱歌等，进行自我放松和调整。

（2）告知患者及家属制定的治疗方案，药物的作用及不良反应，注意密切观察药物的不良反应。

（3）日常生活调理：嘱患者注意劳逸结合；保证充分的营养；戒烟、戒酒；住处经常开窗通风；避免受凉感冒。

（4）宣传消毒隔离知识，预防院内和院外感染。

（5）定期复查：定期复查痰找抗酸杆菌和痰分枝杆菌快培、肝肾功能、血常规、X线胸片或 CT 等，及时了解患者的治疗效果。

八、护理评价

经过治疗和护理后，患者达到以下标准：

（1）患者能以良好的心态正确面对疾病。

（2）采取了预防疾病传播的方法。

（3）患者营养状况较好。

（4）患者能进行有效咳嗽，及时排出气道内分泌物。

（5）患者了解耐药结核病药物治疗的重要性，能够识别抗结核药物的不良反应。

（6）患者能正确遵医嘱服药，规范治疗，养成良好的治疗行为模式。

（曹小华）

第三节　老年结核病患者的护理

一、概述

老年结核病是指年龄≥65 岁的老年人所患的结核病，近年来有增加的趋势，包括内源性"复燃"或外源性再感染而发病的初治结核病，和既往已患有结核病复发以及迁延不愈的复治和慢性结核病。

二、临床特点

老年肺结核患病率较高，但其临床表现和胸部 X 线改变不典型，容易误诊或漏诊。老年肺结核病临床表现比较复杂多样，而且还取决于病情轻重、发病缓急以及有无基础疾病。肺结核的典型临床表现如低热、消瘦、咳嗽、咳痰、咯血、呼吸困难、食欲不振和盗汗等，这些表现在老年患者中不典型，因此常易被忽视或与其他并发症相混淆。老年人常患有多种慢性疾病如糖尿病、高血压等，组织的修复能力差，对疾病的耐受性强，对自身疾病认识不足，与医护人员配合不佳等种种不利因素，均增加了老年结核病的治疗难度，老年人抗结核治疗的效果不如年轻人，因此，老年结核病患者也成为社会上重要的传染源。

三、护理评估

（一）健康史评估

（1）患者有无基础疾病，如肿瘤、糖尿病、矽肺、慢性阻塞性肺疾病、合并 HIV 感染等。

（2）患者近期是否经常感冒迁延不愈，咳嗽咳痰持续两周以上和（或）有痰中带血等。

（3）患者的家庭状况，独居还是有家属照顾。

（4）患者的饮食和生活习惯。

（5）患者的文化程度以及对疾病的认知程度。

（6）患者既往有无结核病史，近期有无与结核病患者接触史，尤其是与肺结核排菌患者的密切接触史。

（二）身体状况评估

老年结核病的特点：

（1）老年结核病患者临床表现多不典型，无症状患者可高达26%，继发性肺结核和血行播散型肺结核患者明显增多。

（2）老年人免疫功能低下，结核病中毒症状常不明显，表现最多和最早的症状是咳嗽。据相关文献统计，老年肺结核按症状出现多少排序为：咳嗽67%、咯血33%、胸痛30%、气急27.7%、发热25.4%。所以建议凡是老年人咳嗽持续2周以上，均应做胸部X线检查。

（3）粟粒型肺结核和其他肺外结核老年人比年轻人要常见，且误诊率高，肺外结核常症状隐匿，又无特异性，如患者出现食欲下降、衰弱无力、倦怠等症状，常被误以为是其他慢性病或是衰老所致。

（4）老年结核性胸膜炎必须与肺癌胸膜转移作鉴别，老年结核性胸膜炎多为继发性的，80%合并有肺结核，血性胸腔积液又占11.4%，当胸腔积液检查癌细胞和结核分枝杆菌均为阴性时，应考虑做胸膜活检，争取早期诊断。

（5）老年人常伴有其他基础疾病。据文献报道，老年肺结核合并非结核性疾病者可高达82.8%；合并呼吸系统疾病最为多见，占到了45.0%；合并心血管病也高达14.4%；糖尿病8.5%。老年肺结核合并呼吸系统疾病、糖尿病时，因缺乏结核病的典型表现，多就诊于综合性医院，普通内科医师缺乏对肺结核的高度警惕性而未做肺结核的相关检查，易造成老年肺结核长时间的漏诊、误诊。

（6）老年结核病病程长、复治、难治病例多。多由青年期患病迁延而来，或青年时期已治疗，老年时由于机体免疫功能低下而引起结核病复发。老年肺结核X线检查显示病变范围广泛，空洞性肺结核者居多，空洞者可高达53%。

（7）老年人患结核性腹膜炎或脑膜炎时可以没有典型的相应体征。

（三）辅助检查和评估

1. 痰结核分枝杆菌检查

是确诊肺结核的特异性方法，检查方法有涂片法、培养法。培养法更加敏感，培养阳性者还需做药物敏感试验和菌型鉴定，为治疗提供依据。

2. 影像学检查

X线、CT检查是肺结核诊断常见的必要手段，主要是了解病变的部位、范围、性质、发展情况，对选择治疗方案和评价治疗效果具有非常重要的参考意义。

3. 结核菌素试验

结核菌素试验同本章第一节肺结核患者的护理。

4. 纤维支气管镜检查

也是目前采用较常见的检查手段之一，可提高诊断的敏感性和特异性，特别是对诊断困难病例更有价值。

5. 超声检查

常用 B 超检查，应用于胸腔、腹腔疾病的诊断。

（四）心理社会评估

老年结核病患者因健康状况不佳，部分患者经济困难，配偶离世无人陪伴，特别需要子女对自己的亲情照顾。这部分老年人如果情绪不好，常常会对生活感到失望，甚至产生抑郁。

四、常见护理诊断/问题

（1）清理呼吸道无效　与痰多黏稠不易咳出、体弱无力有关。

（2）营养失调：低于机体需要量　与摄入不足及机体消耗增加有关。

（3）焦虑　与结核病引起的舒适改变、治疗时间长、难度大有关。

（4）遵守治疗方案无效　与老年人记忆力下降、知识水平及药物的不良反应有关。

（5）知识缺乏　缺乏结核病相关知识。

（6）睡眠形态紊乱　与环境改变、缺乏活动、心理焦虑有关。

（7）有跌倒、坠床的危险　与环境陌生、行为反应能力减退有关。

（8）有皮肤完整性受损的危险　与老年人皮下脂肪减少、皮肤排泄功能下降、血液循环不良有关。

（9）潜在并发症　咯血、气胸、呼吸衰竭、肺源性心脏病等。

五、计划与实施

对老年结核病患者要做好病情观察，加强生活护理、专科护理、用药护理、安全护理、心理护理、健康教育等护理。

（一）专科护理

1. 发热

嘱患者卧床休息，病情允许情况下多饮水，必要时给予物理降温或遵医嘱予药物降温，监测并记录体温的变化。

2. 盗汗

注意室内定期开窗通风，保持温湿度适宜，衣物不要太厚，及时用毛巾擦干汗液并更换衣物、被单等。

3. 咳嗽

遵医嘱给予镇咳祛痰药物，喉痒时可用局部蒸汽湿化，痰多时可采取体位引流，促进痰液的排出。

4. 咯血

协助患者取患侧卧位，注意保持呼吸道通畅，咯血量过多时可适当输血，并给予氧气吸入。

5. 胸痛

嘱患者取患侧卧位，必要时遵医嘱给予止痛药。

（二）用药护理

老年人随着年龄增大，机体各个系统、器官在功能和结构上都发生了不同程度的退行性改变，对体内外各种刺激的应答及适应能力下降，严重影响了治疗的决策。而且老年人常伴有多种基础疾病，需同时使用多种药物治疗，容易发生药物相互作用。

（1）老年结核病化学治疗原则与其他年龄一样，都应遵循"早期、联合、规律、适量、全程"的原则，同时考虑安全、有效和合理用药。因老年结核病患者特有的生理及病理特点，导致用药安全范围变窄，不能一律采取标准化方案，而应根据患者的具体情况，选择最佳的个体化治疗方案，首选毒副作用小的杀菌剂，对老年结核病患者要酌情放宽二线药品的使用范围，如氟喹诺酮类药物、利福喷丁等。

（2）在用药剂量上，老年人体内含水量偏少，药品在体内的代谢减慢；另老年人对治疗的耐受性低，容易出现毒副反应，故在使用剂量上应比中青年人的略低，特别是吡嗪酰胺、乙胺丁醇和左氧氟沙星。最理想的方法是根据患者的血药浓度来决定用药的剂量或调整用药的剂量。

（3）在用药的疗程上，因老年患者用药的剂量偏低，肺内的病灶又较广泛，修复能力慢等特点，不适合短程化疗，多采取1年或1年以上的疗程。

（4）加强药物不良反应的监测。在治疗过程中老年人发生药物毒副反应频率要显著高于青年人，告知患者及家属抗结核药物有可能会带来肝肾等损害，需增加对血常规、肝肾功能等监测的频率，应为每2~4周一次，出现轻微不良反应时尽早干预，以防发生严重的不良反应。

（5）督导服药，由于老年人记忆力差，因此在治疗的过程中一定要加强督导，保证患者能按时、按规定剂量服药。住院期间，护士要定时发放单次药物并看服到口，在家治疗期间，家属要做好这方面的工作。

（三）安全护理

1. 老年结核病患者常见的安全问题

（1）跌倒：主要原因有生理因素（老年人肌力、感觉、反应能力、平衡能力、步态及协同能力降低、听力和视力下降等）；病理因素（神经系统疾病、心血管系统疾病、影响视力的眼部疾病、泌尿系疾病如尿频尿急等）；药物因素（精神类药物、心血管药物、降糖药等）；心理因素（高估自己的自理能力、害怕跌倒、焦虑、抑郁等）；环境因素（光线不充足、地面不平坦、湿滑、障碍物、卫生间无扶手等）等。

（2）坠床：其主要原因常为意识障碍的老人发生躁动，未及时适当约束和拉好床栏而发生坠床。

（3）走失：有些老年患者出现认知障碍，对时间、人物、地点定向障碍等，常表现为毫无目的地四处乱走，经常迷失方向，缺乏自我保护意识。

（4）误吸：由于老年人吞咽功能减退和神经活动反射减退，导致吞咽障碍，在进食中发生意外。

（5）误食：有些老年人因视力减退导致误食非食品类物质。

2. 护理措施

（1）做好安全因素的评估。责任护士对所有新入院的老年患者做好高危风险因素的评估。

（2）增强风险意识。加强防风险知识和技能的宣教，告知老年人及其家属发生风险时不同情况的紧急处理措施。床头设置高危警示牌，各班认真做好床头交接班；有高危风险的患者必须要有专人 24 小时看护，保持患者在照护者的视线范围内；护士长要及时督促检查措施执行情况。

（3）创造安全的环境。房间要宽敞明亮，保持地面干燥、平坦；将经常需要使用的物品放在伸手容易拿到的位置；根据情况给予床栏；卫生间地面要放置防滑垫，要有扶手。

（4）指导合理运动。必要时选择合适的辅助工具，如拐杖、助行器、眼镜、助听器等。

（5）调整生活方式。指导老年人在日常生活中改变体位时动作一定要慢；避免睡前饮水过多导致夜间多次起床上厕所；避免在他人看不见的地方独自活动；衣着舒适、合身，避免过于宽松和紧身的服饰；鞋大小要合适，避免穿拖鞋和鞋底过于柔软的鞋。

（四）皮肤护理

（1）老年人由于皮肤感知能力减退，末梢神经不敏感容易引起烫伤、冻伤、擦伤、刮伤。由于中枢神经系统疾患、手术损伤、不稳定性膀胱、分娩因素、药物心理因素等，尿失禁也成了老年人常见的健康问题，尿失禁容易导致肛周皮肤破损。告知患者家属可以使用一些护理用具，如失禁护垫、纸尿裤、高级透气接尿器、接尿袋、保鲜膜袋接尿法，并协助行为治疗，如生活方式干预、盆底肌肉训练、膀胱训练等。

（2）老年人由于活动受限或长期卧床，皮肤组织萎缩弹性变差，血液循环不良，如果护理不当容易导致压力性损伤。预防皮肤压力性损伤的措施主要有：严密观察，做好床头交接班；避免压力和摩擦力，给患者采取舒适卧位，平卧位抬高床头时不应高于 30°；需半卧位时，应垫好软垫防止身体下滑；在病情允许的情况下勤翻身，建立床头翻身卡，2 小时更换一次体位；移动患者时采取抬举法，避免拖、拉、拽，坐姿不长于 1 小时；保持皮肤、床单和衣裤清洁、干燥；定时用温水擦浴，及时清理大小便；必要时给予气垫床，骨隆突处使用减压贴膜或其他减压用具保护受压的皮肤。

（3）患者在使用热水袋前先检查热水袋有无破损，灌水 1/2～2/3 满，水温应低于 50 ℃，外用毛巾包裹好，避免直接接触皮肤，以防烫伤；定时检查局部皮肤情况，若出现皮肤发红、疼痛，应立即停止使用，护理人员要做好防烫伤的相关宣教。

（五）饮食指导

老年患者的饮食应保持营养的平衡，保证足够的优质蛋白、低热量、低脂、低糖、高维生素和适量的含钙、铁食物，饮食宜清淡、易消化（细、软）、温度适宜，少食多餐，多进食蔬菜水果，保持大便通畅，卧床患者进食时要抬高床头，取合适的体位，防止误吸。

（六）生活护理

（1）休息与活动：结核活动期或咯血期应卧床休息，结核恢复期患者可以进行适当的户外活动，如散步、练太极拳等，但不能做剧烈运动，以免刺激、损伤肺组织。体质很差的患者适合静养，如听音乐、听广播、看电视等。

（2）嘱患者根据气温的变化及时增、减衣物，避免受凉感冒。

（3）生活要有规律，保证充足的睡眠。

（4）戒烟戒酒，注意个人卫生。

（七）心理护理

心理护理是指护理人员在护理活动中，通过各种方法和途径，帮助患者在自身现有的条件下获得最适宜的身心状态。一方面，大多数老年人说话和做事的方式比较固执；另一方面，由于年老体弱，抵抗能力逐渐下降，加之化疗药物的不良反应等，致使老年人的心理压力增大；另外，部分老年患者存在对死亡的恐惧心理。有的老年患者因生理功能下降还会发生性格上的改变，如反应迟钝、行为改变，身边无子女陪伴的老年人还会导致性格孤僻或孤独等。因此，在工作中，我们应根据不同患者的心理特点来进行个性化的心理护理，应特别注意尊重老年患者，以亲切的语言、和蔼的态度，加上适当的肢体语言，耐心做好解释和安慰，尽量满足患者的合理要求，使患者从恐惧、精神不愉快等心理障碍中解脱出来。帮助患者了解病因及转归，正确对待疾病，积极配合治疗和护理。

（八）健康教育

老年人的生理特点之一就是容易健忘、记忆力差。做健康教育之前，我们需要对患者的年龄、意识状态、学历、生活环境、家庭状况、患者的理解和接受能力进行评估，必要时需要家属的参与，采取多种方式和途径进行健康教育，如发放手册、播放视频、一对一讲解等。增加对患者健康教育的频率，注意语言通俗易懂，避免使用医学术语，将健康宣教贯穿在护理活动中。还要注意效果的反馈，提高患者健康教育的知晓率，增强患者战胜疾病的信心。

六、护理评价

经过治疗和护理，患者达到以下标准：

（1）患者能进行有效咳嗽、咳痰，保持呼吸道通畅。

（2）患者营养状态良好，体重有增加。

（3）患者能以积极乐观的心态配合治疗和护理。

（4）患者住院期间未发生跌倒、坠床、压力性损伤等护理不良事件。

（5）患者知晓疾病的相关知识。

（曹小华）

第四节　重症肺结核患者的护理

一、概述

重症肺结核是指各型血行播散型肺结核、3 个肺野以上的浸润型肺结核以及慢性纤维空洞型肺结核。此类患者排菌量大，病损广泛，病变活动，患者的机体免疫力低下，随着干酪坏死空洞的形成，肺纤维化、肺气肿和损毁肺等造成不可逆性病变增多，易合并肺部感染、咯血、自发性气胸等，极易发生呼吸衰竭。呼吸衰竭是肺结核严重的并发症，是重症肺结核导致多脏器衰竭出现最早的症候群，也是导致患者发生死亡的主要原因。

随着医学科学的发展，结核重症医学科的建立，利用先进仪器和设备为危重患者提供及时、有效的抢救、治疗和护理，可很大程度地提高重症肺结核患者的抢救成功率。重症肺结核患者的病情变化快，护理人员需熟练掌握相关的监测技术、操作方法、检验检查指标及临床意义，动态观察病情变化，并根据检验检查结果对患者进行及时、准确、完整的评估，迅速采取措施，对患者进行有效救治。以下介绍重症肺结核 ICU 的监测技术及相关概念。

二、护理监测

（一）呼吸监测

1. 临床观察法

用肉眼观察患者的呼吸频率、节律、深度、模式等。

重症肺结核患者常伴有肺部呼吸面积减损，而出现程度不同的呼吸困难，监测呼吸的变化，可及时作出分析和判断，以便对病情变化迅速地做出处理。望诊可见胸廓不对称，患侧呼吸运动减弱，胸廓塌陷，触诊气管向患侧移位。结核病合并肺不张、胸腔积液、气胸、广泛的胸膜增厚、毁损肺等情况时可引起不同程度的呼吸困难。重症肺结核患者常见的异常呼吸模式有以下几种。

（1）潮式呼吸：又称陈–施氏呼吸（Cheyne-Stokes respiration）。呼吸开始由浅慢逐渐变为深快，然后再由深快逐渐变为浅慢，之后经过约 5～20 秒的呼吸暂停，再开始重复如上的过程，即呼吸呈周期性"浅慢—深快—浅慢—暂停"；呼吸过程中呼吸暂停的时间可变，呼吸周期时间为 30 秒至 2 分钟。结核性脑膜炎导致的中枢神经系统损害、肺结核合并充血性心力衰竭、肺结核合并糖尿病发生昏迷时可见。

（2）间断呼吸（Cogwheel breathing）：又称比奥呼吸（Biot Respiration）。表现为规律性呼吸几次后，突然停止呼吸，间隔一个短时间后又开始呼吸，如此反复交替，即呼吸和呼吸暂停现象交替出现。肺结核合并尿毒症、结核性脑膜炎可见。

（3）深度呼吸：又称库斯莫呼吸（Kussmaul respiration）。指一种深而规则的大呼吸。肺结核合并糖尿病酮症酸中毒及出现呼吸性酸中毒时可见。

（4）长吸式呼吸（Apneustic respiration）：长时间喘息、吸气后紧跟短的、无效的呼气。肺结核患者发生大咯血时比较多见。

（5）奥丁氏综合征（Ondine's Curse 综合征）：属于中枢性睡眠呼吸暂停的一种呼吸模式，原因是呼吸的自主控制对正常呼吸刺激反应衰竭，患者不能产生自主呼吸，清醒时靠主观用力呼吸来维持生命，入睡则呼吸停止。脊椎结核出现延髓压迫症状时可见。

2. 多功能心电监护仪监测法

根据呼吸时胸廓大小的改变引起两电极间电阻抗的变化来监测呼吸频率和呼吸模式。

3. 测温法

通过置于鼻孔和口腔处的热敏组件，连续测量呼吸气流的温度来监测呼吸频率和模式。

（二）心电监测

1. 概述

心电监测主要由心电模块、心电导联线、电极三大部分组成。由导联线电极获取心电信号，再经心电模块将其进行放大及有关处理，在示波器上显示心率数值和部分导联的心电波形，连续记录患者的心电情况。大部分心电监护仪对各种严重恶性心律失常有识别、记录及报警功能，对异常 ST-T 有分析和记录功能。

2. 主要的监测指标

心率及心律、P 波、QRS 波、T 波、ST 段及 QT 间期等。

3. 异常报警

报警是心电监护仪的一项重要功能，也是保证患者生命安全的重要手段。若超出设定的安全值，监护仪会发出颜色和声音警报，提醒医护人员及时关注。一般监护仪的报警颜色分为 3 种：①红色报警：为危及生命的最高级别报警，包括心搏停止、心室纤颤、室性心动过速。②黄色报警：超出数值上下限设定范围报警、技术报警如接触不良或导联脱落等。③蓝色报警：非危及生命的报警。红色报警声音较高，每秒钟重复一次；黄色报警音调较低，每 2 秒重复一次。

4. 注意事项

（1）放置电极片时应避开起搏器、伤口、疤痕、各种导管，电除颤时电极片应避开电极板的放置部位。

（2）密切监测异常心电波形，排除各种干扰和电极脱落，及时通知医师处置，植入起搏器的患者要区别正常心律与起搏心律。

（3）选择 P 波显示良好的导联。患者移动或肌肉抽动、导联选择不当、电干扰等均可造成心电图曲线扭曲，影响心率监测的准确性。

（4）心电监护不具有诊断意义，若需要详细了解心电图变化，需做常规导联心电图。

（5）胸前导联的位置对 ST 段移位会产生明显影响，需要准确定位放置。

（6）定期更换电极片及其粘贴位置。

（三）体温监测

1. 监测方法

体温监测是用水银体温计或者体温监测仪监测不同部位的温度，在 ICU 中需常规监测。水银体温计监测体温具有操作简便、易于消毒，但无连续性、易破损，极度消瘦患者测皮肤温度不准确等缺点。电子测温仪是采用高灵敏度的热敏电阻做传感器置于体表或体腔，测量数据显示于示波器。测温的部位分为体表和中心两部分，机体内部的温度称中心温度。中心温度常用测温部位：直肠温度（肛温）、食管温度、鼻咽温度、鼓膜温度等。体表温度常用测温部位：腋窝温度（腋温）、口腔温度（口温）。

2. 监测指标

（1）体温正常：腋下测温 36 ~ 37 ℃；口腔测温 36.3 ~ 37.2 ℃；直肠测温 36.5 ~ 37.7 ℃。

（2）体温过高：又称发热。以口腔温度为例，发热的程度可分为低热（37.3 ~ 38 ℃）；中等热（38.1 ~ 39 ℃）；高热（39.1 ~ 41 ℃）；超高热（41 ℃以上）。

（3）体温过低：中心温度低于 35 ℃。

3. 注意事项

患者活动可能造成传感器与测量部位接触不良，导致测量值偏低。体温传感器每次使用后都要消毒。

（四）胸部 X 线检查

重症肺结核患者一般行床旁胸部 X 线检查，有利于观察病情变化，还可以清楚地观察到气管插管、气管切开套管、胸腔引流管、胃管、动脉或静脉插管、经外周静脉穿刺中心静脉导管（Peripherally Inserted Central Catheter，PICC）等的准确位置，为诊断、治疗和护理提供可靠的依据。

（五）血氧饱和度（SpO_2）监测

重症肺结核患者发生呼吸衰竭和急性呼吸窘迫综合征时，监测 SpO_2 不仅能调节吸入氧浓度，减少氧中毒，还能确定患者进行机械通气时机，选择合适的通气方式，为撤离呼吸机以及气管导管拔除提供参考依据。

1. 监测方法和原理

血氧饱和度是一种连续无创性监测动脉血氧饱和度的方法，将传感器放置于患者的手指、脚趾、耳垂或是前额处，传感器会根据氧合血红蛋白在红外线和红外光场下有不同的吸收光谱的特性，获取到血氧饱和度值。

2. 监测意义

SpO_2 正常值95%～100%（不吸氧状态）。若 $SpO_2 \leq 90\%$ 时，常提示有低氧血症；若 $SpO_2 \leq 85\%$ 时，提示严重的低氧血症。还可用于评估患者对呼吸机治疗、吸痰以及撤离呼吸机等的反应。

3. 注意事项

SpO_2 监测具有方便、快捷、无创、连续等优点，但监测时需注意，如患者有增厚性灰指甲或末梢循环差时应选用耳夹法；低温、休克、重度贫血可能会影响 SpO_2 的监测数值。

（六）动脉血气分析监测

1. 概述

血气分析是对人体动脉血液中的酸碱度（pH）、动脉血二氧化碳分压（$PaCO_2$）和动脉血氧分压（PaO_2）等相关指标进行测定，从而对人体呼吸功能和血液酸碱平衡状态作出评估的一种方法。

根据血气分析结果可以判断呼吸功能和酸碱失衡，客观地反映患者的呼吸衰竭类型，而酸碱平衡和水电解质平衡是维持人体内环境稳定的重要因素，直接关系到患者的安危，因此动脉血气监测有着非常重要的临床意义。

（1）酸碱值（pH）：受呼吸和代谢因素的共同影响，是反映体液总酸碱度的指标。正常值7.35～7.45，pH＜7.35 为酸中毒，pH＞7.45 为碱中毒。

（2）动脉血氧分压（PaO_2）：是指血液中物理溶解的氧分子所产生的压力。主要用于判断有无缺氧、缺氧程度以及有无呼吸衰竭和酸碱失衡的指标。正常值 80～100 mmHg，正常值随着年龄增加而下降。PaO_2 60～80 mmHg 为轻度缺氧；PaO_2 40～60 mmHg 为中度缺氧；$PaO_2 < 40$ mmHg 为重度缺氧。

（3）动脉血二氧化碳分压（$PaCO_2$）：是指物理溶解于动脉血液中的 CO_2 分子所产生的张力，是反映通气状态和酸碱平衡的重要指标。正常值 35～45 mmHg，超出正常值称为高碳酸血症，低于正常值称为低碳酸血症：①$PaCO_2 < 35$ mmHg，提示出现呼吸性碱中毒或代谢性酸中毒的呼吸代偿。②$PaCO_2 > 45$ mmHg，提示出现呼吸性酸中毒或代谢性碱中毒的呼吸代偿。③$PaCO_2 > 70$ mmHg 有肺性脑病的危险。

（4）动脉血氧含量（CaO_2）：是指 100 mL 动脉血液中所含氧的毫升数，正常值 8.55～9.45 mmol/L（19～21）mL/dL。临床意义与动脉血氧分压相似。

（5）动脉血氧饱和度（SaO_2）：是指动脉血氧与血红蛋白（Hb）结合的程度，正常值为 95%～100%，SaO_2 是判断机体是否缺氧的指标之一。

（6）碳酸氢根（$IICO_3^-$）：包括实际碳酸氢根（Actual Bicarbonate，AB）和标准碳酸氢根（Standard Bicarbonate，SB）。正常值 SB = AB = 22～27 mmol/L。

（7）碱剩余（Base Excess，BE）：反映血浆中碱储备的增加或减少，正常值是（0±2.3）mmol/L。

（8）阴离子间隙（Anion Gap，AG）：用于判断单纯代谢性酸中毒及三重酸碱平衡失调中代谢性酸中毒情况。正常值为 8～16 mmol/L。AG < 8 mmol/L 可能是低蛋白血症所致，AG > 16 mmol/L 常表示有机酸增多的代谢性酸中毒。

2. 采集动脉血气分析标本的注意事项

（1）自桡动脉穿刺采集动脉血气分析标本之前，应进行艾伦（Allen）试验检查。

（2）体温对 pH、PaO_2、$PaCO_2$ 都有影响，当患者发热或体温过低时，应注明当时的体温。

（3）抽血时注射器内不能有气泡，抽出后立即密封针头，避免空气进入到注射器内。

（4）拔针后局部立即用无菌纱布或无菌棉签加压止血，压迫至不出血为止，避免形成血肿。

（5）送检时应注明吸氧的浓度或呼吸机的相关参数，以免影响检测结果。

（6）采血后应立即送检，如不能及时送检或不能在 30 分钟内完成检测者，应将血标本放置在 0～4 ℃环境低温保存。

三、护理评估

（一）评估健康史

既往有无慢性肺疾病或与肺疾病相关的病史。询问既往有无突发呼吸困难，每次发作是否与体力劳动、体位、季节、气候的变化有关；有无糖尿病、心脏病及肾脏疾病等；近期是否吸入刺激性气味和粉尘，有无过敏史，有无接触过放射治疗以及胸腹腔手术。

（二）评估身体状况

（1）评估患者发病的缓急、临床表现，如呼吸困难的程度、有无发绀、精神神经系统症状，是否有心律失常和消化道出血的症状等。

（2）评估有无异常呼吸，密切观察呼吸的频率、节律和深度，以及是否有呼吸形态改变，是否有胸廓畸形及异常运动、鼻翼扇动、"三凹征"等，是否有皮肤苍白或发绀。

（3）评估伴随身心状况及症状。轻度呼吸困难者常伴有情绪紧张、疲乏、失眠等现象；重度呼吸困难者由于缺氧、二氧化碳潴留，会出现烦躁不安、意识模糊、嗜睡，甚至昏迷。还要同时了解有无发热、胸痛、心悸、咳嗽、咳痰、咳粉红色泡沫痰、发绀、面色苍白以及四肢厥冷等伴随症状。

（三）评估辅助检查

（1）实验室检查：检查血常规、血清电解质、动脉血气分析以了解患者有无贫血、电解质及酸碱平衡紊乱；还可根据病情进行其他检查，如痰液检查、血尿素氮、肌酐、血糖及酮体等。

（2）影像学检查：X线胸片检查、计算机断层扫描（Computed Tomography，CT）及磁共振成像（Magnetic Resonance Imaging，MRI）、支气管动脉造影、肺血管造影等。这些检查可以为明确病变部位、性质以及气管和支气管的通畅程度等提供依据。

（3）纤维支气管镜和胸腔镜：纤维支气管镜能深入到亚段支气管，直视黏膜病变情况，并可采取细胞或组织进行生化、免疫、细菌学等检查，有助于明确病原菌和得出病理诊断。胸腔镜可应用于肺活检和胸膜活检。

（4）肺功能检查：对肺换气和肺通气功能进行测定，了解患者肺功能损害的程度和性质。临床最常用的是肺通气功能检查。

（5）心脏检查：若考虑由心脏疾病引起的呼吸困难患者都应做心电图、超声心动图、心向量图等。

（四）心理社会评估

评估患者的心理社会状况，呼吸衰竭患者常因呼吸困难会产生紧张、焦虑或恐惧，可能还需要接受气管插管或气管切开、机械通气等治疗，以及各种监测和治疗仪器的使用，进一步加重患者的心理负担。因此，应了解患者及家属的心理动态，及时做好安抚和解释工作。

四、常见护理诊断/问题

（1）清理呼吸道无效　与肺部感染、咳嗽无力、痰多黏稠不易咳出有关。
（2）气体交换障碍　与通气不足、呼吸肌疲劳、分泌物过多有关。

（3）有感染的危险　与机体免疫力下降、营养不良、各种有创操作等有关。

（4）有皮肤完整性受损的危险　与活动障碍、长期卧床、消瘦、水肿有关。

（5）营养失调：低于机体需要量　与机体消耗增加、消化和吸收功能障碍有关。

（6）潜在并发症　误吸、窒息、导管脱出等。

（7）自理能力缺陷　与病理生理因素，导致患者缺乏合作有关。

（8）有传播感染的风险　与重症肺结核传染性强有关。

（9）语言沟通障碍　与气管插管、意识障碍、听力受损等有关。

五、计划与实施

（一）病情观察

1. 意识状态

观察患者是否处于清醒、嗜睡、意识模糊、昏睡或昏迷状态。

2. 呼吸

密切监测患者在机械通气过程中自主呼吸的频率、节律、幅度，是否与呼吸机同步。

3. 胸部体征

机械通气时，注意观察患者两侧胸廓活动度、呼吸音是否对称等情况。

4. 心率

机械通气时，由于气道内压力增高，回心血量减少，可引起血压下降，心率会反射性增快。

5. 体温

体温升高是感染的一种表现，还意味着耗氧量、二氧化碳产量增多；体温下降伴有皮肤苍白湿冷，则是休克的表现，及时查找引起体温异常的原因。

6. 尿量

由于心输出量减少和血压下降，可引起肾血流灌注量减少，从而导致尿量减少。

7. 皮肤

皮肤出现潮红、多汗和表浅静脉充盈，则提示有二氧化碳潴留；肤色苍白、四肢末梢湿冷，则提示有低血压、休克或酸中毒的表现。

8. 痰液的观察

根据观察痰液的性状、量、颜色与气味，判断病情的变化并采取相应的治疗措施。

（1）痰液的性状：痰可分为黏液性、浆液性、脓性和血性等。黏液性痰多见于肺部炎症、肺结核等；浆液性痰见于肺水肿、肺泡细胞癌等；脓性痰常见于化脓性细菌引起的呼吸道感染，例如支气管扩张、肺脓肿等；血性痰是由于呼吸道毛细血管受损，血液渗入到肺泡所致。

（2）痰量：正常人痰量很少，24 小时痰量超过 100 mL 的为大量痰，多见于支气管扩张、肺脓肿等。

（3）痰液的颜色与气味：铁锈色痰为典型的肺炎链球菌感染；黄绿色或翠绿色痰提示有铜绿假单胞菌感染；金黄色痰提示有金黄色葡萄球菌感染；痰白、黏稠且拉丝提示有真菌感染；粉红色泡沫痰提示急性肺水肿；砖红色胶冻样痰常提示有克雷伯菌感染；红褐色或巧克力色痰考虑阿米巴肺脓肿；恶臭痰提示有厌氧菌感染。

（二）机械通气治疗的观察与护理

1. 气管插管和机械通气的准备

（1）确保供氧：等待气管插管建立人工气道和机械通气之前，需保持气道通畅，可使用面罩和简易呼吸器接纯氧进行手动通气，以维持适当供氧和通气，确保生命安全。

（2）物品准备：床边备齐气管插管用品、呼吸机、呼吸机用供氧供气设备、抢救车、吸引器，确保用物完整、功能良好。按规程连接呼吸机导管，并接模拟肺，开机检查呼吸机功能完好后，按病情需要和医嘱设置通气参数。

（3）患者准备

①心理准备：清醒患者常有焦虑和恐惧心理，因此，需用简单易懂的语言向患者解释气管插管和机械通气的重要性，并指导患者如何配合及如何用非言语方式表达其需要。有家属在场时，需注意向家属进行必要的解释，缓解家属的焦虑情绪。

②体位准备：将床头移开距墙约 60~80 cm，取下床头板，使插管医师能够站在患者的头侧进行气管插管操作。给患者取平卧位，去枕后仰，必要时肩下垫小枕，使口轴线、咽轴线和喉轴线尽量呈一直线。

2. 气管插管时的配合

（1）监测：监测患者的生命体征和缺氧状况，注意有无心律失常和误吸发生。

（2）确保通气和供氧：如插管时间超过 30 秒尚未成功，需提醒插管医师暂停插管，用简易呼吸器和面罩进行通气，防止因严重低氧血症导致心跳呼吸骤停。

（3）吸痰：插管过程中如分泌物多而影响插管和通气时，应及时协助吸引。

（4）判断气管插管位置：气管插管插入后，需立即检查气管插管的位置是否正确。最常用的方法是听诊法，用简易呼吸器加压送气，先听诊胃部是否有气过水声（如有，说明误插入食管），需防止反复送气听诊造成胃过度充气。如无气过水声，再听诊双肺有无呼吸音，且是否对称。判断气管插管位置最精准的方法是监测呼出气体二氧化碳波形的改变。

（5）固定和连机：在确保气管插管位置正确后，放入牙垫，妥善固定插管，清除气道内分泌物，接上呼吸机开始机械通气。测量插管末端到牙齿的距离，并记录。

（6）X 线胸片证实插管位置：在患者的通气和供氧得到保障后，需拍摄床边 X 线胸片，确定插管是否在隆突上 1~2 cm 位置。

3. 机械通气患者的护理

包括监测和评价患者对呼吸机的反应、安全管理机械通气系统、预防并发症、满足患者的基本需要。

（1）患者监护

呼吸系统：①监测血氧饱和度以了解机械通气的效果。②监测有无自主呼吸，自主呼吸与呼吸机是否同步，呼吸的频率、节律、幅度、类型及两侧呼吸运动的对称性。开始应每隔 30~60 分钟听诊肺部，如一侧胸廓起伏减弱，呼吸音消失，可能为气管插管过深造成单侧肺（常为右侧）通气，也可能为并发气胸。③呼吸道分泌物：仔细观察分泌物的色、质、量和黏稠度，为肺部感染的治疗和气道护理提供主要依据。④胸部 X 线检查：可及时发现肺不张、呼吸机相关肺损伤（VILI）、呼吸机相关性肺炎（VAP）等机械通气引起的并发症，亦可了解气管插管的位置。⑤血气分析：是监测机械通气治疗效果最重要的指标之一，有助于判断血液的氧合状态，指导呼吸机参数的合理调节和判断机休的酸碱平衡情况，结合呼吸状态的监测可判断肺内气体交换的情况。⑥呼气末 CO_2 浓度：用于评价通气效果。呼出气 CO_2 浓度在呼气末最高，接近肺泡气水平。如呼气末 CO_2 浓度为 4.5%~5%，表示通气恰当；小于 4.5% 为通气过度；大于 5% 则表示通气不足。

循环系统：正压通气使肺扩张可反射性引起副交感神经兴奋、心排出量下降，导致血压下降，心率加快，甚至心律失常。因此，机械通气的患者应注意监测心率、心律和血压的变化。

体温：机械通气的患者因感染机会增加，常可并发感染，使体温升高。由于发热又可增加氧耗和 CO_2 的产生，故应根据体温升高的程度酌情调节通气参数，并适当降低湿化器的温度以增加呼吸道的散热作用。

意识状态：机械通气后患者意识障碍程度减轻，表明通气状况改善；若有烦躁不安、自主呼吸与呼吸机不同步，多为通气不足；如患者病情一度好转后突然出现兴奋、多语甚至抽搐应警惕呼吸性碱中毒。

皮肤、黏膜：观察气管插管或气管切开周围皮肤黏膜的颜色、疼痛情况、皮肤刺激征象和局部引流情况，及时发现并处理口腔溃疡、继发性真菌感染或伤口感染。注意皮肤的色泽、弹性及温度，了解缺氧和 CO_2 潴留改善情况，如皮肤潮红、多汗、浅表静脉充盈，提示仍有 CO_2 潴留；观察有无皮下气肿，出现时常与气胸、气管切开有关。

腹部情况：因气囊漏气使气体反流入胃或长时间卧床不动、使用镇静剂、低钾血症等造成肠蠕动减慢，出现腹胀。腹胀严重需遵医嘱给予胃肠减压。同时要观察呕吐情况，若呕吐咖啡色胃内容物或出现黑便，要警惕应激性溃疡引起上消化道出血。

液体出入量：观察和记录 24 小时液体出量，如尿量增多，水肿逐渐消退，说明经机械通气后低氧血症和高碳酸血症缓解，肾功能改善。若尿量减少或无尿，要考虑体液不足、低血压或肾功能不全等原因。

（2）呼吸机参数及功能的监测

定时检查呼吸机各项通气参数是否与医嘱要求设定的参数值一致，各项报警参数的设置是否恰当，报警器是否处于开启状态。报警时，及时分析报警的原因并进行迅速有效的处理。如气道压力突然升高常见于咳嗽、痰液过多或黏稠阻塞气道，或输入气体管道扭曲、受压等；气道压力过低报警多与气体管道衔接不紧、气囊漏气或充盈不足有关。

（3）气道管理

①吸入气体的加温和湿化：气管插管或气管切开的患者失去了上呼吸道的加温、湿化功能，因此机械通气时需使用加温加湿器，维持吸入气体的温度在 37～41℃，相对湿度 100%。常用蒸汽加温湿化的方法，即将水加热后产生蒸汽混入吸入气体中，达到加温和加湿作用。湿化罐内只能加无菌蒸馏水，禁用生理盐水或加入药物，以免溶质不蒸发，在罐内形成沉淀。湿化罐内水量要恰当，尤其要注意防止水蒸干。

②吸痰：应及时通过机械吸引清除气道内分泌物，根据分泌物量决定吸引频率。每次吸痰前后应给予纯氧吸入 2 分钟，每次吸痰时间不超过 15 秒。

③呼吸治疗：通过呼吸机本身雾化装置，雾化给予 β2 受体激动剂和糖皮质激素等药物，以扩张支气管。定期翻身拍背，促进痰液引流，预防肺部并发症的发生。

④监测气囊压力：密切监测气囊压力，一般维持在 25～30 cmH_2O，可采用自动充气泵维持气囊压力，或利用气囊压力表每 6～8 小时监测一次。

⑤气管切开护理：每天更换气管切开处敷料和清洁气管内套管 1～2 次，防止感染。

⑥防止意外：妥善固定气管导管，防止移位、脱出。及时倾倒呼吸机管道中的积水，防止误吸入气管内引起呛咳和肺部感染。

（4）生活护理：机械通气的患者完全失去生活自理能力，需随时评估并帮助患者满足各项生理需要，如采用鼻饲供给足够的热量，不限水的患者需补充足够的水分，做好口腔护理、皮肤护理和排泄护理。

（5）心理社会支持：对意识清醒的患者，应主动关心，与其交流，帮助患者学会应用手势、写字等非言语沟通方式表达其需求，以缓解焦虑和无助感，增加人机协调。

4. 撤机护理

是指从准备停机开始，直到完全停机、拔除气管导管和拔管后一段时间的护理。做好本阶段的护理可帮助患者安全地撤离呼吸机。

（1）帮助患者树立信心：撤机前要向患者（必要时包括家属）解释撤机的重要性、必要性和安全性。

（2）按步骤有序撤机：

①调整呼吸机参数：如逐渐减少潮气量、吸气压力及 FiO_2。

②间断使用呼吸机或调节呼吸机模式：如可选用 SIMV、PSV 等，锻炼呼吸肌，帮助患者恢复呼吸功能，要特别注意循序渐进，不可操之过急。

③撤机：当患者具备完全撤离呼吸机的能力后，需按以下 4 个步骤进行：撤离呼吸机—气囊放气—拔管—吸氧。

（3）呼吸机的终末消毒与保养：呼吸机使用后要按要求进行拆卸，彻底清洁和消毒，然后再按原结构重新安装调试备用。

（三）气管切开的护理

1. 术前

（1）术前不要过量使用镇静剂，以免加重呼吸抑制。

（2）床边应备好氧气、吸引器、急救药品、气管切开包及气管导管等，以及另一套同型号气管套管，以备出现气管套管堵塞或脱出时急用。

2. 术中

（1）皮肤切口要沿正中线进行，不得高于第 2 气管环或低于第 5 气管环。以免损伤颈部两侧大血管及甲状腺，引起大出血。

（2）气管套管要牢固固定，太松套管易脱出，太紧影响血液循环。

3. 术后

（1）防脱管窒息：套管一旦脱出，应立即将患者置于气管切开术的体位，用无菌止血钳等器械在良好照明下分开气管切口，将套管重新置入。

（2）保持气管套管通畅：观察切口出血情况，随时清除套管内、气管内及口腔内分泌物。

（3）维持下呼吸道通畅：湿化空气，室内应保持适当的温度（22 ℃左右）和湿度（相对湿度 90% 以上），也可以采用主动湿化（呼吸机湿化罐或雾化器）和被动气道湿化（人工鼻），防止分泌物干结堵管。

（4）防止伤口感染：每天至少更换消毒剪口纱布和消毒伤口一次。如分泌物多则随时更换，防止伤口感染。另外，还需经常检查伤口周围皮肤有无感染或湿疹。

4. 防止意外拔管

术后患者应有专人照顾，尤其儿童更应专人护理。患者经气管切开术后不能发声，可采用书写、示意图以及肢体语言交流。24 小时后切口肿胀减轻，应及时调整固定系带的松紧度，必要时采用保护性约束，以防意外拔管。

5. 拔管

如原发病已愈、炎症消退、呼吸道分泌物不多，便可考虑拔管。拔管时间一般在术后一周以后。拔管前先试堵管 1～3 天，从半堵到全堵管口，如无呼吸困难即可拔管。拔管后，用蝶形胶布拉紧伤口两侧皮肤，使其封闭。外敷纱布，每日或隔日换药一次，一般一周左右愈合。如不愈合，可考虑缝合。拔管后床边仍需备气管切开包，以便病情反复时急救处理。

6. 术后并发症

（1）出血：分为原发性和继发性出血。前者较常见，多因损伤颈前动脉、静脉、甲状腺等，术中止血不彻底或血管结扎线头脱落所致。原发性出血一般是静脉性的，局部用凡士林纱条填压，并给予镇静、止咳、止血药物，多可以止血；如不能制止，则需打开伤口，找到出血血管予以结扎。继发性出血少见，其原因为：①气管切口过低，套管下端过分向前弯曲磨损无名动脉、静脉，引起大出血。②气管切口过长，颈部活动时，套管下端容易磨损气管前血管。③伤口感染，使气管切口周围组织糜烂坏死，血管糜烂以致大出血。④气管前筋膜分离过多，感染时使气管前壁坏死，以致套管容易脱出，增加损伤大血管的机会。如遇有大出血时，应立即换上带气囊的套管或麻醉插管，气囊充气以保持呼吸道通畅，再用敷料、手指等压迫出血处，以暂时止血。

（2）皮下气肿：是气管切开常见的并发症。其发生原因主要有：①过多分离气管前软组织。②气管切口过长及皮肤切口缝合过紧。③切开气管或插入套管时发生剧烈咳嗽，易促使气肿形成。吸气时气体经切口进入颈部软组织中，沿肌肉、筋膜、神经、血管间隙扩散而达皮下。轻者仅限于切口附近，重者可延及颌面部、胸、背、腹部等。皮下气肿一般在 24 小时内停止发展，可在 1 周左右自行吸收。严重者应立即拆除伤口缝线，以利气体逸出。

（3）纵隔气肿和气胸：是气管切开术的严重并发症。

发生原因：①过多分离气管前筋膜，气体沿气管前筋膜向下发展进入纵隔，或因气体在吸气负压作用下由切口处经颈深筋膜间隙进入纵隔。②剥离过低过深，损伤胸膜顶，特别是小儿，因剧烈咳嗽，胸膜凸出于锁骨上方，易受到损伤。③呼吸困难严重而剧烈挣扎，或剧烈咳嗽，胸腔极度扩张，肺内压过高，使肺泡破裂，发生肺间质气肿，沿血管周围进入肺门，形成纵隔气肿和气胸。

纵隔气肿的症状和体征：①心前区或胸骨下疼痛，多因体位改变、呼吸、吞咽及颈部活动等而加重。②呼吸困难。③心浊音界缩小或消失。④心音微弱遥远，心前区可听到爆裂音及气泡音。⑤常伴有颈部或较大范围的皮下气肿，也可合并气胸。⑥胸部 X 线检查可见纵隔增宽，并有气体影像。

纵隔气肿与气胸的处理：若气肿气体量少且无症状，可不予处理。如气体量是逐渐增加，有明显症状时，应除去诱发因素，完全解除呼吸道阻塞，并请胸外科协助做放气术。

（4）呼吸骤停：少数患者气管切开后发生呼吸骤停。原因是呼吸道长期阻塞，二氧化碳积蓄导致缺氧。血液中二氧化碳增高时，开始是刺激呼吸中枢，但浓度继续增高后，反而抑制呼吸中枢。此时呼吸的调节，主要靠颈动脉体的化学感受器。一旦气管切开，血氧含量增加，刺激消除，二氧化碳对呼吸中枢的抑制尚未解除，可发生呼吸骤停甚至影响心率。此时应继续做人工呼吸，并注射呼吸兴奋剂、碳酸氢钠溶液及高渗葡萄糖溶液紧急抢救。

（5）急性肺水肿：多发生于呼吸道阻塞较久的患者，气管切开后，肺内压力骤减，肺内毛细血管壁渗透力增加而发生肺水肿。此时患者呼吸困难加重，胸部听诊出现明显水泡音。

（6）肺部并发症：气管切开后，可能并发支气管炎、肺炎等，这些并发症也可由原发感染发展而来。应加强护理，遵医嘱使用抗生素、祛痰剂等。

（7）拔管困难：发生拔管困难的原因有：

①原发疾病未彻底治愈。

②损伤环状软骨或第 1 气管环，或套管位置太高，与声门裂太接近导致堵管困难。

③气管切口太小，强力将气管套管插入，使气管前壁塌陷，软骨坏死或气管内肉芽形成。这种情况在小儿气管切开多见。

④儿童长期戴管，形成功能性拔管困难。

⑤气管套管太粗，几乎占据全部气管腔。

⑥喉气管内黏膜炎症未消除，分泌物多。

如出现以上情况，应行喉镜、气管镜检查，喉侧位及胸部 X 线拍片等，查明原因加以治疗。

（8）其他并发症：气管食管瘘，喉、气管狭窄，伤口感染，气管内溃疡及肉芽形成等。如手术部位恰当，操作细致，选择套管适当，术后护理到位，可避免此类并发症。

（四）维持胃肠道的正常功能及保证足够的营养供给

（1）尽早留置鼻胃管。

（2）应用胃黏膜保护剂。

（3）遵医嘱正确给予饮食护理，以保证足够的营养，协助患者进行肢体活动，轻度活动可以促进胃肠蠕动。

（4）不能鼻饲的患者，尽早应用全胃肠外营养。

（五）预防感染

（1）严格执行消毒隔离制度和无菌操作技术，防止院内感染。

（2）减少呼吸机管道不必要的拆卸，防止管路内的细菌播散到病房中。

（3）严密监测感染指标。

（六）生活护理

1. 眼部护理

定时为患者滴人工泪液，帮助患者闭眼；可用生理盐水纱布覆盖眼部，以防止眼睛受损。

2. 口腔护理

口腔护理每日 2 ~ 3 次，可减少口腔溃疡及口腔定植菌的误吸。

3. 皮肤护理

做好基础护理，保持皮肤清洁干燥，协助患者翻身，经常变换体位，按摩皮肤受压部位，受压部位贴减压贴，避免压力性损伤的发生。

4. 排泄护理

观察患者排泄功能是否正常，尿潴留和尿失禁患者给予留置导尿管，会阴护理每日 2 ~ 3 次，大便失禁患者及时做好肛周护理。

5. 肢体护理

根据病情采取合适卧位，保持肢体功能位置，鼓励和协助患者进行肢体功能锻炼，帮助患者穿抗栓塞长袜，预防废用性肌肉萎缩、足下垂、深静脉血栓的发生。

6. 安全护理

妥善约束，加床栏，以防意外的发生；修剪指甲，以防自伤；对牙关紧闭者、抽搐者可用开口器、牙垫，防止舌咬伤和舌后坠。

（七）心理支持

（1）提供舒适、安静的环境，保持适宜的温湿度。

（2）清醒患者，做好心理评估，及时给予患者心理疏导，减轻其焦虑恐惧情绪。

（3）昏迷患者，采取呼唤、音乐等刺激方法促进患者苏醒。

（4）对于不能说话的清醒患者，提供纸和笔或采用一些标识图画，利用眼神及肢体语言和患者进行沟通。

（5）钟表挂于患者视线所能看到的范围内，帮助患者建立准确的时间定向力。

六、护理评价

经过治疗和护理后，判断患者是否能达到以下标准：

（1）住院期间未发生误吸、窒息等并发症。

（2）患者能进行有效咳嗽，保持呼吸道通畅。

（3）患者的病情得到有效控制，营养状况改善。

（4）未发生皮肤问题。

（5）清醒患者能与医护人员进行有效沟通。

（6）未发生结核感染传播。

（薛宏奎　董启玉）

第七章 儿童结核病患者的护理

第一节 儿童原发性肺结核患者的护理

一、概述

原发性肺结核（Primary Pulmonary Tuberculosis）为结核分枝杆菌初次侵入肺部后发生的原发感染，是小儿肺结核的主要类型，包括原发综合征（Primary Complex）与支气管淋巴结结核。该病症状的轻重差别很大，轻症可以没有症状，多在体检时胸部X线检查后被发现。稍重者可有轻度的结核中毒症状，如低热、盗汗、消瘦、疲乏、食欲下降等。重者呈急性发病，有高热、咳嗽，或出现皮肤黏膜过敏表现。该病病程大多呈良性经过，也可进展导致干酪性肺炎、结核性胸膜炎等，甚至恶化血行播散导致粟粒型肺结核或结核性脑膜炎。

二、护理评估

（一）健康史评估

（1）评估患儿是否有与结核病患者接触史。

（2）询问是否接种过卡介苗，检查上臂有无接种后的痕迹；近期有无患过其他急性传染病，如百日咳、麻疹等；本次发病和治疗的情况。

（3）评估患儿饮食习惯或婴儿的喂养方式及营养状况。

（4）评估患儿生长发育情况：准确测量身高、体重。生长发育异常者可测量肩胛下或三角肌处皮下脂肪厚度及计算BMI指数等，更好地评估患儿体格生长情况。

（二）临床症状评估

1. 评估呼吸系统症状

（1）评估咳嗽及呼吸情况：患儿干咳和轻度呼吸困难最常见。评估患儿有无百日咳样痉挛性咳嗽、喘鸣或声音嘶哑情况，该症状与胸内淋巴结肿大产生压迫有关。

（2）评估有无咯血：评估咯血的性质和量。原发性肺结核咯血较为少见。

（3）评估有无胸痛：当壁层胸膜受到结核分枝杆菌侵袭发生病变时，相应的胸壁可有固定性针刺样疼痛，随患儿呼吸和咳嗽时加重。患儿患侧卧位时症状减轻。

2. 评估全身症状

（1）评估患儿的体温特点：婴幼儿及症状较重者呈急性起病，可表现为高热，可达 39～40 ℃，但一般情况尚好，与发热程度不相称。高热持续 2～3 周后转为低热，并伴有结核中毒症状。

（2）评估患儿有无周围浅表淋巴结肿大以及肿大的程度。

（3）评估患儿有无疱疹性结膜炎、皮肤结节性红斑、多发性或一过性关节炎等结核变态反应表现。

（4）评估患儿有无食欲减退、乏力、体重减轻及盗汗等结核中毒症状。

（5）评估患儿有无合并其他细菌感染。

3. 体征

肺部体征可不明显。若原发病灶范围较大，叩诊可呈浊音，听诊呼吸音减低或有少许干湿啰音、管状呼吸音。婴儿需要评估肝脏有无肿大。

（三）辅助检查评估

1. 影像学检查

胸部 X 线正侧位片检查是诊断小儿肺结核的重要方法之一。胸部侧位片能发现肿大淋巴结或靠近肺门部位的原发病灶，对肺结核的初筛有重要的作用。CT 检查对于小的原发病灶、淋巴结肿大、胸膜改变及空洞的显示优于 X 线检查。

2. 纤维支气管镜检查

痰菌涂片阳性率偏低。支气管镜下观察有无支气管内膜病变、局部情况。镜下可取气管内分泌物、肉芽或坏死组织做检查，提高阳性检出率。

3. 病原学检查

及时规范地完善细菌学涂片、结核分枝杆菌培养及药物敏感试验，检测标本类型包括痰液、血液、胸腹水、脑脊液、关节腔液及尿液等。儿童痰量不多者，临床上可通过高渗性盐水雾化后拍背诱导排痰，以获得适当痰标本。婴幼儿不能配合留取痰标本，吸痰后痰液抗酸杆菌（Acid-Fast Bacilli，AFB）阳性率低，可连续 3 天晨间空腹插胃管收集患儿吞咽下去的呼吸道分泌物做 AFB 涂片，增加阳性检查率。周围淋巴结肿大者可进行淋巴结穿刺涂片检查。高度疑似又未能找到病原学证据的病例也可经皮肺穿刺取活体组织做病理学检查。

4. 结核菌素试验

为结核感染简便实用的诊断方法，结核菌素试验呈阳性或由阴性转阳性者应做进一步检查。

（四）心理－社会评估

（1）评估患儿有无紧张、焦虑等心理状况，关注学龄期患儿是否存在由于患呼吸道传染病休学引起的焦虑、恐惧、抑郁、自卑及社交障碍等心理问题。

（2）评估患儿的家庭状况，家人关系是否和睦，是否能得到很好的照顾。

（3）评估患儿家庭的经济状况、医疗保障情况。

（4）评估患儿及家长对本病相关知识的了解程度及需求。

三、常见护理诊断/问题

（1）体温过高　与结核菌感染引起全身中毒反应及肺部感染有关。

（2）活动无耐力　与结核菌感染有关。

（3）营养失调：低于机体需要量　与疾病消耗增加、食欲差导致摄入不足有关。

（4）气体交换受损　与肺部炎症、痰液黏稠及支气管淋巴结肿大压迫气管有关。

（5）知识缺乏　缺乏结核病治疗及家庭护理等相关知识。

（6）焦虑、恐惧　与结核病治疗时间长、治疗预后不确定性有关。

（7）有传播感染的危险　与呼吸道排出结核菌传播有关。

四、计划与实施

（一）饮食护理

（1）结核病是一种慢性消耗性疾病，加强饮食护理尤为重要。饮食上应给予患儿高热量、高蛋白、高维生素、富含钙质的食物，增强患儿抵抗力，促进机体修复和病灶愈合。护士应指导患儿家长尽力提供患儿喜爱的食品，注意食物制作方法，以增进食欲。多鼓励患儿进食，培养良好的饮食习惯，向家长及患儿讲解营养支持对于战胜疾病早日康复的重要意义。

（2）对于较小婴幼儿，护士指导并协助家长进行科学、正确的喂养。

（二）活动与休息

（1）保持室内空气新鲜，阳光充足和适宜的温湿度。

（2）养成良好的生活习惯。有明显结核中毒症状的患儿应注意多休息，保证足够睡眠的同时可进行适当的户外活动，遵循量力而行、循序渐进的原则。

（3）因患儿常盗汗，需及时更换衣物并做好皮肤护理。小儿呼吸道抵抗力差，要防止受凉引起上呼吸道感染。避免与排菌肺结核患者接触，以免重复感染。

（4）积极防治各种急性传染病，防止结核病进一步恶化。

（三）症状护理

重症患儿有高热，遵医嘱给予发热处理。注意保持口腔清洁，适当多饮水。如果患儿出现支气管受压症状，如百日咳样痉挛性咳嗽、气促及喘息，应注意保持呼吸道通畅，遵医嘱给氧、雾化及吸痰等处理。

（四）用药护理

结核病患儿遵医嘱早期、联合、规律、适量及全程用药很重要。护士应耐心细致向患儿及家长讲解抗结核规范治疗的重要性，做到看服到口，观察药物的疗效及不良反应，如肝肾功能损害及周围神经炎症状等。

（五）预防感染的传播

（1）对于原发性肺结核的患儿应做到早诊断、早治疗、规范合理化疗。控制传染源，对活动期患儿应采取呼吸道隔离措施。家庭防护注意居室通风，必要时进行房间空气消毒，患儿被服衣物可在阳光下暴晒 2 小时以上，餐具及耐热的生活用具煮沸消毒 15 分钟以上即可。

（2）对患儿的分泌物、痰杯进行消毒处理。指导年长患儿注意咳嗽礼仪及个人卫生，咳嗽或者打喷嚏时不得面对他人，应用手或纸巾捂住口鼻。劝导患儿不随地吐痰，患儿的痰液可使用含有 2000 mg/L 含氯消毒液的带盖容器盛装，浸泡 30 分钟以上可达到消毒效果。患儿外出时可将痰吐在卫生纸内放在密封袋内收集后统一处理。

（六）心理护理

（1）结核病患儿在不同年龄阶段的心理反应不一样。护士要掌握不同年龄阶段患儿的心理需求，有目的及针对性地开展心理护理，帮助结核病患儿适应新环境及新的生活作息规律。

（2）结核病病程长，治疗用药时间长，患儿常常对服药、打针产生恐惧。由于有传播疾病的危险，年长儿及家长担心受到周围亲友及同学的冷遇，担心休学影响学业。护士应多与患儿及家长沟通，介绍病区环境、主管医师及责任护士。在住院的不同时期了解患儿及家长的心理状态，耐心细致地关心他们。各种治疗操作应轻柔有技巧，多鼓励患儿配合及主动诉说自身感受，尽量减轻患儿痛苦。

（3）家长及重症年长患儿担心疾病会威胁生命和加重家庭经济负担等。护士应详细介绍疾病相关知识、用药疗程、预计费用及预后等情况，取得信任，减轻患儿及家长紧张焦虑的情绪。

（4）充分利用微信或 QQ 病友群加强医护及病友间沟通联系，治疗过程中的同伴教育可使他们消除顾虑，树立战胜疾病的信心。

（七）健康教育

（1）对于患儿及家长可以采用口头、书面、视频及微信公众号等多种教育形式介绍相关疾病知识，取得患儿及家长的配合。

（2）住院期间向家长讲解疾病的病因、传播途径、临床表现及相关检查目的，介绍结核病的常用治疗方法和持续用药时间。如果是学生，还应向患儿及家长详细讲解国家关于学生结核病管理中休学规定及复学要求。

（3）指导患儿家长掌握患儿日常生活护理和饮食护理，执行呼吸道传染病消毒隔离措施。

（4）向患儿及家长讲解早治疗和全程正规化疗是治疗的关键，照顾者应做到药物看服到口，保障治疗效果。教会他们在化疗期间如何密切观察药物的不良反应，告知其一旦发生不良反应立即就医。

（5）根据患儿体重变化，遵医嘱调整用药剂量。

（6）指导家长定期带患儿复诊，需复查的项目有痰液标本、血常规、肝肾功能及影像学检查等，便于了解治疗效果及病情变化。学龄期的患儿需要根据痰液复查结果确定休学期限及复课时间。

五、护理评价

通过积极的治疗护理，判断是否能达到以下标准：

（1）患儿的症状缓解，体温正常。

（2）患儿及家长有良好的心理状态，正确面对疾病。

（3）患儿及家长了解疾病的相关知识，了解患儿摄入营养的重要性。

（4）患儿及家长了解药物的作用和不良反应，并能按疗程坚持服药，未发生严重药物不良反应。

（5）患儿及家长掌握日常生活中结核病消毒隔离措施。

（杨琦）

第二节　儿童结核性脑膜炎患者的护理

一、概述

结核性脑膜炎（Tuberculous Meningitis，TBM）简称结脑，是由结核分枝杆菌侵入脑膜、脑实质而引起的炎症。结脑是儿童结核病中最严重的类型，亦是儿童结核病死亡的主要原因，其死亡率及后遗症的发生率较高。结脑传染源多来自排菌肺结核患者，传播途径以呼吸道传播为主，常在结核原发感染后 6～12 个月内发生，多见于 3 岁以内的婴幼儿。各种急性传染病，如麻疹、百日咳等常可诱发本病。结脑早期症状不典型，可出现食欲差、消瘦、夜间盗汗及长期低热等。如诊断治疗不及时病情可逐渐加重发展至惊厥、昏迷甚至死亡。目前由于卡介苗普遍接种和抗结核药物的规范应用，该病发病率及病死率已明显下降。积极预防、早期诊断及早期规范治疗是降低发病率和病死率，改善结核性脑膜炎预后的关键。

二、结核性脑膜炎的分类

结核性脑膜炎多为全身粟粒性结核病的一部分。由于婴幼儿血脑屏障功能不完善，神经系统发育不成熟，免疫功能低下，入侵的结核分枝杆菌易经血行直接播散到蛛网膜下腔。少数由脑实质或脑膜的结核病灶破溃后，结核分枝杆菌进入蛛网膜下腔及脑脊液中所致，偶见经脊柱、中耳或乳突结核病灶直接蔓延至脑膜。根据其病理变化可分为脑膜炎型、脑内结核瘤型、脊髓型及混合型。根据临床表现分为典型结核性脑膜炎及非典型结核性脑膜炎。典型病例进展缓慢，依据病程和临床表现可分为早期（前驱期）、中期（脑膜刺激期）及晚期（昏迷期）。非典型性结核性脑膜炎由于临床表现不典型，诊断比较困难，需要特别谨慎，防止误诊。

三、护理评估

（一）健康史评估

（1）询问患儿的卡介苗接种史，有无结核接触史，尤其是有无家庭内排菌肺结核患者接触史。

（2）询问是否有既往结核病史、是否进行过正规治疗及治疗效果如何。

（3）询问近期有无急性传染病史，如麻疹、百日咳等，有无使用糖皮质激素或接受免疫抑制治疗。

（4）有无早期性格及行为改变。

（二）临床症状评估与观察

1. 评估患儿神经系统症状

评估患儿生命体征和神志，有无颅内高压、惊厥等表现，有无脑膜刺激征、脑神经损害及肢体瘫痪等。

（1）评估早期（前驱期）症状：前驱期约 1~2 周。评估患儿有无性格改变、精神呆滞、双目凝视、少言、易怒、睡眠不安等，同时有无低热、呕吐、便秘。年长儿可诉头痛，婴幼儿表现为高热或者以惊厥为首发症状，容易误诊。

（2）评估中期（脑膜刺激征期）症状：脑膜刺激征期 1~2 周。因颅内高压患儿出现剧烈头痛、喷射性呕吐、嗜睡或惊厥，体温进一步升高。最常见主要的体征是脑膜刺激征，表现为颈强直、Kernig 征、Brudzinski 征阳性。此期还可因面神经、动眼神经、展神经瘫痪而出现眼球运动障碍及复视。部分患儿出现运动、定向和（或）语言障碍甚至肢体瘫痪等脑炎症状及体征。眼底检查可见视神经炎、视盘水肿或脉络膜粟粒状结核结节。

（3）评估晚期（昏迷期）症状：昏迷期1～3周。上述症状逐渐加重，意识由模糊、浅昏迷进入深昏迷状态。患儿极度消瘦，呈舟状腹，常伴有水、电解质代谢紊乱。有频繁惊厥甚至可出现角弓反张、去大脑强直，甚至伴呼吸及心血管运动中枢麻痹而死亡，明显颅内压增高及脑积水时，呼吸不规则或变慢、颅缝裂开、头皮静脉怒张等，最终发展至脑疝导致死亡。

（4）评估不典型结核性脑膜炎症状：起病急，病情发展速度快，有时仅以惊厥为主诉；注意有无舞蹈症或精神障碍；有无脑血管损害，出现肢体瘫痪等。

2. 评估结核中毒症状

评估患儿有无发热、盗汗、食欲下降、疲乏等全身结核中毒症状。

3. 评估患儿预后

结脑患儿如不及时治疗，会出现脑积水、脑实质损害、脑出血、脑神经损伤以及严重水电解质失衡等并发症，其中前3种是导致结脑死亡的常见原因。严重后遗症为脑积水、肢体瘫痪、智力低下、失明、失语、癫痫及尿崩症等。早期结脑经规范治疗者后遗症较少，而晚期结脑发生后遗症者约占2/3。

（三）辅助检查评估

（1）脑脊液检查：患儿腰穿检测脑脊液压力增高，外观无色透明或呈毛玻璃样，静置12～24小时后，可见蜘蛛网状薄膜形成。涂片进行抗酸染色检查，可查到结核分枝杆菌。细胞计数中白细胞总数轻 – 中度增高，其中以淋巴细胞为主；糖和氯化物含量较低，蛋白定量增加。对脑脊液改变不典型者，需反复检验，动态观察变化。脑脊液结核菌培养阳性，是诊断结脑最可靠的方法。脑脊液检查还包括结核菌抗原检测、结核抗体测定、腺苷脱氨酶活性测定、聚合酶链反应、结核分枝杆菌分子生物学检测等。

（2）胸部X线：多数患儿胸片提示有结核病变。

（3）头颅CT或MRI检查：可呈多种改变，可表现为脑水肿、脑积水、脑软化、粟粒影、结核瘤及脑膜强化，尤其是颅底病变对估计预后、指导治疗有意义。

（4）眼底检查：可见视盘水肿、视神经炎病变。发现脉络膜粟粒状结核结节对于确诊结脑很有临床意义。

（四）心理 – 社会评估

（1）结核性脑膜炎是结核病中最严重的类型，给患儿及家长造成极大的心理负担。患儿及家长担心治疗病程长、抗结核药的不良反应及疾病可能造成的后遗症将给患儿的生长发育及学习生活带来影响。

（2）评估患儿及家长对疾病的认知程度、对护理知识的了解程度及需求。

（3）观察患儿及家长是否有焦虑、恐惧、睡眠不安等不良心理状态。

（4）评估社会支持与支援：了解患儿医疗费用保障、治疗经费可能造成的家庭经济负担。患病后是否得到家人、朋友、社会的关心和支持。

四、常见护理诊断/问题

（1）疼痛：头痛　与脑水肿、颅内高压有关。

（2）意识障碍　与颅内压增高、脑组织病变有关。

（3）潜在并发症　颅内高压、脑疝。

（4）有皮肤完整性受损的危险　与长期卧床、排泄物刺激有关。

（5）营养失调：低于机体需要量　与疾病消耗增加或昏迷、吞咽障碍摄入不足有关。

（6）自理能力缺陷　与疾病损害神经系统、长期卧床有关。

（7）焦虑　与疾病病程长、预后差、诊治过程花费大有关。

（8）知识缺乏　缺乏疾病的治疗与护理知识。

五、计划与实施

（一）合理的饮食与休息

（1）正确、及时地选择适合患儿的营养支持方式。对昏迷、有吞咽障碍的患儿提供鼻饲及（或）胃肠外营养。鼻饲时注意适当抬高床头，速度不能过快，以免呕吐。留置鼻饲管道过程中应注意保持其通畅并妥善固定。胃肠外营养应选择合适的输液途径，注意无菌操作及输注速度等，避免不良反应发生。保持患儿水、电解质平衡，如出现水、电解质代谢紊乱应及时静脉补液予以纠正。

（2）患儿如病情好转且能自行吞咽，应及时停止鼻饲。进食时应遵医嘱循序渐进地添加饮食种类和量，保障充足的营养支持。多进食高热量、高蛋白、高维生素及易消化的食物。宜少量多餐，耐心喂养，以改善患儿机体的营养状况及增强抗病能力。

（3）急性期卧床休息，保持室内安静，室内灯光宜暗。避免一切不必要的刺激，治疗护理操作尽量集中进行。

（4）患儿清醒时应保持患儿情绪稳定，尽量满足患儿的需求。可指导患儿深呼吸放松等技巧，听轻音乐或看轻松的动画片，转移患儿注意力。

（二）加强基础护理，防止压力性损伤和继发感染

（1）病床应保持清洁、干燥、平整，床上无碎屑。落实各项皮肤护理，及时更换衣裤，保持臀部及会阴清洁，及时更换尿布防止潮湿浸渍。剪短指甲，做好基础护理。

（2）保持皮肤黏膜的完整性，患儿出现呕吐后要及时清除呕吐物并更换衣被。昏迷及瘫痪的患儿每 2 小时翻身、拍背 1 次；骨隆突处加气垫或保护性泡沫敷料防皮肤受损；协助患儿主动或被动活动，防止因长期固定体位、局部血液循环不良而产生足下垂、压力性损伤、坠积性肺炎等护理并发症。

（3）对昏迷患儿每日进行 2 次口腔护理，保持口腔清洁，避免口腔异味、细菌繁殖或者并发吸入性肺炎。双眼不能闭合时，可涂眼膏或用生理盐水湿纱布覆盖，保护角膜，增加患儿舒适度。

（4）采取呼吸道隔离，患儿的各种用具应注意严格消毒处理，痰液、呕吐物等分泌物都需常规消毒处理。

（三）密切观察病情变化，防止并发症

（1）密切监测患儿体温、脉搏、呼吸、血压、神志、瞳孔及尿量等变化，有无惊厥发生。如发现意识障碍、前囟隆起、瞳孔改变、躁动不安、头痛、呕吐及四肢肌张力增高等，提示有脑水肿、颅内压增高的可能；如果患儿出现剧烈头痛、频繁喷射性呕吐、呼吸不规则、瞳孔忽大忽小或不等大、对光反应迟钝、血压升高，提示有脑疝的可能，甚至发生呼吸循环衰竭的危险。应立即通知医师并配合抢救。

（2）病情严重期间患儿应绝对卧床休息，昏迷患儿应采取侧卧位或头偏向一侧，防止吸入呕吐物或分泌物而引起窒息。

（3）发生惊厥时要保持呼吸道通畅，对呼吸困难者给予氧气吸入，必要时采取吸痰或进行人工辅助呼吸。注意防止舌咬伤，上、下齿间可置牙垫或压舌板。惊厥发作时不得用力按压约束患儿肢体，避免外伤。

（4）颅压高时遵医嘱输入脱水剂及使用肾上腺糖皮质激素等，以降低颅内压。必要时，配合医师行腰穿术或侧脑室引流术并做好术后护理，详见第十五章第十一节腰椎穿刺技术的配合及护理和第十二节侧脑室引流技术的配合及护理。穿刺前做好解释工作，必要时予镇静处理。保持室内适当温度及环境安静，消除患儿紧张情绪，助手协助患儿摆好体位。穿刺中密切观察患儿面色、意识、瞳孔的变化。腰穿后指导患儿去枕平卧 4~6 小时，以免引起头痛等不适。侧脑室引流的患儿操作上严格掌握无菌技术，注意消毒隔离；注意局部敷料的干燥清洁，妥善固定避免导管脱出；注意引流瓶的高度、脑脊液引流量及性状，维持适当的颅内压。在脑室引流过程中血压监测尤为重要。

（5）避免哭闹、屏气、用力排便等可能导致颅内压升高的诱因，避免脑疝发生。抬高患儿头部 15°~30°，有利于颅内静脉回流，减轻脑水肿。观察患儿头痛的性质、程度、部位、持续时间及频率。向患儿及家属解释头痛发生的原因，放松患者心情，减轻因头痛引起的负面情绪。与患者多交流，特别是疼痛时要做好患者安抚工作，指导能配合的患儿深呼吸，听音乐等，转移患儿的注意力，以减轻疼痛。

（6）对于有脑疝风险的患儿，床旁备好所需抢救物品及仪器设备，随时做好抢救准备。

（四）注意安全，维护肢体功能

患儿可出现昏迷、躁动及反复惊厥的表现，置于有床栏的床上，防坠床。对瘫痪的肢体可进行按摩及被动运动，防止肌肉萎缩，帮助患儿恢复肢体功能。

（五）心理护理

（1）由于结核性脑膜炎的病情重、病程长，疾病本身和治疗都会给患儿带来痛苦，医护人员应关心体贴他们，各项护理操作动作轻柔。

（2）结脑患儿有性格改变或学习记忆能力下降等情况，生活及学习上多给予鼓励和肯定，帮助患儿树立战胜疾病的信心。

（3）患儿家长对疾病的预后较为担心，护理人员应耐心解释，提供疾病的相关知识，使家长对本病的治疗、预后有所了解。

（六）健康教育

（1）结核性脑膜炎病程长，治疗时间长，告知患儿及家长要做好长期治疗的思想准备，强调坚持服药的重要性。待患儿病情好转出院后，指导患儿及家长继续进行家庭护理。

（2）加强患儿及家长关于疾病相关知识的健康教育，使其掌握对患儿病情及药物不良反应的观察要点，指导定期复查。

（3）结核性脑膜炎可能导致患儿有神经运动方面的后遗症，应做好早期康复的指导。例如对瘫痪肢体进行功能训练，对失语或智力障碍者及时给予语言训练；适当降低患儿及家长对学习上的期望值。

（4）生活作息规律，增强体质，适当进行运动，均衡饮食，给予患儿充足的营养。

（5）指导呼吸道防护，避免重复感染。

六、护理评价

经过治疗及护理后，判断是否能达到以下标准：

（1）患儿的病情得到缓解，体温正常，头痛及呕吐等症状缓解。

（2）患儿自理能力逐步恢复，患儿及家长知悉疾病的相关知识。

（3）患儿未发生护理相关并发症。

（4）家长知悉患儿摄入营养的重要性及营养相关知识，患儿营养状况逐步改善。

（5）患儿及家长掌握药物的作用和不良反应相关知识，能按疗程坚持服药。

（6）家长掌握家庭消毒隔离基本方法。

（杨琦）

第三节　儿童结核感染患者的护理

一、概述

结核感染又称为结核分枝杆菌潜伏感染（Latent Tuberculosis Infection，LTBI），指儿童暴露于结核杆菌后引起结核杆菌的感染，机体表现出对结核分枝杆菌抗原的刺激产生持续的免疫应答，但没有活动性结核病的证据。

结核感染后是否进展为活动性结核病，与受感染者的年龄、机体的免疫状态、感染的结核杆菌数量和毒力等有关。婴幼儿、学龄期儿童比青少年及成人更容易进展为危及生命的结核病，如结核性脑膜炎和血行播散性结核病。目前认为，对潜伏结核感染者进行早期发现和干预是防止其演变成活动性肺结核最有力的措施。

二、儿童 LTBI 筛查对象

（1）出现肺结核可疑症状的就诊患儿。

（2）具有 LTBI 高风险因素的患儿，包括以下 5 类人群：

①与活动性肺结核病患者有密切接触史的患儿，尤其是 5 岁以下患儿。

②孕期及产后确诊为结核病的母亲所娩出的新生儿。

③免疫功能低下患儿：主要包括自身免疫性疾病、自身炎症性疾病、原发性免疫缺陷病、再生障碍性贫血等重大血液系统疾病、恶性肿瘤、糖尿病、严重营养不良、HIV 感染等疾病的患儿。

④免疫功能抑制患儿：长期接受激素、免疫抑制剂或生物抑制剂治疗的患儿。

⑤准备接受器官或骨髓移植、肾功能不全准备接受血液透析的患儿等。

三、儿童 LTBI 的检测方法与判断标准

儿童 LTBI 无临床症状及影像学改变，且缺乏诊断的金标准。根据 2021 年发布的"儿童结核分枝杆菌潜伏感染检测和预防性治疗"的团体标准中指出，皮肤试验和 γ 干扰素释放试验（IGRA）均可用于 LTBI 的临床检测。皮肤试验包括传统的结核菌素皮肤试验（Tuberculin Skin Test，TST）和基于 ESAT6 和 CFP10 蛋白的皮肤试验。LTBI 检测方法需结合各国国情、经济发达程度及临床实际情况进行选择。据我国多中心 LTBI 筛查及随访结果显示，IGRA 检测 LTBI 的准确性优于 TST。

（一）皮肤试验

1. TST 判定标准

儿童与成人的 TST 判定标准存在差异，在排除活动性结核病后，符合下列任一标准即可判定为 LTBI。

（1）已接种卡介苗且未发现免疫功能低下或抑制的儿童，TST 硬结平均直径≥10 mm或注射局部出现双圈、水疱、坏死、淋巴管炎等强阳性反应。

（2）未接种卡介苗儿童、已接种卡介苗但有免疫功能低下或抑制的儿童以及与活动性肺结核患者有密切接触的 5 岁以下儿童，其硬结平均直径≥5 mm或注射局部出现双圈、水疱、坏死、淋巴管炎等强阳性反应。

2. 基于 ESAT6 和 CFP10 蛋白的皮肤试验判断标准

以硬结或红晕大者为准，反应平均直径≥5 mm为阳性，排除活动性结核病后可判定为 LTBI。

（二）IGRA 判定标准

IGRA 阳性结果，排除活动性结核病后，判断为 LTBI。

四、儿童 LTBI 预防性治疗方案

（一）儿童 LTBI 预防治疗常规方案

可根据患儿年龄、地区及个性化情况选择，详见第二章第二节表 2–3。

（二）免疫预防方案

注射用母牛分枝杆菌：适用于≥15 岁青少年，深部肌肉注射 22.5 ug/次，每隔 2 周注射一次，共 6 次。

（三）HIV 感染合并 LTBI 的预防性治疗

由于 HIV 和结核分枝杆菌双重感染发展为活动性结核病风险较高，建议同时接受抗病毒治疗及 LTBI 预防性治疗。在结核病高发地区，≥10 岁的 HIV 感染患儿建议延长至 36 个月的 INH 预防性治疗，其他符合治疗指征的患儿应给予 6 个月或 9 个月的 INH 预防治疗。预防治疗方案选择应考虑到抗结核及抗病毒药物之间的相互作用及不良反应。

（四）传染源为耐药结核病的儿童 LTBI，应根据传染源病例的药物敏感性试验结果来制订方案

LTBI 儿童预防性用药门诊规律服药即可，无特殊情况一般无须住院治疗。

五、护理评估

（一）健康史评估

（1）有无活动性结核病患者接触史。

（2）有无卡介苗接种史。

（3）有无 HIV 及其他疾病或治疗手段可能导致免疫应答异常的情况。

（4）感染者既往的免疫力。

（二）临床症状、体征评估

结核感染早期可能有或无中毒症状及特殊体征，如不规则低热、性格反常、易受激惹、易哭闹、精神不振、食欲减退、体重不增、消瘦等。可能有浅表淋巴结轻度肿大、疱疹性结膜炎、结节性红斑等情况。

（三）辅助检查评估

（1）X 线检查：肺部 X 线检查大都正常，其他部位也找不到结核病灶。

（2）LTBI 检测结果：结核菌素试验和（或）结核 γ 干扰素释放试验结果。

（3）排除相关疾病：诊断结核感染时，应排除反复呼吸道感染、慢性扁桃体炎、慢性消化不良、肠道寄生虫病、风湿热等疾病。

（4）实验室检查：LTBI 儿童预防性治疗过程中根据自身情况定期检测肝功能、血常规等。

六、常见护理诊断/问题

（1）营养失调：低于机体需要量　与疾病导致摄入不足和消耗过多有关。

（2）疲乏　与结核分枝杆菌感染有关。

（3）知识缺乏　缺乏本病的相关治疗与护理知识。

（4）潜在并发症　化疗药物的不良反应。

七、计划与实施

（一）饮食护理

平时注重饮食健康，应给予高热量、高蛋白、高维生素的饮食，如牛奶、鸡蛋、瘦肉、鱼、豆腐、新鲜水果及蔬菜等，以增强抵抗力，提高机体修复能力。应注意食物的制作方式，以增加食欲。

（二）一般护理

保持居室空气流通、阳光充足。保证患儿有充足的睡眠时间，规律作息，避免劳累。进行适当的室外活动，呼吸新鲜空气，接触阳光，增强抵抗力。积极防治各种急性传染病，避免受凉引起上呼吸道感染。

（三）用药护理

由于抗结核药物大多有胃肠道反应，观察患儿进食情况。部分抗结核药物对肝脏、肾脏有一定的毒性，应定期检查肝肾功能、尿常规及血常规。

（四）健康教育

（1）向患儿及家长讲解疾病的相关知识、治疗方法，告知患儿服药疗程，坚持全程治疗。

（2）告知患儿及家长坚持定期复查，在开始服药前、2周末、1个月末以及之后根据自身健康状态至少每月定期复诊一次，检测患儿肝肾功能、血常规等，直至疗程结束，便于医师及时对服药安全性进行评价。

（3）讲解抗结核药物的常见不良反应，指导患儿及家长做好用药观察，如有异常及时到医院就诊。

（4）鼓励建立良好的生活习惯，适当地进行户外活动，合理休息，调整饮食，供给充足的营养，对增强儿童体质，预防结核感染发展成结核病有重要作用。

（5）宣传消毒隔离的重要性，防止重复感染，做好传染病的预防。家庭中另外的密切接触者也需定期复查。

八、护理评价

经过治疗及护理后，判断是否能达到以下标准：

（1）患儿营养状况良好，未发展为活动性结核病。

（2）患儿及家长了解药物的作用和不良反应并按疗程坚持服药。

（3）患儿及家长掌握家庭消毒隔离基本方法。

（4）患儿未发生服药后严重不良反应。

（5）患儿及家长了解结核感染及结核病的相关知识。

（杨琦）

第八章　常见肺外结核病患者的护理

结核菌通过呼吸系统感染而使人患肺结核病，还可以由肺部病变通过血液或淋巴系统播散到人体的各个脏器。累及肺外器官或组织（如胸膜、淋巴结、腹腔、泌尿生殖系统、皮肤、骨关节、脑膜等）的结核病称为肺外结核病。结核分枝杆菌可感染全身器官，约13%为肺外结核。常见的肺外结核病有骨结核、结核性脑膜炎、结核性胸膜炎、淋巴结结核、泌尿生殖性结核等。

第一节　骨关节结核患者的护理

骨关节结核俗称骨结核，中医称为"骨痨"，是结核分枝杆菌感染骨与关节、滑膜、肌肉、腱鞘及滑囊等，所引起的一种常见的慢性骨与关节疾患。其原发病灶绝大多数来源于肺结核。骨关节结核是主要的肺外结核病之一，占所有结核的3%～8%。骨关节结核因其侵犯骨与关节等，常影响患者骨骼的正常生长发育，发生骨与关节的损伤、畸形、强直、关节功能的丧失等不同程度的残疾，严重者可造成脊髓压迫、截瘫，甚至危及患者生命。骨关节结核包括脊柱结核、四肢关节结核、骨干结核、骨盆结核、肋骨结核、胸骨及胸壁结核、颅骨结核以及肌肉结核、腱鞘结核、滑囊结核等，其中以脊柱结核与四肢关节结核较为常见。

一、脊柱结核护理

（一）概述

脊柱结核（Tuberculosis of the Spine）是结核分枝杆菌侵犯脊柱的一种继发性病变。脊柱结核在骨与关节结核中发病率最高，约占50%。脊柱结核病变多发生在椎体，以胸腰椎受累多见；常因骨质破坏，脓肿窦道形成，病变椎体塌陷移位，造成脊柱后凸畸形和侧弯，出现疼痛、肌肉痉挛、活动受限以及神经压迫症状，甚至可导致截瘫的发生。脊柱结核往年多见于儿童和青壮年，随着人口老龄化，老年人脊柱结核患者也逐渐增多。

(二) 病因及发病机制

脊柱结核是一种继发病变，原发灶约 90% 在肺部，少数邻近脏器的病灶也可以直接扩散至脊柱，临床发现有部分的脊柱结核患者可没有肺或其他肺外结核病史。脊柱结核也可通过血型播散、直接扩散和经蛛网膜下腔扩散所致，血型播散最多见，少数通过静脉或淋巴传播导致发病。当机体抵抗力较强时，病菌被控制或消灭；当机体抵抗力下降时，可繁殖形成病灶，出现临床症状。

(三) 病理

脊柱结核具有渗出、增殖及坏死三种基本病理变化。以渗出为主的病变多出现在早期，表现为浆液性或纤维性炎症。当机体抵抗力强时，炎症可逐渐吸收、自愈。当结核分枝杆菌量少，机体免疫反应较强或毒力较低时，病变则以增生为主。在以增殖为主的病变中，血液中的单核巨噬细胞大量浸润、吞噬以及杀灭 TB，并在菌体破坏和释放磷脂的作用下，逐渐变为类上皮细胞。这个阶段病灶内骨小梁逐渐吸收、侵蚀消灭，被结核性肉芽肿所替代，无死骨形成。当机体抵抗力低，结核分枝杆菌细菌数量大，毒力强，机体对结核分枝杆菌的敏感性高，则以干酪样坏死病变为主。当反应剧烈，造成大量炎细胞破坏，释放大量蛋白分解酶，使干酪样坏死物液化或形成半流体，病灶内可出现骨小梁坏死，出现空洞、死骨，同时可在椎旁及周围软组织内形成"寒性脓肿"。脓肿的形成使干酪样坏死物得以排出，同时也使结核分枝杆菌在体内蔓延扩散，脓肿如穿破皮肤则形成窦道，穿破内脏器官和组织则形成内瘘。

(四) 护理评估

1. 健康史

(1) 了解患者有无肺结核或其他结核病史，了解患者的发病时间、药物治疗情况及痰菌培养结果。

(2) 了解患者有无药物、食物等过敏史。

(3) 了解患者心、肺、肝、肾功能。

2. 身体状况

(1) 全身症状：起病隐匿，早期可无任何症状。随着病情进展，患者可出现倦怠无力、食欲减退、午后低热、盗汗和体重下降等全身中毒症状。偶见少数病情急性发作时，体温 39 ℃左右。部分病例无上述低热等全身症状，仅有患部周围钝痛或放射痛。

(2) 局部症状

①疼痛：疼痛是脊柱结核最常见的主诉，多为轻微钝痛，伴有局部压痛或者叩击痛。在活动、咳嗽、打喷嚏或持重物时可加重，卧床休息后减轻，夜间疼痛加重。疼痛可沿脊神经放射，上颈椎放射到后枕部，下颈椎放射到肩部或臂部，胸椎沿肋间神

经放射至上、下腹部，常误诊为胆囊炎、阑尾炎、胰腺炎等。下段胸椎 11~12 可沿臀下神经放射到下腰部或臀部，腰椎病变多沿腰神经丛放射到大腿的前方，易误诊为腰椎间盘突出症。

②活动受限：病变周围软组织受到炎症刺激，发生疼痛、椎旁肌肉保护性挛缩，影响脊柱活动。

③姿势异常：颈椎结核患者常有斜颈、头前倾、颈短缩和双手托着下颌体位。胸、腰、骶椎结核患者站立或行走时呈挺胸凸腹的姿势，以减轻体重对受累椎体的压力。因病不能弯腰而是屈髋屈膝，使重心后移以减轻体重对病变椎体的压力，出现一手扶膝另一手去拾东西，称之拾物试验阳性。

④脊椎畸形：主要为结核杆菌侵袭破坏椎体。颈椎和腰椎可出现生理前突消失，胸椎、胸腰段多以后凸畸形多见。脊椎后凸畸形，有时伴有侧突畸形，弯腰受限为脊柱结核的特征表现。

⑤寒性脓肿和窦道形成是患者就诊的最早常见体征。寰枢椎病变可因咽后壁脓肿引起吞咽困难或呼吸障碍；中、下颈椎脓肿出现在颈前或颈后三角；胸椎结核椎体侧方呈现张力性梭形或柱状脓肿，可沿肋间神经血管束流注至胸背部，偶可穿入肺脏、胸腔、罕见的可穿破食道和胸主动脉；胸腰椎、腰椎的脓肿可沿一侧或双侧髂腰肌筋膜或其实质间向下流注于腹膜后，穿入结肠等固定的脏器，向下至髂窝、腹股沟、臀部及腿部；骶椎脓液常汇集在骶骨前方或沿梨状肌经坐骨大孔到股骨大转子附近。脓肿可沿肌肉筋膜间隙或神经血管束流注至体表，自行破溃形成窦道。窦道继发感染时，病情加重而导致治疗难度大，应尽量避免。

⑥脊髓受压：结核性炎症蔓延到椎管或椎体畸形压迫脊髓，早期多表现为感觉障碍，随着病情进展，可出现四肢神经功能障碍，自觉行走笨拙，双下肢发僵、发软无力，易于跌倒等。椎管受累较重压迫神经也可导致截瘫。

3. 辅助检查

（1）X 线检查：常规 X 线摄片在疾病早期多为阴性，起病后 6 个月左右常规 X 线摄片才能显示出。X 线摄片早期征象表现在椎旁阴影扩大，随后出现椎体前下缘受累、椎间变窄、椎体骨质稀疏、椎旁阴影扩大和死骨等。晚期可发现椎体塌陷、空洞、死骨及脊柱曲度变直或局部后突畸形等。

（2）CT 检查：CT 检查能清晰显示椎体病灶部位，有无空洞和死骨。早期发现细微的骨质破坏、椎旁脓肿，可以显示椎间盘、椎管的情况，对常规 X 线摄片不易获得满意影像的部位更有价值，还可以在 CT 引导下行脓肿经皮穿刺术。

（3）MRI 检查：MRI 具有软组织高分辨率的特点，对脊柱结核的早期发现（临床症状出现 3 个月内，X 线片、CT 片均不明显时）具有重要意义，了解局部病变性质及椎旁脓肿情况，判断脊髓受压情况、受压范围和有无变性。

（4）B 超检查：检查椎旁脓肿和腰大肌脓肿情况。

（5）实验室检查

①血常规：特异性不高，可有淋巴细胞增多。如合并感染，白细胞总数和中性粒细胞占比增高。病程长者，红细胞数和血红蛋白水平均可降低。

②红细胞沉降率（血沉）和 C 反应蛋白：血沉在活动期升高，静止及被控制期逐渐下降至正常，但是血沉和 C 反应蛋白只能提示炎性进程，不能作为确诊指标。

③结核杆菌培养：一般取脓液、死骨、结核肉芽组织进行培养，具有确诊意义。

（6）结核菌素试验（PPD 试验）：阳性反应是一种结核特异性变态反应，它对结核菌感染有肯定的诊断价值。

（7）病理学检查：病理检查阳性率高，达 70%～80%，对于诊断或鉴别诊断困难的患者，应取病灶组织做病理学检查。

4. 心理－社会状况

由于脊柱结核为消耗性疾病，病程长、症状重，预后不佳甚至合并截瘫，患者易出现悲观、焦虑、恐惧等心理问题。因此需要评估和观察患者的心理状况，针对不同患者心理反应进行相应的心理疏导，使患者安心接受治疗。

（五）常见护理诊断/问题

（1）恐惧/焦虑　与病程长、担忧疾病预后有关。

（2）疼痛　与脊柱结核造成椎体破坏有关。

（3）低效型呼吸形态　与颈椎结核及咽后壁寒性脓肿有关。

（4）有皮肤完整性受损的危险　与局部长期受压、机体营养状况不良等有关。

（5）躯体移动障碍　与脊椎受压或截瘫有关。

（6）营养失调：低于机体需要量　与食欲差和结核病消耗有关。

（7）知识缺乏　与缺乏疾病治疗及康复知识有关。

（8）潜在并发症　截瘫。

（六）计划与实施

治疗原则：脊柱结核是结核分枝杆菌全身感染的局部表现，其治疗必须采取局部与系统兼顾的综合治疗原则。治疗包括：保证充足的睡眠、加强营养、局部制动、药物化疗及局部穿刺治疗等。

1. 抗结核药物治疗

抗结核药物治疗是脊柱结核的根本治疗方法，应贯穿整个治疗过程，遵循"早期、联合、适量、规律、全程"的治疗原则是治疗脊柱结核的重要保障。注意观察药物的不良反应。

2. 脊柱制动

（1）颈椎结核的患者佩戴颈围或颈托，保持咽部及呼吸道通畅，防止颈部异常活动引起进一步的损伤。

（2）胸腰椎结核的患者使用脊柱支架固定患者的病变节段，达到制动辅助治疗的作用。

3. 寒性脓肿和窦道处理

体表有较大寒性脓肿者由医师进行穿刺抽脓，进行局部注射抗结核药物治疗，缓解全身中毒症状。脓腔大并有大量干酪样坏死物不易抽取，或者表面潮红有继发感染自行破溃不可避免时，在严格无菌操作技术下可留置硅胶管行闭式引流。窦道继发感染的患者根据药物敏感试验给予抗生素治疗，局部留置硅胶管行闭式引流。

4. 疼痛护理

为患者提供安静、舒适的环境。观察患者对疼痛的反应，评估并记录疼痛的严重程度，遵医嘱使用镇痛药物，观察用药后的效果和副作用。分散患者注意力，指导患者使用音乐疗法、想象、深呼吸，理解患者对疼痛的反应，向患者讲解疼痛相关知识，解除患者对疼痛的恐惧。

5. 截瘫的护理

（1）压力性损伤的预防

①评估患者风险：患者入院后 8 小时内进行压力性损伤的风险评估，当患者病情变化时需再次评估，如不能及时完成风险评估，应先采取预防措施。

②体位安置与变换：增加翻身次数，每 2 小时翻身一次，避免局部长时间受压；翻身时动作轻柔，避免拖、拉、推等动作。

③支撑面：是指用于压力再分布的装置，可调整组织负荷和微循环情况，如泡沫床垫、气垫床等。选择支撑面时应考虑患者制动的程度、对微环境控制和剪切力降低的需求，患者的体型、体重，压力性损伤发生的危险程度等因素。使用支撑面的患者，仍需进行体位更换以预防压疮发生。

④皮肤护理：避免局部皮肤刺激，内衣柔软、透气；保持床单整洁平整、无皱褶、无碎屑；注意受压部位使用水胶体、泡沫敷料等保护措施；关注医疗器械引发的相关性压力性损伤；对失禁患者及时清洁，使用皮肤保护剂；规范使用便器，选择无破损便器，不要强塞硬拉，必要时在便器边缘垫上软纸或布垫，以防擦伤皮肤。勤翻身，强调翻身在预防治疗压力性损伤中的作用是任何措施和敷料都不能替代的。

⑤营养支持：良好的营养是创面愈合的重要条件，应给予平衡饮食，增加蛋白质、维生素和微量元素的摄入。对于营养不良以及长期卧床或病重者，应给予充足的营养，补充高蛋白、高维生素膳食；不能进食者在营养师的指导下给予鼻饲，或采取支持疗法。

⑥交接班：对压疮高危患者的高危部位每班进行交接，认真检查皮肤及翻身情况。

⑦健康教育：加强对患者和家属的健康教育，引起对压力性损伤的足够重视，尽早参与到压力性损伤的防治措施中，积极配合治疗护理。

⑧加强心理护理：鼓励患者树立信心，帮助患者掌握正确的应对技巧，提高其自我护理能力；家庭成员和医务人员认真倾听患者诉说；帮助患者建立有效的社会支持系统，包括亲属、朋友、同事和医务人员等。

（2）合并尿失禁患者：给予留置尿管，无心、肺、肾功能障碍者鼓励患者每日饮水 3000 mL 以上，预防尿道感染，加强导尿管护理。

（3）大便失禁患者：保持肛门清洁，注意保护肛周皮肤，必要时使用皮肤保护剂。

（4）其他：指导患者进行肢体功能锻炼，防止肌肉萎缩、骨质疏松、关节僵直或畸形，瘫痪肢体应保持功能位置。肢体锻炼方法：屈、外伸、展、内收肢体，旋转肩、腕、踝关节；每日按摩肌肉及皮肤，锻炼 2～3 次/日。截瘫恢复期或合并不完全截瘫的患者，嘱其进行主动性功能锻炼，如屈、伸、抬高患肢等。

6. 外科治疗护理

详见第十章第六节脊柱结核的外科治疗护理。

（七）护理评价

经过治疗和护理，患者达到以下标准：

（1）患者临床症状减轻。

（2）患者能够正确服用抗结核药物，并且未出现抗结核药物中毒的症状。

（3）患者的营养状况良好，体重维持在正常范围。

（4）患者心理状况良好，积极配合治疗。

（5）患者掌握了疾病的相关知识，坚持康复锻炼，且无并发症发生。

二、肢体关节结核患者的护理

（一）发病情况

1. 上肢关节

（1）肘关节结核较为常见，其次为腕关节，肩关节发病率最低。肘关节结核多见于青壮年，儿童较少见，男女性别与发病无明显关系，双侧上肢同时发病者较罕见。

（2）肩关节结核在上肢关节中发病少，以青壮年最为多见，男性多于女性，儿童发病较少，左右两侧无明显差异，双侧同时发病者较罕见。

（3）腕关节结核以成人为多，儿童少见。单纯滑膜型及单纯骨型结核较少见，多为全关节结核。病变常涉及数块腕骨，其中桡骨远端、头状骨与钩骨最为常见。腕关节结核脓肿或窦道常可引发屈肌腱腱鞘结核。

2. 下肢关节

（1）髋关节结核在全身骨、关节结核中仅次于脊柱结核，在肢体关节结核中居首位。多发于青壮年与儿童，男性多于女性，多为单侧发病。

（2）膝关节结核是人体最具典型意义的关节结核，发病率高，临床上大多为全关节结核。

（3）踝关节结核在下肢关节中发病率低，多见于青壮年及儿童，多有反复扭伤史，临床上全关节结核多见。

（二）病因

骨与关节结核致病菌为结核分枝杆菌。结核杆菌由原发病灶经血行、淋巴管或由淋巴结核病灶直接蔓延到骨与关节。当机体形成特异性免疫力后，结核杆菌则被抑制在局部而停止活动，一旦机体免疫力低下，结核杆菌可在局部生长繁殖引起发病。

（三）发病机制及病理

骨关节结核可出现在原发性结核的活动期，大多数发生于原发病灶已静止，甚至是痊愈多年后。最初结核分枝杆菌经血流侵入骨质或滑膜，在全身抵抗力减弱时引起单纯骨结核或单纯滑膜结核。若未经适当治疗，病变会进一步发展形成全关节结核，受累骨与关节出现结核性浸润，肉芽增生、干酪样坏死及寒性脓肿，滑膜、骨质、关节软骨逐渐被破坏。晚期可致病理性骨折或脱位、肢体畸形或残疾。

根据病理变化可分为单纯滑膜型、单纯骨型和全关节型三个阶段。单纯滑膜型结核不宜早期诊断，单纯骨型结核因症状轻微，患者少有来诊治，因此临床上所见类型几乎都是全关节结核。

（四）护理评估

1. 健康史

（1）了解其有无关节外伤史。

（2）了解患者既往有无结核病史，若有结核病史，了解结核病的发病时间、当时的病情、用药情况以及治疗效果。

（3）了解其有无药物过敏史。

（4）了解其肝、肾、心、肺功能，评估患者对手术的耐受力。

2. 身体状况

肢体关节结核多无明显的全身症状，一般局部症状较轻微，因此多数患者就医较晚。开始时多为慢性疼痛，与天气变化无关，劳累后加重，休息则减轻，一般无放射痛。

（1）肩关节结核：最早出现的症状为局部疼痛，活动受限，轻者则不能搔背、梳头，重者则脱衣困难。可在盂肱关节的前方、后方或肩峰下部等处发现有软组织肿胀。三角肌、冈上和冈下肌处有明显的萎缩，可出现"方肩"畸形。如果形成窦道，疼痛反而减轻。窦道一般出现在上臂内侧、腋窝。

（2）肘关节结核：病变初期进展缓慢，常表现为上肢软弱无力或关节伸直活动受限，继之以屈曲受限，继而有运动后疼痛和局部压痛。单纯滑膜型结核以关节肿胀、运动功能受限最为明显。

（3）腕关节结核：主要表现为关节疼痛、肿胀、脓肿、窦道形成及功能障碍和畸形的发生。早期全关节结核和滑膜型结核肿胀较明显，易破溃形成窦道，常合并混合感染，一般全关节结核疼痛较重。随病情进展手呈屈曲位，不能握拳，手指活动受限及持物无力。因腕关节受累骨较多，病程较长，窦道经久不愈，常后期易形成腕下垂、尺偏等畸形。

（4）髋关节结核：早期三个特征性症状为疼痛、活动障碍和肌萎缩。通常起病缓慢，最先出现的症状是疼痛，最主要的症状是关节功能障碍，后伸和内旋活动受限是早期髋关节结核最常见的症状。特征性的症状之一是肌肉萎缩和肌肉痉挛。

（5）膝关节结核：常见的局部特征主要有疼痛、关节肿胀、关节功能受限、肌肉萎缩、脓肿和窦道形成。

（6）踝关节结核：发病比较缓慢，主诉多为局部肿胀、疼痛和跛行。

3. 辅助检查

（1）实验室检查：血常规提示淋巴细胞增高，血沉、C反应蛋白增快，血结核抗体阳性，脓液涂片查抗酸杆菌、结核分枝杆菌培养及药敏试验检测等。

（2）影像学检查：X线摄片一般在2个月后方有改变，不能做出早期诊断。CT及MRI检查有助于早期诊断，MRI可在炎症浸润阶段显示出异常信号，早期滑膜充血、肿胀，关节积液及脓肿形成，有助于滑膜结核的早期诊断。CT可见骨质破坏死骨、脓肿及窦道。

4. 心理－社会状况

倾听患者主诉，有针对性地指导患者关心的问题，使其积极主动地参与治疗和护理，加强与患者及家属之间的沟通，及时满足患者需求，消除对治疗的恐惧、紧张、焦虑等不良情绪，积极配合治疗。

（五）常见护理诊断/问题

（1）恐惧/焦虑　与病程长、担心疾病预后有关。

（2）疼痛　与关节结核有关。

（3）发热　与结核菌感染有关。

（4）部分生活自理能力缺陷　与肢体关节畸形、肢体固定、肌肉萎缩等有关。

（5）营养失调：低于机体需要量　与食欲减退和结核病消耗有关。

（6）潜在并发症　病理性脱位、废用综合征、皮肤完整性受损。

（7）知识缺乏　与缺乏疾病治疗及康复知识有关。

（六）计划与实施

1. 一般护理

加强营养，增加机体抵抗力，适当休息。局部制动，必要时可使用石膏、支架固定与牵引等，可以解除肌痉挛，减轻疼痛，防止病理性骨折、脱位，并可纠正关节畸形。早期合理规律使用抗结核药物，协助医师进行药物的局部注射，局部注射具有药量小、局部药物浓度高和反应小的优点。

2. 专科护理

（1）体位护理：抬高患肢，局部制动，并置于功能位。

（2）伤口护理：观察病变周围是否有窦道形成，敷料是否清洁干燥。

（3）疼痛护理：正确评估疼痛的原因、性质、部位、程度及伴随症状等。根据患者的疼痛性质给予个体化镇痛。做好疼痛相关的知识宣教，使其正确认识疼痛，以保证疼痛治疗的有效性；抬高患肢，并保持功能位，以减轻肿胀引起的疼痛。

3. 心理护理

因结核患者病程漫长，患者有不同程度的焦虑、悲观情绪、对生活和前途失去信心。护士可以向患者及家属介绍治疗成功的案例，增加患者及家属的治疗信心。

4. 发热护理

每天监测体温变化，根据体温情况及时采取降温措施。

5. 饮食指导

鼓励患者摄取高热量、高蛋白、高维生素、易消化饮食，蛋白质 1.5 ~ 2 g/（kg·d），每日热量达到 2000 ~ 3000 千卡，保证牛奶、鸡蛋、鱼、瘦肉、豆制品、水果和蔬菜等的均衡摄入。

6. 康复锻炼

（1）保持功能位：应根据患者病情选择体位，避免不正确的体位和姿势所导致的畸形；维持肢体功能位，减少关节挛缩、变形、肢体失用或畸形的发生率。①肩关节：外展 45°，前屈 30°，外旋 15°；②肘关节：屈曲 90°左右；③腕关节：背屈 20° ~ 30°；④髋关节：前屈 65° ~ 70°，外展 10° ~ 20°，外旋 5° ~ 10°；⑤膝关节：前屈 5°或伸直 180°；⑥踝关节：屈 5° ~ 10°。

（2）关节与肌肉锻炼：通过主动运动与被动运动，提高患者的肌肉力量，增加关节活动度。

（3）物理疗法：局部按摩可以缓解患者疼痛、消除肌肉紧张；下肢进行踝泵运动促进静脉回流，预防下肢深静脉血栓形成。

（4）肺功能训练：待患者麻醉清醒后，无体位禁忌证时应及早行半卧位；行深呼吸、咳嗽训练。

（七）健康指导

（1）做好饮食指导。

（2）遵医嘱坚持抗结核药物治疗，定期到医院复查影像学、血沉及肝肾功能。

（3）根据患者个体情况制定功能锻炼计划，预防肢体废用综合征。

（4）指导患者的生活自理能力，协助患者行走、坐、站立锻炼及上、下轮椅的体位转移等训练。

（八）护理评价

经过治疗和护理，患者达到以下标准：

（1）通过治疗和护理，患者临床症状减轻。

（2）能够正确服用抗结核药物，无抗结核药物中毒的症状。

（3）营养状况良好，并维持体重在正常范围。

（4）坚持康复锻炼，自理能力得到改善，无并发症发生。

（5）患者心理状况良好，积极配合治疗。

（向玲玲）

第二节　成人结核性脑膜炎患者的护理

结核性脑膜炎简称结脑，是结核分枝杆菌经血液循环或直接通过淋巴等其他途径侵入蛛网膜下隙引起软脑膜、蛛网膜病变，进而累及脑实质和脑血管的非化脓性炎症疾病。本病侵犯的解剖部位的重要性及病理变化的复杂性，决定了结脑是最严重的结核病。结脑的发病率与结核病的总体发病情况有关，在我国属于常见病。

一、发病机制及病理

结脑的病因及发病机制目前尚有争议，归纳有以下几点：

（1）结核分枝杆菌侵入血流，经脑膜动脉到达脑膜称为真性血行感染，多见于婴幼儿。由于肺内原发病灶恶化，发生干酪坏死、液化，形成原发空洞，或经肺门淋巴结发生干酪坏死，干酪物破溃使大量结核分枝杆菌侵入血流，形成结核分枝杆菌菌血症，经血液循环播散至脑膜。

（2）结核分枝杆菌经血行播散至脉络丛形成结核病灶，随后病灶破入脑室，累及脑室管膜系统，引起脉络丛炎、室管膜炎。

（3）颅内或脊髓已形成的结核灶破溃至蛛网膜下腔引起脑膜炎。

（4）颅外活动性结核灶（例如肺、淋巴结、骨关节、泌尿生殖、腹腔脏器等）借助血行播散而发生结脑。

（5）结核分枝杆菌通过颅骨（例如中耳、乳突）或椎骨的结核病灶直接破入颅内或椎管内引起结脑。

病理可见脑膜血管有充血，脑组织水肿表现为脑回变扁平，脑沟变浅，脑底部及外侧裂中可见灰粉色胶样的黏稠渗出物及小的结核病灶。随着病程延长，病变逐渐进展，脑底部常有厚层的渗出物，为灰白色胶样的肉芽组织，并阻塞第四脑室开口。脑室因脑脊液通路在不同部位及不同程度的受阻而产生不同程度的扩张。若渗出物质阻塞第四脑室的外侧孔和正中孔，则引起各脑室中度至高度扩张积水。若导水管水肿且因结核性渗出物引起阻塞变窄时，则第三脑室和两个侧脑室呈对称性扩张。若一侧门罗氏孔（室间孔）因脉络丛结核而阻塞时，则病变侧侧脑室扩张。当脑实质受累时，脑切面还可以看到大小不等的结核灶，常见于大脑中动脉分布区、近脑膜处和皮质，外侧裂孔中尤其多见。幕上较幕下多，多分布于额、顶及颞叶，幕下者多位于小脑半球。脑内还可见到片状软化，多在脑室周围，也可见基底核和其他的部位，少数病例脑底部可合并大小不等量的出血。脊髓病变有时也很显著，脊髓可完全包裹于结核的渗出物中，少数脊柱内也见小结核球。

二、护理评估

（一）健康史

评估患者既往的生活习惯如饮食、营养、睡眠、休息、吸烟、喝酒等情况，家族史，有无结核病接触史，既往是否有结核病史。

（二）身体状况

1. 症状

结脑的临床症状可分为两大类：一般结核中毒症状和神经系统症状。

（1）一般结核中毒症状：起病多缓慢或呈亚急性，少数呈急性。多伴有不规则低热，也可出现高热；伴乏力、食欲差、盗汗、恶心、头痛等，可有畏光、易激动、便秘、尿潴留。若合并其他部位结核灶可有其各自相应症状。

（2）神经系统症状：脑膜刺激症状、脑神经损害症状、颅内压增高症状，脑实质损害的症状、自主神经系统受损的症状、脊髓受损症状。

2. 体征

（1）脑膜刺激征：一般1~3周以后出现，颈及腰骶部神经根受炎性渗出刺激，多数患者出现颈强直、克氏征阳性。少数患者没有或晚期才出现。

（2）脑神经损害表现：结脑主要为颅底炎症，炎性渗出物刺激，压迫脑神经导致神经损害。表现为象限盲，眼睑下垂或闭合不全，瞳孔不等大、眼位不一致等。

（三）辅助检查

1. 实验室检查

（1）脑脊液检查：脑脊液压力升高在180~200 mmH$_2$O（1.8~2.0 kPa）以上，脑脊液多清亮或呈淡黄色，或稍有混浊或呈毛玻璃状，细胞数在（100~1000）×10^6/L。

（2）脑脊液生化：典型者糖和氯化物同时降低，蛋白升高（糖 < 45 mg/dL，氯化物 > 700 mg/dL，蛋白 > 45 mg/dL）。

2. 影像学检查

CT 和 MRI 能显示结脑病变的部位、范围和某些性质，有助于判断结脑的病型、病期、病变程度及有无并发症，还可选择治疗方法，评价治疗效果并推测预后。

3. 其他检查

PPD 试验阳性或强阳性对小儿结脑具有一定的辅助诊断价值。脑多普勒超声和脑电图异常能和影像学相结合，有相互补充作用。

（四）心理—社会状况

患者及家属对疾病的认知程度及心理状态，家庭成员及经济情况，家庭成员是否和睦和关心患者，及其经济承受能力。

三、常见护理诊断/问题

（1）头痛　与颅内压增高有关。

（2）有窒息的危险　与患者颅内压增高引起的呕吐有关。

（3）皮肤完整性受损的危险　与患者长期卧床皮肤受压有关。

（4）体温过高　与肺内、颅内感染有关。

（5）潜在并发症　颅内高压、脑疝。

（6）知识缺乏　与患者缺乏结核性脑膜炎的相关知识有关。

（7）自理能力缺陷综合征　与自我进食缺陷、沐浴自理缺陷、穿衣自理缺陷、如厕自理缺陷、使用器具自理缺陷有关。

（8）便秘　与长期卧床所致的代谢率降低有关。

（9）焦虑　与病情重担心疾病预后有关。

四、计划与实施

结脑的治疗原则：①绝对卧床休息，保持病室的安静。②降颅压治疗。③抗结核治疗。④糖皮质激素治疗。⑤鞘内注药治疗。⑥必要时做结核性脑膜炎介入治疗。

（一）一般护理

1. 卧床休息

结脑患者应绝对卧床休息，保持病室安静整洁，室内光线宜暗，绝对保持情绪稳定，勿过于激动。减少探视，将操作集中，避免经常打扰患者。

2. 饮食护理

给予高热量、清淡、易消化的饮食，保证每日的足够热量摄入，维持足够营养。

频繁呕吐不能进食者，密切观察患者呕吐情况，适当给予静脉输液，维持电解质平衡，必要时给予鼻饲饮食。向患者和家属解释加强营养的重要性，观察患者营养状况的改善及进食情况。

3. 做好皮肤护理

保持皮肤清洁、干燥，定时翻身，必要时使用气垫床，预防压力性损伤。

4. 做好生活护理

满足患者的日常生活需要。

5. 腰椎穿刺术的护理

详见第十五章第十一节腰椎穿刺技术配合及护理。

（二）症状护理

（1）严密监测意识、瞳孔和生命体征的变化，加强头痛、呕吐、肢体活动及癫痫发作等症状的观察。

（2）头痛护理，抬高头部15°～30°，有利于颅内静脉回流，减轻脑水肿。观察其头痛的性质、程度、部位、持续时间及频率。向患者及家属解释头痛发生的原因，放松患者心情，减轻因头痛引起的负面情绪。与患者多交流，特别是疼痛时要做好患者安抚工作，嘱患者深呼吸，听轻音乐等，转移患者的注意力，以减轻疼痛。

（3）避免屏气、剧烈咳嗽、尿潴留、便秘、气道堵塞等导致颅内压增加的诱因，便秘时可使用轻泻剂，防脑疝的发生，如使用甘露醇脱水剂应在15～30分钟内滴完，注意保护血管防止药液外渗。

（4）及时发现并控制抽搐，遵医嘱使用抗癫痫药物。抽搐时使用牙垫或压舌板，防止舌咬伤及舌后坠；加床栏及约束带保护，防止发生坠床。

（5）必要时做侧脑室穿刺引流等抢救准备。详见第十五章第十二节侧脑室引流技术配合及护理。

（三）用药护理

（1）遵医嘱使用降颅压药及镇痛剂，应用脱水剂时严格遵医嘱定时、定量给药，注意观察药物疗效。

（2）根据体温变化，鼓励患者多饮水，必要时给予物理降温或遵医嘱给予解热剂。

（3）密切观察激素类药物的反应，告知患者应用激素后会出现向心性肥胖，停药后可逐步恢复正常，不要惊慌。

（四）心理护理

（1）积极与患者交谈，劝慰，及时给予生活上的帮助，使患者有安全感，有利于配合治疗。

（2）结脑患者病情急、危重，精神压力大，对疾病知识缺乏，担心影响生活和工作，加上疾病带来的痛苦，常出现自卑、焦虑、悲观等情绪。向患者介绍相关的知识，使患者充分认识疾病，树立战胜疾病的信心。

五、健康教育

（1）做好结核病的知识宣传，向患者及家属解释病情，介绍服药方法、药物的剂量和不良反应，坚持正确服药；详细说明坚持规律用药、全程用药的重要性，以取得患者及家属的主动配合。

（2）指导患者及家属掌握肢体运动功能锻炼的方法。

（3）指导患者合理地安排生活，保证充足的休息和睡眠。注意营养搭配和饮食调理，增加机体抗病能力，避免复发。

（4）嘱患者定期复查，便于了解病情变化及有利于治疗方案的调整。

六、护理评价

经过治疗和护理后，患者达到以下标准：

（1）患者无窒息发生。

（2）未发生颅内高压及脑疝，头痛症状得到缓解。

（3）生活需求能得到满足。

（4）体温降至正常。

（5）皮肤完好。

（6）患者及家属了解结脑相关知识，能配合治疗与护理，积极战胜疾病。

（向玲玲）

第三节　结核性胸膜炎患者的护理

结核性胸膜炎是由于结核分枝杆菌直接感染，胸膜对结核分枝杆菌感染产生高度变态反应发生的胸膜炎症。结核性胸膜炎为最常见的一种胸膜炎性疾病，可发生于任何年龄。

一、发病机制及病理

解剖学提示机体左右两侧的脏层胸膜和壁层胸膜之间形成一个负压闭锁的假想的

胸膜腔，左右胸膜腔互不相通。正常情况下，两层胸膜紧密相贴，有生理性液体（约0.3 mL/kg 体重）起润滑作用。机体在高度敏感状态时，结核分枝杆菌和其代谢产物进入胸膜腔，就会迅速引起胸膜的炎症反应。常发生于结核分枝杆菌原发感染后或发生在结核病恶化或复发阶段。

二、护理评估

（一）临床症状评估与观察

起病可急可缓。患侧胸廓较膨隆，运动受限，心脏和气管向对侧移位，呼吸音减弱或消失，可有中到高度发热，发热的同时可伴有胸痛、气促、咳嗽及结核中毒症状。胸腔积液出现后胸痛可消失。胸腔积液量多且增长过快时，可有呼吸困难。当渗出初期或消退时可听到胸膜摩擦音。

（二）辅助检查评估

（1）X 线检查：根据积液部位不同，胸片可见片状阴影、盘状阴影及纺锤状阴影，密度增高，心脏、纵隔可向健侧移位。

（2）结核菌素试验：多呈阳性。

（3）实验室检查：胸腔积液多呈淡黄色，偶为血性渗出液，以淋巴细胞为主，可找到结核杆菌，但阳性率不高。

（4）超声检查：有助于判断包裹性积液存在，并协助穿刺定位。

三、常见护理诊断/问题

（1）体温过高　与感染有关。

（2）低效型呼吸形态　与胸腔积液增多，呼吸困难有关。

（3）疼痛：胸痛　与胸膜炎症有关。

（4）疲乏　与结核病导致的全身乏力有关。

（5）营养失调：低于机体需要量　与结核病消耗有关。

（6）知识缺乏　与患者或家属缺乏疾病相关知识有关。

四、计划和实施

1. 观察体温、脉搏、呼吸的变化

体温高时，及时采取降温措施，并复测体温。

2. 采取舒适体位，保证呼吸畅通

（1）患者出现呼吸急促不能平卧时，应立即报告医师，备好胸腔穿刺用物。

（2）当胸腔积液量增多时，患者应卧床休息，加强营养，病情好转后可适当活动。

（3）呼吸困难时取半卧位或患侧卧位。

（4）当胸腔大量积液时，可做穿刺抽液治疗。抽液后鼓励患者向健侧卧位，指导患者做深呼吸，防止胸膜粘连而影响肺功能。

（5）穿刺后详细记录胸腔积液量及性质，必要时及时送检。保持穿刺部位敷料清洁、干燥。

（6）操作时需注意给患者保暖，避免着凉，防止并发症发生。

3. 加强营养

结核病是一种消耗性疾病，加强饮食护理特别重要。应给予清淡易消化、高蛋白、高维生素的饮食，如牛奶、鸡蛋、瘦肉、鱼、豆腐、蔬菜、新鲜水果等以增强抵抗力，促进机体修复能力和病灶愈合。

4. 休息与活动

保持居室空气流通，阳光充足。保证充足的睡眠，减少体力消耗，促进体力恢复。以卧床休息为主，可进行适当的室内、室外活动，呼吸新鲜空气，增强免疫力，避免受凉引起上呼吸道感染。

5. 不良反应

由于抗结核药物大多都会出现不良反应，如胃肠道反应、肝肾功能损害等，故在患者用药过程中要注意观察是否有恶心、呕吐、厌油、乏力等症状，发现异常及时报告医师。

6. 健康教育

（1）向患者讲解疾病的相关知识、治疗方法，需做好长期治疗的思想准备，坚持全程治疗。

（2）坚持定期复查，了解治疗效果和药物的使用情况，以便根据病情调整治疗方案。

（3）讲解药物的不良反应，如有异常及时到医院就诊。

（4）向患者和家属说明良好的生活习惯、充足的营养对疾病恢复起着重要的作用。

（5）注意做好消毒隔离和传染病的预防，防止疾病复发。

五、护理评价

通过积极的治疗和护理，患者达到以下标准：

（1）患者了解疾病相关知识，临床症状得到缓解。

（2）患者了解营养摄入的重要性，营养状况良好。

（3）患者了解药物作用和不良反应并按疗程坚持服药。

（4）患者掌握消毒隔离和预防疾病传播的基本方法。

（向玲玲）

第四节 肠结核患者的护理

肠结核（Intestinal Tuberculosis）是由结核分枝杆菌侵犯肠道引起的慢性特异性感染疾病。近年来因人类免疫缺陷病毒感染增高、免疫抑制剂的广泛使用等原因，部分人群免疫力低下，导致肠结核患者日益增多。

一、发病机制及病理

肠结核主要由人型结核分枝杆菌引起，少数患者可感染牛型结核分枝杆菌致病。结核分枝杆菌侵犯肠道的主要途径是胃肠道感染。患者多有喉结核或者开放性肺结核，因经常吞咽含结核分枝杆菌痰液而致病；或经常与开放性肺结核患者共同进餐，餐具未经消毒；或饮用未经消毒的带菌牛奶和乳制品等。血性播散也是肠结核的感染途径，多发生于急性血行播散性结核患者，常伴有结核性腹膜炎和肠系膜淋巴结核。邻近器官的结核病灶如女性的盆腔结核、肠系膜淋巴结核、结核性腹膜炎可直接蔓延至肠道，引起肠结核。

肠结核主要位于回盲部，少数见于直肠。本病的病理变化随人体对结核分枝杆菌的免疫力与过敏反应的情况而定。若机体过敏反应强，病变以炎症渗出性为主。感染菌量多、毒力强，可有干酪样坏死，形成溃疡，称为溃疡型肠结核；如果人体免疫状况好，感染菌量少，毒力弱，则表现为肉芽组织增生、纤维化，称为增生型肠结核；兼有溃疡、增生两种病变者称为混合型或溃疡增生型肠结核。

二、护理评估

（一）评估与观察

肠结核大多起病缓慢，病程较长。早期症状不明显，容易被忽视。

1. 症状

（1）腹痛：多位于右下腹或脐周，间歇性发作。常为痉挛性阵痛，于进餐后加重，排便或肛门排气后缓解。腹痛可能与进餐引起胃肠反射或肠内容物通过炎症、狭窄肠段，引起局部肠痉挛有关。

（2）腹泻和便秘：腹泻是溃疡型肠结核的主要表现之一。每天排便 2~4 次，粪便呈糊状或稀水状，不含黏液或脓血，如直肠未受累，无里急后重感。若病变严重而广泛时，腹泻次数可达到每天 10 余次，粪便可有少量黏液、脓液。此外，可间断有便秘，粪便呈羊粪状，隔数天再有腹泻。这种腹泻与便秘交替是由于肠结核引起胃肠功能紊乱所致。增生型肠结核多以便秘为主要表现。

（3）腹胀：多数病人可呈现不同程度腹胀，多为结核毒血症或腹膜炎伴有肠功能紊乱引起，也可因脱水或肠梗阻所致。

（4）全身症状和肠外结核表现：溃疡型肠结核常有结核毒血症及肠外结核特别是肺结核的临床表现，严重时可出现维生素缺乏、脂肪肝、营养不良性水肿等表现；增生型肠结核全身情况一般较好。

2. 体征

可呈慢性病容、消瘦、苍白。腹部肿块为增生型肠结核的主要体征，常位于右下腹，较固定，质地中等，伴有轻、中度压痛。若溃疡型肠结核并发局限性腹膜炎、局部病变肠管与周围组织粘连，或同时有肠系膜淋巴结结核时，也可出现腹部肿块。

3. 并发症

见于晚期患者，常有肠梗阻、瘘管形成，肠出血少见，也可并发结核性腹膜炎，偶有急性肠穿孔。

三、辅助检查评估

（一）实验室检查

溃疡型肠结核可有不同程度贫血和血沉增快，无并发症者白细胞计数一般正常。红细胞沉降率多明显增快，可作为评估结核病活动程度的指标之一。溃疡型肠结核的粪便多为糊状、一般无肉眼黏液和脓血，但显微镜下可见少量脓细胞和红细胞。粪便浓缩法检查抗酸杆菌和粪便结核分枝杆菌培养，阳性率均不高，粪便分子生物学检测可提高阳性率。结核菌素试验呈强阳性或结核感染 T 细胞斑点试验（T-SPOT）阳性均有助于本病的诊断。

（二）X 线检查

X 线胃肠钡餐造影对肠结核的诊断具有重要意义。但并发肠梗阻时，钡餐检查要慎重，以免加重肠梗阻。X 线表现主要为肠黏膜皱襞粗乱、增厚、溃疡形成。在溃疡型肠结核，钡剂在病变肠段排空很快，显示充盈不佳，呈激惹现象，而在病变的上、下肠段则钡剂充盈良好，称为 X 线钡影跳跃征象。此外，尚可见肠腔狭窄、肠段缩短变形、回肠盲肠正常角度丧失。

（三）结肠镜检查

可直接观察全结肠和回肠末段、回盲部，内镜下病变肠黏膜充血、水肿、溃疡形成，溃疡边缘不齐，伴有大小及形态各异的炎性息肉、肠腔狭窄等。病灶处活检，发现肉芽肿、干酪坏死或抗酸杆菌时，可以确诊。

四、常见护理诊断/问题

（1）腹痛　与肠痉挛或肠梗阻有关。

（2）腹泻　与肠功能紊乱有关。

（3）营养失调：低于机体需要量　与消化吸收功能障碍有关。

（4）体温过高　与结核毒血症有关。

（5）便秘　与肠道狭窄、梗阻或胃肠功能紊乱有关。

（6）潜在并发症　肠梗阻、肠穿孔、肠瘘等。

五、计划与实施

（一）一般护理

1. 休息与运动

（1）活动期症状明显者，应卧床休息，取半卧位，尽量勿站立或坐直。

（2）恢复期的患者可适当增加户外活动，如散步、打太极拳、做保健操等，加强功能锻炼，充分调动人体的自我康复能力，增强机体免疫力功能，提高机体的抗病能力。

（3）轻症患者在治疗的同时，可进行正常工作，但应避免劳累和重体力劳动，保证充足的睡眠，做到劳逸结合。

2. 饮食护理

（1）由于结核病是一种慢性消耗性疾病，只有保证充足的营养供给，提高机体免疫力，才能促进疾病恢复。因此，应向患者及家属解释营养对治疗结核病的重要性，并与其共同制订饮食计划。应给予高热量、高蛋白、高维生素且易消化的食物。腹泻明显的患者应少食乳制品及富含脂肪和粗纤维的食物，以免加快肠蠕动。对于严重营养不良的患者，应协助医师进行静脉营养治疗，以满足机体代谢需要。

（2）对结核性完全性肠梗阻患者应禁食，采用肠外营养，建议使用全合一肠外营养制剂。对不全性肠梗阻患者给予少渣半流食或流食，少量多餐；限制膳食纤维含量高的食物，以减少对炎性病灶的刺激，减少肠道蠕动与粪便形成；不能完全无渣饮食，容易造成便秘，可能导致或加重肠梗阻。半流质和流质饮食适用于近端梗阻，靠近肛门的梗阻部位可无须改变食物质地。

3. 注意事项

腹泻患者要加强个人卫生，腹泻后及时用温水清洗肛周皮肤，局部涂湿润烧伤膏予以保护，根据情况遵医嘱使用止泻药。

（二）用药护理

指导患者遵医嘱按时服药，观察药物不良反应。

（三）心理护理

由于肠结核病程较长，需要长期服药，并发症多，患者情绪低落，对治疗和生活的信心不足，做好心理护理尤为重要。可以向患者介绍有关结核病的知识，并列举成功案例，使患者消除疑虑，树立战胜疾病的信心。

（四）手术护理

1. 术前护理

（1）缓解疼痛与腹胀

①胃肠减压：有效的胃肠减压可解除结核性肠梗阻。多采用鼻胃管减压，先将胃内容物抽空，再行持续胃肠减压。胃肠减压期间保持管道通畅和有效减压。注意引流液的颜色、性状和量，并准确记录。

②安置体位：取半卧位，减轻腹肌紧张。

③应用解痉剂：在确定无肠绞窄后，遵医嘱使用解痉药品，以解除胃肠道平滑肌的痉挛，使患者腹痛得以缓解。

（2）维持体液与营养平衡

①补充液体：根据病情遵医嘱补充液体的量和种类。

②饮食与营养支持：详见本节饮食护理。

③呕吐护理：呕吐时头偏向一侧，及时清除口鼻腔分泌物，以免误吸引起窒息。保持口腔清洁，观察和记录呕吐物颜色、性状和量。

④病情观察：定时监测生命体征，观察腹痛、腹胀和呕吐等情况，及时了解患者检验检查指标。

⑤积极做好术前准备。结核性肠梗阻及肠穿孔的患者行肠切除手术者，除常规术前准备外，还需按要求做好肠道准备。

2. 术后护理

（1）体位：全麻术后未清醒时取平卧位，头偏向一侧；清醒后且血压平稳给予半卧位。

（2）饮食：术后暂禁食，禁食期间给予静脉营养支持。待肠蠕动恢复、肛门排气后可进食少量流质。依据患者个体情况，逐步过渡至半流质。

（3）并发症的护理

①肠梗阻：由于广泛性肠粘连未能分离完全，或术后胃肠道暂时处于麻痹状态，以及腹腔炎症重引起粘连而导致。术后鼓励患者早期活动，待病情平稳，术后24小时即可开始床上活动，3日后床旁活动，以促进胃肠道功能的恢复，防止肠粘连。如出现腹部阵发性腹痛、腹胀、呕吐等，应立即禁食、胃肠减压、保持水、电解质、酸碱平衡。

②腹腔内感染及肠瘘：留置有引流管，应妥善固定并保持通畅，观察并记录引流液的颜色、性状和量。更换引流管时严格无菌操作。监测生命体征变化及切口情况，若术后3~5日出现发热、切口红肿及剧痛时应怀疑切口感染，若出现局部或弥漫性腹

膜炎表现，腹腔引流管流出液体带粪臭味时，应警惕腹腔内感染及肠瘘的可能。遵医嘱进行负压引流及全身营养支持和抗感染治疗。引流不畅或感染不能局限者需二次手术。

六、健康指导

（1）向患者及家属进行相关知识宣教，讲解按时服药的重要性，并详细介绍有关药物的名称、用法、剂量、作用及不良反应。室内保持良好的通风，衣服、被褥、书籍在烈日下暴晒2小时以上或在无人的室内用紫外线灯照射30分钟以上进行消毒处理。

（2）提倡分餐制，未消毒的牛奶须煮沸后食用。教会患者根据病情合理安排每天的食物，少食辛辣刺激食物，多进高蛋白、高维生素，易消化食物。避免暴饮暴食，忌剧烈运动。

（3）合理安排休息，避免劳累，适当地进行户外锻炼，增强机体抗病能力，以不感觉疲劳为宜。

（4）对患者的粪便进行消毒处理，防止病原体传播。

（5）定期复查。

七、护理评价

经过治疗和护理，患者达到以下标准：

（1）临床症状缓解。

（2）患者了解肠结核的相关疾病知识。

（3）无相关并发症的发生。

（4）患者掌握正确的服药方法。

（5）患者营养状况得到改善。

（向玲玲）

第五节　淋巴结结核患者的护理

淋巴结分布于全身，体表和深部淋巴结均可发生结核病，占肺外结核5%～30%，其中以颈部淋巴结结核最为常见；以青少年多见，女性多于男性，发病部位以右侧为多见。体表淋巴结结核以颈部淋巴结结核最常见（占80%～90%），腋窝淋巴结结核次之（占10%～15%）。深部淋巴结结核包括胸腔、腹腔及盆腔淋巴结结核，随着近年来结核病疫情的回升及诊断水平的提高，腹腔淋巴结结核发病率有所上升。

一、发病机制及病理

（一）颈部淋巴结结核发病机制和病理

1. 发病机制

（1）淋巴结感染多来自头颈部器官，口咽喉等部位结核病的原发灶内结核杆菌沿淋巴管到达颈部淋巴结，多引起颈上淋巴结结核。结核杆菌来自纵隔可以向上蔓延累及颈部淋巴结，以及锁骨上、颈深部的下群淋巴结，往往同时有胸腔内结核病变和纵隔、支气管淋巴结结核。

（2）血源感染通过血行播散至颈部的淋巴结病变，是全身结核的一个局部表现，常为双侧淋巴结病变。

（3）淋巴结结核的再燃。既往感染的淋巴结结核当遇到免疫功能低下时引起的再燃。

2. 病理

一般淋巴结结核病理分为 4 个类型：干酪型结核、增殖型结核、混合型结核、无反应型结核。淋巴结炎的病理改变可分为 4 阶段：①淋巴组织增生，形成结节或肉芽肿。②淋巴结内干酪样坏死、液化。③淋巴结包膜破坏，互相融合，合并淋巴结周围炎。④干酪物质穿破至周围软组织形成冷脓肿或窦道。

（二）腹内淋巴结结核发病机制与病理

1. 发病机制

腹腔内淋巴结丰富，当机体免疫功能下降时容易感染结核分枝杆菌，免疫功能明显低下的人群尤其明显，如艾滋病（HIV）、糖尿病、年老体弱者等。感染途径有淋巴运行、血源感染、直接蔓延。

2. 病理

腹内淋巴结结核由于其受累的范围、分布情况与邻近器官的相互影响等，致其病理改变与多种并发症关联。临床所见常为多种病理改变同时存在：①结核性肉芽肿性淋巴结炎。②结核性淋巴结干酪样坏死。③结核性淋巴结脓肿。④结核性淋巴结钙化。

二、护理评估

（一）健康史

既往的生活习惯、疾病史、个人史、不良嗜好、家族史、有无结核病接触，或是否既往患有结核病等。

（二）身体状况

1. 症状

（1）颈部淋巴结结核：全身症状一般较轻或可无任何症状，较重者可出现慢性结核中毒症状，如午后低热、盗汗、疲乏、纳差等。

（2）腹内淋巴结结核：无特异性，主要有腹胀、腹痛、腹部包块等不适，伴有不同程度的营养不良及低热。可出现多种并发症，例如肠梗阻、腹腔脓肿、肠穿孔、腹壁窦道形成。

2. 体征

颈淋巴结核以右颈、双颈上部多见，初期颈部出现一枚或多枚增大的无痛性肿块，随着病变进展，形成淋巴结周围炎，局部有肿胀感、自觉疼痛和压痛等。浸润型淋巴结常先由中心部位逐渐软化，形成皮下寒性脓肿，触之有波动感。若合并继发感染，局部出现红、肿、热、痛等炎症表现。脓肿极易破溃，流出稀薄的干酪样脓液，形成经久不愈的窦道。

（三）辅助检查

1. 影像学检查

（1）CT 检查：颈部 CT 检查特点为病变数目多，常融合成团，侵犯区域多以多种病理改变同时出现。腹内淋巴结结核 CT 检查可明确腹腔淋巴结受累范围及分布情况，明确淋巴结周边情况和融合情况，可发现钙化的淋巴结等。

（2）B 超检查：安全无创，可重复检查。能提示不同时期病变的表现，特别是对有脓肿形成、瘘管行走方向及周围组织的探查意义较大。

（3）X 线检查：可见钙化灶，有助于诊断。

2. 实验室检查

（1）淋巴结穿刺液或脓液中找到抗酸杆菌（涂片阳性率 30% 左右，培养阳性率 25% ~75%）。

（2）淋巴结活检：病理组织学检查显微镜下可分为干酪型和淋巴样型。

（3）血常规，肝、肾功能检查。

（4）淋巴结穿刺液或脓液分子生物学检测阳性。

（5）结核菌素皮肤试验呈强阳性对诊断有重要意义。

（四）社会－心理状况

患者对疾病的认知程度及心理反应。家属对患者的关心程度及家庭经济承担能力。

三、常见护理诊断/问题

（1）体温过高 与结核杆菌感染有关。

（2）有皮肤完整性受损的危险 与淋巴结脓肿及窦道形成有关。

（3）营养失调：低于机体需要量 与结核消耗增加、摄入减少有关。

（4）知识缺乏 与缺乏淋巴结结核的相关知识有关。

（5）焦虑/抑郁 与担心疾病的预后有关。

四、计划与实施

（一）一般护理

1. 饮食护理

（1）淋巴结结核属于慢性消耗性疾病，要制定全面的饮食营养计划。指导患者进食高蛋白、高热量、高维生素的食物。蛋白质可以为机体提供热量，还能增强机体的抵抗力及机体修复能力，多食鱼、瘦肉、蛋、牛奶、豆制品等富含蛋白质高的食物，成人按体重每日蛋白质摄入量为 1.5~2.0 g/kg，每日摄入一定量的新鲜蔬菜及水果。

（2）增进食欲，增加食物的种类，进食时保持心情愉快，细嚼慢咽，促进食物的消化吸收。

（3）监测体重，每周测量一次体重并记录，判断患者营养改善情况。

2. 休息与运动

（1）淋巴结结核患者活动期症状明显，且伴有高热等严重结核病中毒症状时，应卧床休息。

（2）恢复期的患者可选择自己感兴趣的活动，如快走、慢跑、跳广场舞等来加强锻炼，以增强机体的免疫力。

（3）症状较轻的患者在坚持化疗的同时，可进行正常工作，但应避免劳累及重体力活动，保证充足的睡眠，做到劳逸结合。

（二）用药护理

1. 全身化疗

（1）向患者及家属介绍抗结核药物的知识，可借助科普视频、文字知识帮助理解。

（2）淋巴结结核相较其他结核病化疗时间要长，坚持早期、联合、适量、规律、全程的治疗原则。帮助患者树立治愈疾病的信心，督促患者养成按时服药的习惯，积极配合治疗。

（3）观察药物的不良反应，鼓励患者坚持全程化疗，不可自行停药，避免治疗失败或产生耐药结核病，增加治疗困难和经济负担。

2. 局部治疗

主要适应于颈部及腋窝等部位的淋巴结核，以全身抗结核治疗为主，局部治疗也是不可缺少的重要措施，包括：①穿刺抽脓。②切开引流。③切开引流加坏死组织清除术。④局部用药。

（三）心理护理

淋巴结结核属于慢性消耗性疾病，病程长，病情偶有反复，需要长期坚持服药。为消除患者焦虑、恐惧等心理，增强患者对抗疾病的信心，护理人员要认真倾听患者的主诉，并耐心解释疾病相关知识，使他们正确对待疾病。给予患者心理上支持，帮助患者减轻精神和心理上的压力，使患者能愉快地接受治疗，坚定信心，早日康复。

五、健康指导

（1）做好患者及家属疾病知识宣教，讲解结核病的预防控制措施。指导患者坚持规律、全程化疗，保持伤口敷料清洁干燥，注意观察药物的不良反应，及时随诊。

（2）保持良好的室内通风，患者外出时佩戴口罩。衣服、被褥、书籍在烈日下暴晒 2 小时以上或在无人的情况下进行紫外线灯照射 30 分钟进行消毒处理。

（3）指导患者戒烟、戒酒，合理膳食，加强营养，忌服辛辣刺激的食物。

（4）合理安排休息，避免劳累、情绪波动及呼吸道感染，适当地进行户外锻炼，以不感觉劳累为宜，增强抗病能力。

（5）保持情绪安定，心情舒畅，积极治疗。

（6）病情变化随时就诊，定期复查。

六、护理评价

经过治疗和护理，患者达到以下标准：

（1）患者及家属了解淋巴结结核相关知识。

（2）患者保持营养均衡，满足机体需要量。

（3）患者体温降至正常。

（4）患者局部破损皮肤好转。

（5）患者情绪稳定，积极配合治疗与护理。

（向玲玲）

第六节　皮肤结核患者的护理

皮肤结核（Cutaneous Tuberculosis）是由结核分枝杆菌直接侵犯皮肤或者由其他脏器结核灶内的结核分枝杆菌经血行或淋巴系统播散到皮肤组织所致的皮肤损害。可以发生在全身的各个部位的皮肤。由于该病较少见，皮肤损害过程较长及早期病变不典型，容易被误诊，因此出现皮肤损害应尽早做相关检查。

一、发病机制及病理

（一）发病机制

内源性感染：多数皮肤结核由内脏器官或深部组织结核灶传播到皮肤而发病，包括：血行传播，淋巴传播，局部病灶直接传播到附近皮肤，通过自然腔道将病菌带至口腔附近皮肤。

外源性感染仅占少数，由于皮肤本身有轻微损伤，接触了结核分枝杆菌，使其侵入皮肤而产生的原发性感染。

（二）病理

皮肤结核的病理改变与其他部位结核的病理改变相似，在损害较成熟时才能见到典型的组织病变。

二、护理评估

（一）健康史

评估患者既往有无结核病史和与结核病患者的接触史、是否有良好的生活习惯等。

（二）身体状况

1. 全身症状

约有 1/3 患者合并脏器结核，尤其是肺结核。合并其他脏器结核时，可伴有乏力、低热、消瘦、盗汗和关节疼痛等症状。

2. 局部症状与体征

本病种类很多，临床表现变化大，主要有：

（1）狼疮结节：常见于寻常狼疮、颜面粟粒性狼疮。

（2）溃疡、瘢痕是皮肤结核的典型皮肤改变，一般见于发病晚期，常见于瘰疬性皮肤结核、硬红斑等。

（3）脓疱、小瘢痕见于颜面粟粒性狼疮、丘疹坏死性结核疹、阴茎结核疹。

（4）丘疹性改变可以发生于全身各个部位，以面部、颈部常见。

通过视诊和触诊检查患者的皮肤，包括皮肤的颜色、温度、完整性、弹性、感觉、清洁度、有无关节活动受限、有无皮疹、疱疹等。

（三）辅助检查

（1）抗酸染色涂片：有分泌物的病灶可以进行抗酸染色涂片查找抗酸杆菌。

（2）结核分枝杆菌培养检测：是结核病诊断的"金标准"。

（3）分子生物学检测：受损皮肤分泌物或脓液进行分子生物学检测，具有确诊价值。

（4）结核菌素皮肤实验。

（5）病理学检查：受损皮肤组织进行病理学或分子病理学检测，可确诊皮肤结核。

（四）心理－社会状况

（1）评估患者对疾病知识的了解：因结核病的疗程长，患者易产生焦虑、恐惧心理，了解患者的情绪及精神状态，患病对日常工作、生活或学习有无影响。

（2）社会支持：了解患者的家庭成员、家庭经济状况、家属对患者的关心程度等。

三、常见护理诊断/问题

（1）发热　与结核分枝杆菌感染有关。

（2）营养失调：低于机体需要量　与结核病引起消耗增加有关。

（3）自我形象紊乱　与皮肤破溃有关。

（4）焦虑　与病情迁延、不了解预后有关。

（5）知识缺乏　与缺乏结核病相关知识有关。

（6）皮肤完整性受损　与疾病引起皮肤结节、瘢痕有关。

四、计划与实施

（一）常规护理

（1）保持室内通风，阳光充足，空气新鲜，温湿度适宜，床单位清洁干燥。

（2）做好饮食护理，长期的低热、盗汗及结核分枝杆菌的消耗，使患者消瘦、乏力，指导患者进食高蛋白、高维生素、粗纤维清淡饮食，促进患者的食欲，增加营养，提高机体的抵抗力。

（二）专科护理

（1）疼痛的护理：卧床休息，减少活动量，穿宽松的棉质衣裤，各项治疗时动作轻柔。可以采用听音乐、看书、看报或与他人沟通分散其注意力来减轻疼痛。

（2）发热的护理：嘱患者多饮水，发热时进行物理降温，必要时给予药物降温。室内温度保持在 18～22 ℃，湿度为 50%～60%，病室早晚通风换气 30 分钟。

（3）病灶局部护理：皮肤病灶处避免挤压、摩擦，保持清洁干燥避免正常皮肤受损，增加感染机会。

（三）心理护理

患者对皮肤结核病认识不足，且结核病的治疗时间长，容易产生焦虑心理，护士应多方面关心和体贴患者，充分满足患者对疾病知识的需要，树立战胜疾病的信心。

（四）健康教育

结核病属于慢性疾病，给患者讲解结核病的诱因、临床表现、治疗和用药等，并让患者参与结核病的治疗方案，使其掌握"早期、规律、联合、足量、全程"是结核病的治疗原则，了解抗结核药物的不良反应及定时复查的重要性。

五、护理评价

经过治疗和护理，患者达到以下标准：

（1）皮肤不适、疼痛等症状减轻。

（2）保持局部皮肤清洁。

（3）局部破损皮肤好转。

（4）患者能正确对待疾病，积极配合治疗。

（向玲玲）

第七节　泌尿生殖系结核患者的护理

据文献报道，一半以上的泌尿生殖系结核起源于肺结核、结核性胸膜炎、腹膜结核、骨结核，结核分枝杆菌经血行感染首先进入肾，引起肾结核。如未及时治疗，结核分枝杆菌随尿液下行播散，引起输尿管、膀胱和尿道结核。在泌尿系结核中，肾结核是最常见、最先发生结核的器官。因此，肾结核实际上具有代表泌尿系结核的意义。

一、肾结核

肾结核是由结核分枝杆菌引起的肾脏疾病，是造成肾脏器质和功能损害的一种慢性、进行性、破坏性疾病。男性肾结核患者 50% ~70% 并发生殖系统结核。由于肾结核起病隐匿，结核中毒症状不典型，病变初期局限于肾脏的某一部分时临床症状甚少，仅在检验尿液时发现结核分枝杆菌。当膀胱受累出现泌尿系统刺激症状时，说明肾脏已经遭到破坏，进而可出现肾积水、积脓、输尿管扩张或狭窄，严重者可波及对侧肾脏。

（一）病因和发病机制

结核分枝杆菌从原发病灶经血流到达肾脏引起继发感染，引起双侧肾皮质结核，此时可无其他泌尿系临床症状，但尿中可找到结核分枝杆菌，称"病理肾结核"，多能自愈。如患者免疫力低，一侧肾皮质结核不愈，发展成肾髓质结核，肾髓质出现干酪样坏死，蔓延至肾盏、肾盂，出现临床症状，称"临床肾结核"。

临床肾结核约 90% 为单侧发病。肾结核病灶中的结核分枝杆菌经尿液播散，多累及输尿管，引起输尿管结核结节、溃疡形成，病灶也可波及膀胱。尿道结核的病变主要也是溃疡、纤维化而形成尿道狭窄。少数患者输尿管完全闭塞，全肾广泛钙化，混有干酪样物质，结核分枝杆菌不能随尿液流入膀胱、膀胱的病变反见好转或愈合，症状消失。这种情况称"肾自截"，实际上肾内病灶仍存在。

（二）护理评估

1. 健康史

应评估患者既往的身体状况、家族史，既往是否患有结核病或结核病接触史等。

2. **身体状况**

（1）评估肾结核的典型症状。

①尿频、尿急、尿痛等膀胱刺激征。尿频为肾结核的早期首发症状，晚期尿频逐渐严重。当出现暂时或永久所谓"肾自截"情况，可使尿频、尿急、尿痛症状改善。

②血尿、脓尿也是肾结核的常见症状。血尿多为终末血尿，来自肾脏的血尿多为无痛性全程血尿。脓尿镜下可见大量脓细胞，严重时脓尿呈洗米汤样混浊并含碎屑或絮状物，为病肾排出的干酪样坏死物质，是重要的常见症状之一。

③肾区疼痛和肿块。一般无明显腰痛，当结核性肾积脓或输尿管狭窄或阻塞造成重度肾积水时，可有患侧腰部肾区压痛、触及肿块。

（2）肾结核全身症状多不明显，合并其他器官的结核时，可出现发热、盗汗、乏力、消瘦等全身症状。

3. **辅助检查评估**

（1）尿液检查：尿常规检查发现无痛性血尿是提示肾结核的最早指征；尿液普通细菌培养能判断泌尿系细菌感染的可能性；尿沉渣找抗酸杆菌染色结核阳性是诊断肾结核病的重要手段。尿结核分枝杆菌培养准确可靠，阳性率达 80% ~ 90%。尿液分子生物学检测具有敏感性和特异性高等优点，是诊断泌尿系统结核及利福平耐药结核的重要方法。

（2）肾功能检查：肾小球滤过功能、肾小管功能测定等。

（3）免疫学检查：PPD 皮肤试验和 r-干扰素释放试验对肾结核的辅助诊断具有一定的价值。

（4）X 线检查：泌尿系 X 线对确定病变部位及破坏程度有决定性意义，静脉尿路造影对肾结核的诊断价值较大，可了解病变的程度和范围。

（5）膀胱镜检查：是诊断肾结核最主要的方法，急性膀胱炎发作时，不宜做膀胱镜检查。

（6）CT 和磁共振（MRI）检查：对肾结核的早期诊断无实用价值，对中晚期肾结核可清楚地显示扩大的肾盏肾盂及钙化灶。

4. **社会 - 心理状况**

（1）评估患者是否了解疾病相关知识、患者的心理动态、疾病对日常生活的影响程度。

（2）评估患者与家庭成员的关系是否和谐、家庭的经济状况、当地的报销政策等。

（三）常见护理诊断/问题

（1）排尿形态异常　与肾结核有关。

（2）疼痛：尿痛、腰痛　与结核导致的器质性病变有关。

（3）焦虑/抑郁　与现存状态和未知预后有关。

（4）知识缺乏　与缺乏肾结核的相关知识有关。

（5）体温过高　与结核中毒症状和合并感染有关。

（6）潜在并发症　电解质紊乱。

（四）计划与实施

治疗原则：①卧床休息。②营养支持治疗。③抗结核全程治疗。④手术治疗。

1. 一般护理

（1）尿频、尿急、尿痛的护理

①休息：急性发作期以卧床休息为主，取屈曲位，尽量勿站立或坐直。保持心情愉快，过分紧张可加重尿频。指导患者从事一些感兴趣的活动，分散注意力，如听音乐、看小说、看电视或聊天等，以减轻焦虑，缓解尿路刺激征。

②增加水分的摄入：每天饮水量不低于 2000 mL，勤排尿，保证每天尿量在 1500 mL 以上，以达到不断冲洗尿路、减少细菌在尿路停留的目的。

③保持皮肤黏膜的清洁：加强个人卫生，增加会阴清洗次数，以减少肠道细菌侵入尿路而引起的感染。女患者月经期尤需注意会阴部清洁。

④缓解疼痛：指导患者热敷或按摩膀胱区，以缓解局部肌肉痉挛，减轻疼痛。

⑤用药护理：遵医嘱给予抗菌药物等，注意观察药物的作用及不良反应。必要时口服碳酸氢钠碱化尿液，减轻尿路刺激征。尿路刺激征明显者可遵医嘱给予阿托品等抗胆碱能药物。

（2）饮食护理

肾结核病是一种慢性消耗性疾病，因此要制订全面的饮食营养计划。为患者提供高蛋白、高热量、高维生素的饮食。每日摄入一定量的新鲜蔬果。

（3）休息与运动

①活动期症状明显者，应卧床休息。

②患者在恢复期可进行适当的活动，加强体质锻炼，以增强机体的抵抗力，但需注意循序渐进，避免剧烈运动，以自身不感到疲劳为宜。

③症状较轻的患者在治病的同时，也可以正常工作，但应避免劳累和重体力劳动。合理安排工作和休息的时间，保证充足的睡眠。

2. 用药护理

指导患者遵医嘱按时服药，观察药物不良反应。

3. 心理护理

因肾结核治疗难度较大，患者服用药物的时间也相对较长，需密切观察患者的心理动态，及时做好心理疏导，加强与患者的沟通，宣教结核病的相关知识，还可采取同伴教育，使患者树立战胜疾病的信心。

（五）健康指导

（1）加强用药指导，详细告知患者药物的作用和不良反应，嘱患者出现不良反应时，及时告知医护人员，不能自行停药。

（2）保持室内空气新鲜，每日至少开窗通风2次，每次30分钟以上，日常生活用品不适合煮沸消毒的，可以选择在烈日下暴晒或紫外线照射消毒。

（3）教会患者根据病情合理安排每天的食物，保证充足营养。嘱患者戒烟、戒酒。

（4）注意休息，适当运动，运动以机体不感到疲劳为宜。

（5）定期复查。

（六）护理评价

经过治疗和护理，患者达到以下标准：

（1）排尿正常，疼痛缓解。

（2）患者了解肾结核的相关知识。

（3）体温降至正常。

（4）患者掌握正确的服药方法。

（5）患者情绪稳定，积极配合治疗。

二、男性生殖系统结核

男性生殖系统结核多见于20～50岁人群，继发于肾结核，主要发生在前列腺、精囊、附睾，也可发生于睾丸和阴茎。肾结核的病变愈严重，男性生殖系并发结核的可能性越高。前列腺及精囊结核较为隐蔽，较难被发现。附睾结核常有临床表现，易被发现，因此附睾结核是常见的男性生殖系结核。附睾结核经常侵犯鞘膜和阴囊壁，引起红肿疼痛形成脓肿溃破，急性症状逐渐消退后又转为慢性阶段，可形成经久不愈的窦道。双侧附睾结核者精液无精子。单纯睾丸结核在男性生殖系统中极少见，前列腺、精囊结核往往继发于肾结核。

（一）发病机制及病理

男性生殖系统结核的主要致病菌为人型结核分枝杆菌，少数为牛型分枝杆菌。感染途径有两种：

（1）尿路感染：多数由泌尿系统结核经射精管口直接蔓延，逆行感染。

（2）血行感染：发病与肾结核相同，经血行感染并为身体其他器官结核病灶的继发性病变。

（二）护理评估

1. 健康史

评估患者既往身体状况、有无结核病史及接触史、有无其他疾病史。

2. 身体状况

（1）全身症状：有无结核病的全身中毒症状，如发热、乏力、食欲减退等。

（2）局部表现：评估附睾局部有无红肿、疼痛、破溃及窦道形成。

3. 辅助检查评估

（1）同肾结核的检查，排除患者有无肾结核。

（2）局部检查。

4. 心理－社会状况

（1）评估患者对疾病知识的了解：评估患者的情绪、精神状态。

（2）社会支持：评估患者的经济状况、家庭关系、当地对结核病患者是否有特殊的政策。

（三）常见护理诊断/问题

（1）皮肤完整性受损　与结核所致的皮肤破损有关。

（2）知识缺乏　与缺乏生殖系统结核的相关知识有关。

（3）焦虑　与疾病的预后及担心影响生育有关。

（4）疼痛　与炎症有关。

（5）体温过高　与结核所致的感染有关。

（四）计划与实施

治疗原则：①结核药物治疗；②局部用药治疗；③加强营养；④必要时手术。

1. 休息

急性期患者注意卧床休息，保证充足的睡眠，减少活动。

2. 饮食护理

为患者提供高蛋白、高热量、高维生素的饮食，改善全身营养状况。

3. 局部皮肤护理

对于窦道不断渗出脓液的患者，注意保持局部皮肤的清洁干燥，及时更换敷料。

4. 抗结核药物的护理

做好抗结核用药指导，观察药物不良反应。

5. 心理护理

由于结核病程较长，需要长期服药，应加强患者心理护理。向患者介绍治疗成功案例，告知其结核病是完全可以治愈的，以增强患者的治疗信心，减轻恐惧及焦虑，提高患者的依从性。

（五）健康指导

（1）加强用药相关知识的宣教，告知患者需严格按照医师的诊疗方案按时准确服药，出现药物不良反应及时告知医护人员进行处理。

（2）保持室内空气新鲜，日常生活用品做好消毒处理，可采取煮沸、太阳下暴晒及紫外线灯照射等多种方式。

（3）教会患者根据病情合理安排每天的食物，保证营养补充。嘱患者戒烟、戒酒。

（4）注意劳逸结合，合理安排休息和运动，增加机体抗病能力。

（5）定期复查。

（六）护理评价

经过治疗和护理，患者达到以下标准：

（1）体温正常。

（2）局部破损皮肤好转。

（3）患者了解生殖系统结核的相关知识。

（4）患者掌握正确的服药方法。

（5）患者掌握结核菌的消毒隔离知识。

三、女性生殖系统结核

女性生殖器官结核是指结核杆菌在生殖器内引起的一系列炎性病变，20～40岁人群多见，也可见于绝经后老年妇女。输卵管结核最多见，其次为子宫内膜结核、卵巢结核、子宫颈结核、盆腔腹膜结核等。

（一）发病机制

输卵管是受累最多的部位，多为双侧。血行播散的90%先侵入输卵管，再蔓延至子宫内膜，而卵巢和宫颈、阴道、外阴部受累极少。近年来随着人工辅助生殖技术的开展，女性生殖系结核发病率有升高趋势。其传染途径有四种：血行传播，经腹膜直接蔓延，经腹腔淋巴结逆行传播和阴道上行的直接感染。其中血行感染最多，经腹膜直接蔓延次之，上行感染者极为罕见。

（二）护理评估

1. 健康史

评估患者有无结核病或生殖器结核病家族史、有无结核病接触史、有无盆腔炎症史、有无其他疾病史。

2. 身体状况

（1）症状

①全身症状：如为活动期，可有结核的一般症状，如低热、盗汗、乏力、食欲减退、贫血或体重减轻等结核中毒症状，有时仅有经期发热，但多数患者全身症状不明显。

②不孕：多数生殖器结核始发症状就是不孕，由于输卵管的管腔阻塞，或有输卵管周围炎，影响受精卵的着床与发育，导致不孕或流产。

③下腹坠痛：其发生仅次于不孕，常表现为不同程度的下腹痛，主要由盆腔炎症粘连引起，在月经期尤其明显，常于性交时、运动时及经期时加重。

④月经失调：为生殖器结核的第三大症状，早期因子宫内膜充血及溃疡可表现为

经量过多或延长，后期因子宫内膜遭受不同程度破坏，而表现为月经稀少，甚至闭经，更年期患者则绝经后出血。

⑤白带增多：子宫内膜结核或阴道结核患者可有白带增多，特别是宫颈结核时，可呈脓性或脓血性分泌物，有时甚至有接触性出血或臭性脓血带。

（2）体征

轻者无明显体征，较严重的患者腹部体检时可有腹部柔韧感或腹水征。当形成包裹性积液时，可触及囊性肿块；子宫多因粘连而固定，一般子宫偏小；输卵管卵巢结核时，在子宫两侧可触及条索样输卵管或两者粘连形成的质硬、形状不规则的肿块；外阴、阴道和宫颈结核局部可见表浅溃疡或乳头样增生。

3. 辅助检查

（1）实验室检查

①病原学检测：取月经血、宫腔刮出物做结核分枝杆菌检测，结核菌培养、TB-PCR 或 Xpert MTB/RIF 检测。

②结核抗体的检测，对女性生殖系统结核的诊断有一定的辅助价值。

（2）结核菌素试验

如强阳性则进一步提示本病的可能，一般阳性有一定的参考意义。

（3）影像学检查

①子宫、输卵管碘油造影可显示结核病变的特殊形态。

②胸部影像学检查有利于发现肺部原发病灶，必要时可做消化道、泌尿系统检查以发现原发病灶。

③超声检查，经阴道超声检查可以发现双侧附件散在的小钙化灶。

（4）其他检查

①腹腔镜检查可直接观察盆腔情况，并可取腹水做结核菌培养。可作出早期诊断，利于早期治疗。

②病理学检查：子宫内膜诊刮检查是子宫内膜结核最可靠的诊断依据。将刮出物全部送病理检查，如看到典型的结核结节伴干酪样坏死，即可确诊。但阴性结果不能完全排除结核，因输卵管结核可单独存在。

4. 心理–社会状况

（1）评估患者对疾病知识的了解：评估患者的整体状态，患病对日常工作、生活或学习的影响，患者的生活习惯以及有无不良嗜好。

（2）社会支持：评估患者的家庭情况、夫妻关系、经济收入、家属是否能给予经济上的支持和生活上的照顾。

（3）其他：年轻患者由于担心疾病预后、不孕不育，会出现焦虑、抑郁等问题。

（三）常见护理诊断/问题

（1）体温过高　与结核感染有关。

（2）腹痛　与盆腔黏连有关。

（3）知识缺乏　与缺乏结核病的相关知识有关。

（4）焦虑　与担心疾病的预后及不孕不育有关。

（四）计划与实施

治疗原则：加强营养，注意休息，增加机体抵抗力；全程抗结核治疗；必要时给予外科治疗。

1. 卧床休息

生殖器官结核是属于慢性消耗性疾病，机体免疫功能的增强能促进病灶愈合、防止药物治疗后的复发等。急性期患者至少需卧床休息 3 个月，保证充足的睡眠。

2. 饮食护理

指导患者合理搭配饮食，摄入高蛋白、高热量、富含维生素的食物。

3. 抗结核药物的护理

指导患者全程使用抗结核药物，观察药物不良反应。

4. 心理护理

有生殖器结核的患者表现出不同程度的消极情绪，担心预后，情绪低沉，对治疗和生活的信心不足，应加强心理护理。从专业角度向患者介绍有关结核病的相关知识，鼓励患者家属给予患者情感支持，特别对不孕妇女更要进行安慰鼓励，解除思想顾虑，帮助患者树立战胜疾病的信心。

（五）健康指导

（1）向患者反复宣教早期、规律、适量、全程进行药物治疗的重要性。告知在服药的过程中注意观察药物的不良反应，出现不良反应，及时与医护人员联系，不能擅自减量或停药。室内定时开窗通风，生活用品可选择煮沸消毒 15 分钟以上、太阳下暴晒 6 小时或紫外线灯照射 30 分钟。

（2）教会患者根据病情合理安排每天的食物，保证营养补充。嘱患者戒烟、戒酒。

（3）指导患者进行合适的运动，合理安排休息时间，保证充足的睡眠。

（4）定期复查。

（六）护理评价

经过治疗和护理，患者达到以下标准：

（1）体温正常。

（2）腹痛症状好转。

（3）患者掌握正确的服药方法及药物的不良反应。

（4）患者掌握结核菌的消毒隔离知识。

（5）患者情绪稳定，积极配合治疗。

（向玲玲）

第九章 结核病合并相关疾病患者的护理

第一节 肺结核合并肺部感染患者的护理

一、概述

肺结核合并肺部感染是指由结核分枝杆菌以外的其他病原菌引起的肺结核患者的肺部感染。《2023年全球结核病报告》发布：据估计，全球约有四分之一的人口已经感染结核杆菌，大约5%至10%的结核病感染者最终会出现症状并发展为结核病。肺结核患者感染发生的主要原因包括：①肺结核属于慢性消耗性疾病，长期疾病可导致患者细胞免疫功能低下，T淋巴细胞数量减少及功能下降。②结核的增生、渗出、空洞、干酪样病变对肺组织造成损害，病原菌一旦侵入，对其定植与生长繁殖极为有利，再加之肺结核患者大多存在不同程度的支气管上皮受损，净化作用减退，气道反应性增高，口咽部的病原菌容易侵犯肺组织。③患者合并其他基础疾病，如糖尿病、肾脏疾病、低蛋白血症等，导致自身免疫力下降。④肺结核患者长期接受化学药物治疗，抗结核药物在抗结核的同时还具有普通抗菌作用，而且结核病合并相关疾病的治疗时间长，化疗药物种类多，一旦继发细菌感染，需两种以上抗菌药物治疗，导致患者自身菌群失调。⑤患者治疗期间的各种侵入性操作，如气管插管等，对支气管及肺组织的防御功能造成破坏。

二、护理评估

（一）健康史评估

（1）患者是否有肺结核治疗好转且痰菌检查转阴却出现不明原因的发热、咳嗽、咳痰、呼吸急促等症状。

（2）评估患者既往是否有长期应用抗生素及糖皮质激素史。

（3）评估患者肺结核治疗的依从性，以及是否全程规范服药等。

（4）评估患者近期是否感冒受凉、生活不规律、过度劳累、营养不良、妊娠等，是否合并其他疾病如糖尿病、低蛋白血症等导致自身免疫力下降。

（二）临床症状评估

肺结核合并感染与一般的肺内感染不同，病程迁延，症状可轻可重，无特异性，肺结核的症状与继发感染症状有时不易区分。

1. 评估呼吸系统症状

评估咳嗽的程度、频率、时间，痰液的颜色、性质和量。

2. 评估全身症状

有无发热、乏力、食欲减退、体重减轻、盗汗、呼吸急促等症状。

（三）辅助检查评估

1. 血常规检查

肺结核合并肺部感染者血常规检查，白细胞计数和中性粒细胞比例增高，但也可不典型。降钙素原水平在肺部合并细菌及真菌感染的患者中均可升高。

2. 红细胞沉降率（ESR）

可正常或轻中度升高，个别结核病病情严重者可明显升高。注意有许多疾病都可以使 ESR 增快，最常见如贫血、炎症或结缔组织疾病等，ESR 增快对结核病特异性诊断意义不大。

3. 病原学检查

痰涂片镜检及痰培养，具有简便、无创等优点，细菌培养可判断细菌类型和药物敏感试验。

4. 影像学检查：X 线、CT 等

肺部感染患者的胸部 X 线表现为淡片影，肺结核合并肺部感染的影像学表现上，肺部感染病灶容易与肺结核的病灶混淆，故影像学不典型。

（四）心理－社会评估

（1）评估患者有无焦虑、抑郁、担心病情加重、治疗效果不好等心理状态。

（2）评估患者家庭状况，生活环境、医保类型及其支持类型。

三、常见护理诊断/问题

（1）体温过高　与结核菌及/或肺部感染有关。

（2）气体交换受损　与肺部炎症、痰液黏稠有关。

（3）清理呼吸道无效　与气道分泌物多、痰液黏稠、咳嗽无力有关。

（4）营养失调：低于机体需要量　与疾病消耗过多和患者食欲下降导致摄入过少有关。

（5）焦虑/抑郁/恐惧　与结核病病程长及治疗预后不确定性有关。

（6）有传播感染的风险　与暴露于空气中的结核菌传播有关。

（7）知识缺乏　缺乏结核病发生、发展、治疗、感染控制等相关知识。

（8）潜在并发症　呼吸衰竭。

四、计划与实施

（一）一般护理

1. 休息与环境

高热患者应卧床休息，以减少氧耗，缓解头疼、肌肉酸痛等症状。保持室内空气清新，温湿度适宜。病室环境安静、清洁、舒适。

2. 饮食护理

（1）肺结核合并感染的患者消耗增加，治疗期间需要充足的营养以增强机体抵抗力，促进康复，须提供高热量、高蛋白、富含维生素、易消化食物，如：瘦肉、鸡蛋、牛奶、豆制品、新鲜蔬菜和水果等；忌烟酒及辛辣食物；鼓励患者多饮水，以保证足够的水分稀释痰液。

（2）结核病患者要及时补充人体所需的矿物质，特别是钙质的摄入。

3. 口腔、皮肤护理

保持皮肤清洁，及时更换汗湿衣服；高热患者做好口腔护理，鼓励患者经常漱口，口唇疱疹者遵医嘱用药，防止继发感染。

（二）病情观察及护理

1. 咳嗽、咳痰的护理

（1）鼓励和协助患者有效咳嗽、咳痰，及时清除口腔和呼吸道内痰液、呕吐物，保持呼吸道通畅；痰液黏稠不易咳出时，病情允许可扶患者坐起，给予拍背，协助咳痰，必要时吸痰，预防窒息。

（2）无心肾功能障碍患者，应给予充足水分，每日饮水量约 1.5 ~ 2L，以达到湿化气道促进痰液排出的目的。

（3）协助采取合适体位，对于意识障碍患者，如病情允许可将床头抬高，增加通气量，或侧卧位，以预防或减少分泌物吸入肺内。

（4）遵医嘱应用镇咳药、祛痰药，密切观察药物疗效。

2. 氧疗护理

呼吸困难伴低氧血症者，遵医嘱给予氧疗，一般采取低流量吸氧。

3. 观察生命体征变化

（1）监测并记录生命体征：重点观察老年人、儿童、久病体弱者的病情变化。高热患者可采用温水擦浴、冰袋、冰帽等物理降温措施，以逐渐降温为宜，防止虚脱。患者大汗时，及时协助擦拭和更换衣服，避免受凉。必要时遵医嘱使用退热药或静脉补液。心脏病和（或）老年人应注意补液速度，避免速度过快导致急性肺水肿。

（2）注意观察患者呼吸，有条件的可监测血氧饱和度的变化；监测动脉血气分析，根据病情做好抢救物品准备，如吸引器、气管插管包等。

（三）注意观察药物的不良反应

1. 全身反应

服用抗结核药物及应用抗生素治疗，少数患者瞬间可出现不良反应。表现为过敏性休克、喉头水肿、瘙痒、皮疹，进而发展成为剥脱性皮炎，同时伴有发热、黄疸、腹泻等。

2. 胃肠道反应

由于抗结核药物的治疗原则是联合用药，加上合并感染应用抗生素治疗，患者服药种类较多，刺激胃肠道，常出现纳差、恶心、呕吐、腹泻等症状。

3. 肝损害

由于药物主要经过肝脏代谢，故转氨酶升高较常见，偶见黄疸，严重者可表现为重症肝炎。

4. 肾功能损害

常表现为蛋白尿，极少数发生肾衰竭。

5. 血液系统症状

多表现为白细胞、血小板降低。轻者可无症状，或者表现为疲乏无力、多汗、失眠、头晕；严重者可有不同程度的贫血和不同部位的出血倾向。

6. 神经、精神系统症状

异烟肼、丙硫异烟胺可以引起各种各样的神经、精神系统的表现，如兴奋、失眠、嗜睡、抑郁、躁狂，严重者可导致精神分裂症。异烟肼还可以导致周围神经炎。

（四）加强病房环境的消毒和管理

（1）肺结核合并肺部感染患者如痰抗酸杆菌阳性患者尽量安排单间居住，与其他患者分开治疗，防止结核菌在医院内传播。注意个人卫生、勤洗手。告知患者不能随地吐痰，咳嗽、打喷嚏时要用手帕遮住口鼻，避免飞沫污染他人。病情允许情况下应戴口罩，减少结核菌的传播。

（2）患者痰液用含有消毒液的容器盛装或吐在卫生纸内放在黄色塑料袋内收集后统一处理。

（3）患者所用餐具、痰杯等应予隔离。痰杯每天消毒更换。

（4）病房每日进行通风换气至少2次，每次30分钟，病房湿式清洁避免扬尘，并对消毒液浓度进行监测。

（五）心理护理

结核病患者与正常人一样，渴望与他人交流、被人理解，因此护理人员及家属要尊重其人格，主动与患者建立真诚信任的治疗性关系；鼓励家属多关心患者，为患者提供关怀和支持；指导患者保持良好、乐观、积极的情绪，增强患者战胜疾病的信心。

（六）健康教育

1. 用药护理

结核病的治疗应坚持"十字"方针（早期、联合、适量、规律、全程）。督导患者按照医嘱服药，不自行停药或增减药物剂量，不漏服，坚持完成整个治疗疗程。向患者及家属说明药物的用法、疗程及有可能出现的不良反应，督促患者定期到医院进行检查，如出现食欲不振、恶心、呕吐等胃肠道不适、皮肤巩膜黄染、眩晕、耳鸣等不良反应及时与医师联系。

2. 日常生活调理

合理休息，避免受凉而加重呼吸道感染，房间应保持通风；嘱患者戒烟、戒酒；保证充分的营养摄入。

3. 消毒隔离指导

不随地吐痰，做好痰液管理；条件允许时与家人分居、分餐，尽量不到公共场所，外出戴口罩；被服衣物阳光暴晒 2 小时以上，餐具煮沸消毒 15 分钟以上即可达到消毒灭菌效果；食具、用具、生活用品、洗漱用品、美容美发用品、剃须刀等应专用。

4. 定期复查

检查痰、血常规、肝肾功能、X 线胸片、CT 等，便于了解治疗效果和病情变化。

五、护理评价

经过治疗及护理后，患者达到以下标准：

（1）遵医嘱规范服药并知晓药物不良反应。

（2）能够进行有效的咳嗽，排出气道内分泌物，保持呼吸道通畅。

（3）患者体温在正常范围之内。

（4）患者能正确采取预防结核病传播的方法，避免受凉。

（5）能够积极配合治疗和护理，增进食欲，保证充足的营养摄入。

（6）有良好积极的心态，正确面对疾病。

（7）患者能定期到医院进行复查，如 X 线或 CT、血常规等检查。

（谢小辉）

第二节　肺结核合并糖尿病患者的护理

一、概述

近年来随着世界各国经济的发展及居民生活水平的提高，糖尿病的发病率和患病率逐年提高。糖尿病已成为威胁人类健康的重大问题之一，也是结核病发病的重要危险因素。结核病患者中糖尿病的患病率也较高，肺结核需经长期药物治疗，高血糖会加重肺部感染，损害组织和脏器功能，使病情恶化。糖尿病与结核病互有不良影响，二者并存，治疗难度大。加强结核病合并糖尿病患者的治疗和管理，不仅要保证直接督导下短程化疗的落实，确保抗结核治疗的有效实施，也要采取干预措施以保证糖尿病得到有效治疗，两种疾病联合治疗将有助于提高治疗效果。

二、护理评估

（一）健康史评估

（1）既往有糖尿病史，血糖控制差，或有糖尿病并发症者。

（2）体重明显下降，不能用饮食和治疗不当或其他原因解释。

（3）咳嗽、咳痰症状持续 2 周以上，经抗感染治疗无效者。

（4）近期结核菌素试验转阳者。

（5）肺部病变短期内变化不大或正规抗生素治疗无效者。

（6）经抗结核治疗，病灶经久不愈，甚至进展恶化或痰菌持续阳性者。

（7）结核病予以肾上腺皮质激素治疗出现血糖波动者。

（二）临床症状评估

（1）肺结核症状：糖尿病患者感染结核病的症状以肺结核多见，表现为低热、咳嗽、咳痰、咯血、胸痛、呼吸困难等。

（2）全身症状：食欲减退、口渴多尿、疲乏、无力、盗汗、皮肤发痒、手足麻木、肢体发凉、疼痛、烧灼感、蚁走感、眼睛疲劳、视力下降；男性发生阳痿；女性阴道异常干燥；反复感染，如疖、痈、经久不愈的小腿和足部溃疡；尿路感染等。

（三）辅助检查评估

（1）血糖、糖化血红蛋白测定、葡萄糖耐量试验。

（2）尿常规、肾功能检查。

（3）眼底检查。

（4）影像学检查：X 线、CT 等。

（5）痰涂片或痰培养查结核分枝杆菌。

（6）纤维支气管镜检查。

（7）超声检查。

（四）心理－社会评估

（1）结核病为消耗性疾病，需要增加营养与糖尿病需要严格控制饮食相矛盾。且糖尿病为终身性疾病，容易使患者产生焦虑、悲观、抑郁等心理，对治疗缺乏信心，不能积极应对，治疗的依从性较差。评估患者的心理状态与治疗依从性。

（2）评估患者的家庭关系及经济状况。

三、常见护理诊断/问题

（1）低效性呼吸形态　与痰多或咯血有关。

（2）营养失调：低于机体需要量或高于机体需要量　与胰岛素分泌或作用缺陷有关。

（3）有感染的危险　与血糖增高、营养不良、微循环障碍有关。

（4）活动无耐力　与糖代谢障碍、蛋白质过多分解消耗及结核病的消耗增加有关。

（5）焦虑　与糖尿病、结核病并发症、长期治疗导致经济负担增加有关。

（6）遵守治疗方案无效　与长期化疗及药物的不良反应有关。

（7）知识缺乏　缺乏糖尿病、结核病相关知识。

（8）潜在并发症　感染、低血糖、糖尿病足、酮症酸中毒等。

四、护理计划与实施

结核病合并糖尿病的患者，治疗转归明显差于未合并糖尿病的结核病患者，且糖尿病病情越严重或者血糖控制越差，治疗的效果也越差。因此，控制血糖是两病同时治疗的关键。

（一）一般护理

1. 充分休息

肺结核合并糖尿病患者急性期应卧床休息，病室内阳光充足、空气流通，并保持适宜的温湿度。

2. 皮肤护理

由于糖尿病会引起一系列病理、生理改变，使皮肤微循环障碍，皮肤屏障防御能力下降，容易发生感染，做好皮肤护理至关重要。应保持皮肤清洁，床单、被褥整洁、干燥、平整。患者应着宽松、透气性能良好的衣物，内裤及袜子应选择纯棉制品，尽量减少对皮肤的刺激。禁止搔抓皮肤，防止皮肤破损引起感染。对于长期卧床患者，护理人员应协助翻身，防止发生压力性损伤。

3. 隔离

对于糖尿病合并痰结核分枝杆菌阳性的患者，进行呼吸道隔离。

（二）饮食护理

饮食治疗是糖尿病患者最基本的治疗措施，对控制糖尿病和促进结核病康复有着重要意义。

结核病为慢性消耗性疾病，往往表现为消瘦、贫血、低蛋白血症等营养不良症状，糖尿病患者要求控制热量的摄入，以稳定血糖，故肺结核合并糖尿病与单纯糖尿病之间在饮食要求上存在差异。糖尿病合并肺结核要解决严格控制饮食与保证足量营养供给之间的矛盾，使之既能有效控制血糖，又要适当增加营养，以利于结核病的康复。所以，针对肺结核合并糖尿病患者，要合理配制膳食，选择易消化吸收，富含足够的热量、蛋白质及维生素的营养物质，适当放宽饮食的摄入量，总热量的摄取应较单纯糖尿病患者增加 10%～20%，这样既控制好血糖水平，又有利于肺结核康复。肺结核合并糖尿病的患者应在医师的指导下采取正确的血糖控制措施，并密切监测血糖变化，为改善饮食和治疗提供依据。

1. 糖尿病合并肺结核的饮食原则

（1）当两病并存时应适当放宽饮食限制，给予高蛋白、高纤维素、高维生素的蔬果、粗粮及乳类食品，食物成分所占比例为碳水化合物 50%～65%，蛋白质 15%～20%，脂肪 20%～30%。可采取多餐制，每日进食 5～6 餐。饮食安排注意热量：轻体力劳动者按 30～35 kcal/（kg·d）的标准供给热量，蛋白质摄入量占总热量的 15%～20%，按 1～2 g/（kg·d）计算，优质蛋白质占 50% 以上。禁止食用或限制食用对肺结核合并糖尿病病情及治疗有负面影响的食物，如糖果、糖水、含糖糕点等；荤素搭配适当，不要过于油腻，以免影响消化；少选或不选用的食物有肥肉、无鳞鱼（如带鱼）油炸食物、辛辣刺激食品、动物油等。

（2）两病并存时，饮食上应注意求同存异，合理调控胰岛素抵抗。应在遵循糖尿病营养治疗原则、控制总热量的基础上，适当供给优质蛋白质，改善患者的营养状况。

（3）补充膳食纤维。膳食纤维可有效控制餐后血糖上升幅度，并可控制脂类代谢紊乱。

（4）补充微量元素和维生素。微量元素和维生素对胰岛素的合成、分泌、储存、活性和能量底物代谢和对肺结核的治疗、康复起着重要的作用，对于缓解糖尿病和肺结核病情，增强患者抵抗力和免疫力也是非常重要的，要保证维生素 A、C、D 以及 B 族维生素的供给。避免刺激性食物，禁止饮酒。

2. **糖尿病合并肺结核患者的血糖控制标准**

（1）理想控制：无糖尿病症状，空腹血糖控制在 <7.2 mmol/L，餐后 2 小时血糖控制在 <9.9 mmol/L。

（2）较好控制：控制空腹血糖 <8.3 mmol/L，餐后 2 小时血糖 <11.1 mmol/L，且只有轻微的糖尿病症状。

（3）控制不良：空腹血糖 >8.3 mmol/L，餐后 2 小时血糖 >13.8 mmol/L，有多尿、多饮、多食等较明显的糖尿病症状。

（三）病情观察与护理

1. **低血糖反应的观察和护理**

（1）患者注射胰岛素后，密切观察其有无软弱无力、心慌、头晕、出冷汗、饥饿感、视物模糊、昏迷、抽搐等低血糖反应。若出现以上反应，应先安置患者立即平卧，遵医嘱立即给予口服或静脉注射 50% 高渗葡萄糖溶液，继续给予 10% 葡萄糖溶液静脉滴注，必要时给予吸氧。

（2）严密监测血糖变化，血糖值异常时应立即通知医师，以便及时处理。

（3）根据血糖情况，遵医嘱及时、准确注射胰岛素，合理安排胰岛素的注射时间和进餐时间。如果患者食欲明显缺乏，应及时报告医师，适当调整胰岛素剂量。

2. **对症护理**

咳嗽剧烈者可用镇咳药，发热或咯血时给予对症处理。

（四）用药护理

（1）抗结核治疗期间要了解患者服药情况，嘱患者及家属切记服药要求和谨遵医嘱，做到按时按量，不自行增减量和药物种类，不能漏服。询问患者用药后的不良反应，如恶心、呕吐、视物模糊、发热、皮疹、巩膜皮肤黄染、感觉异常等，发现及时与医师联系。由于抗结核药有一定的不良反应，结核病与糖尿病相互影响，故在抗结核病治疗期间应定期到结核病及糖尿病专科门诊随访。

（2）遵医嘱注射胰岛素，遵守时间，剂量准确，速效或短效胰岛素注射后 15~30 分钟应及时进食。如出现低血糖反应，及时报告医师，给予相应处理，同时了解低血糖发生的诱因，给予健康指导。注射部位应经常更换，防止皮下脂肪萎缩和纤维增生。

（3）观察降糖药物反应，肺结核患者多对降糖药物比较敏感，血糖控制不宜过严，特别是在强化治疗时更要注意监测血糖并做好记录，以便及时根据血糖情况调整胰岛素用量。

（五）心理护理

肺结核是能够治愈的传染性疾病，糖尿病是终身疾病，治疗时间长，经济负担重。两病并存时，糖尿病会降低肺结核的好转率，而结核病又会促使糖尿病的症状加重，从而造成患者的思想负担过重。入院后，患者需要隔离，因此，容易产生焦虑、孤独、抑郁、悲观心理，这种不良的心理状态会使血糖增高，加重病情。家属应在护理人员的帮助下，尽量为患者营造一个良好的休养环境，多与患者沟通、交流，经常鼓励、安慰、支持患者，解除其心理障碍，为患者提供糖尿病和结核病相关知识的书籍，使其对疾病的发生、发展、治疗、日常护理及预后有一定的了解，使患者认识到全程治疗的重要性，明白结核病合并糖尿病并不可怕，正确掌握治疗原则和方法，及时与医师沟通，在医师的指导下配合治疗，就能够取得良好的治疗效果。

（六）健康教育

（1）加强结核病合并糖尿病患者的教育，使患者严格控制饮食、规律生活、适当运动锻炼、合理用药，以稳定的情绪和愉悦的心情正确对待疾病。

（2）饮食控制是糖尿病治疗的基本措施，应限制动物脂肪的摄入，食盐量每日不超过 6 g，合并高血压者每日食盐量少于 3 g。多食用纤维素含量较高的食物，可延缓食物的吸收，降低餐后血糖的高峰。

（3）口服降糖药物，注意有无过敏反应及副作用，告知患者结核病合并糖尿病服用抗结核药物的时间比较长，在血糖控制不好的情况下，治疗效果不明显。

（4）加强患者的心理护理，主动向患者介绍环境，消除患者的陌生感和紧张感，保持环境安静，减少不良刺激。护理患者时尽量解答患者提出的问题，耐心向患者解释病情，使之能积极地配合治疗。

（5）休息与运动：鼓励患者参加适当的文娱活动、体育锻炼，以促进糖的利用，减轻胰岛负担。可根据患者的病情选择合适的运动方式，如快走、做操、打太极拳等。最佳运动时间可在餐后 1 小时进行，每次 30 ~60 分钟，每天 1 次或每周 4 ~5 次，但应避免引起过度疲劳。在肺结核急性进展阶段，结核中毒症状明显或合并咯血等并发症时，应指导患者绝对卧床休息至缓解期，病情稳定后再适当活动，以散步为主。

（6）出院指导：嘱患者坚持饮食治疗，指导患者掌握自测血糖的正确方法，以此作为临床调整降糖药物方案的依据。告知患者遵医嘱服用抗结核药物的重要性，嘱其定期检查血糖、尿糖、血常规、肝功能、胸部 CT、X 线等，出现问题及时与医护人员取得联系，及时处理异常情况。

五、护理评价

经过治疗和护理后，患者达到以下标准：

（1）舒适感增加，发热、咳嗽、胸痛带来的不舒适改变减轻。

（2）患者多饮、多食、多尿症状得到控制，能够自我监测血糖、尿糖，血糖控制理想或较好，无低血糖情况发生，体重恢复或接近正常。

（3）能正确掌握预防感染措施，局部血液循环良好，足部无破损、感染等。

（4）活动后未出现呼吸困难、心悸、不安等症状，能够适当户外活动、无气促、疲乏无力感觉，并能避免受伤。

（5）发生糖尿病急性并发症时能够得到及时纠正和控制。

（6）焦虑程度减轻或症状控制，有良好的心理状态，能够正确面对疾病。

（7）患者能够定时遵医嘱服药，观察有无药物不良反应，如有不适能及时就诊。

（8）遵医嘱定期进行影像学、血糖、肝功能等检查。

（谢小辉）

第三节　抗结核治疗相关药物性肝损伤患者的护理

一、概述

在抗结核药物中，肝损伤发生率高的药物有异烟肼、利福平、吡嗪酰胺、丙硫异烟胺、氨硫脲、对氨基水杨酸等。除了其中少数属于一过性药物性肝损伤，对抗结核治疗影响不大以外，大多数抗结核药物对肝脏有明显的损害作用，严重的可导致急性药物性肝衰竭，危及患者生命。发生药物性肝损伤患者大多会影响抗结核的规范化治疗，导致不少患者因此反复停药或中途换药，造成不规则治疗，这也是引起耐药结核病甚至耐多药结核病的重要因素之一。

二、护理评估

（一）健康史评估

（1）评估患者既往的身体状况，是否有结核病史和结核病密切接触史、肝病史以及用药史和药物过敏史。

（2）评估患者是否长期服用对肝脏有损害的药物，如利福平等抗结核药、甲基多巴等。

（3）评估患者既往结核病治疗史及病程，治疗期间是否曾出现过肝损伤或其他反应。

（4）评估患者是否长期饮酒、吸毒、长期反复接触化学毒物，如四氯化碳、砷等。

（5）了解患者生活环境、居住条件和家庭经济状况。

（二）临床症状评估

（1）评估呼吸系统症状：有无咳嗽、咳痰、咯血、胸痛等。

（2）评估全身症状：意识、精神状态、有无食欲减退、乏力、发热等。

（3）评估肝损害症状：有无食欲减退、厌油、恶心、呕吐、腹胀、腹痛等上腹部不适、肝脏肿大、压痛、腹腔积液、出血倾向、尿液颜色加深如浓茶样、皮肤、巩膜黄染等变化。

（4）急性、亚急性肝衰竭：有无腹腔积液、出血倾向及肝昏迷等。

（5）有无肝性脑病诱发因素：低钾性碱中毒，如进食少、呕吐、昏迷，应用排钾利尿剂，大量放腹腔积液等原因；高蛋白质摄入；上消化道出血；便秘；感染；大手术、麻醉、安眠药和饮酒等。

（三）辅助检查评估

（1）血常规检查：中性粒细胞计数、有无红细胞减少或全血细胞减少等。

（2）肝功能检查：血清酶检测、血清蛋白检测、血清和尿胆红素检测、凝血功能。

（3）结核相关检查：病原学检查如：痰 AFB、结核分枝杆菌培养、结核抗体等。

（4）影像学检查：包括超声检查和放射学检查。

（四）心理－社会评估

（1）评估患者有无焦虑、恐惧、悲观、抑郁、自卑、感情脆弱等心理问题。

（2）评估患者与家人及亲属关系是否和睦，是否能得到家人的支持和照顾。

三、常见护理诊断/问题

（1）焦虑　与隔离治疗、病情反复、停用抗结核药物、担心预后有关。

（2）感知改变　与肠道内氨不经过肝脏而直接进入体循环，透过血脑屏障有关。

（3）活动无耐力　与肝功能受损、疾病导致能量消耗增加有关。

（4）营养失调：低于机体需要量　与抗结核药物引起肝功能异常、食欲下降、机体消耗增加有关。

（5）知识缺乏　缺乏肺结核的预防、治疗、护理及消毒隔离相关知识。

（6）潜在并发症　肝性脑病、出血、电解质紊乱、肝肾综合征、感染等。

四、计划与实施

（一）一般护理

1. 休息与卧床

保持病房舒适安静，注意室内通风，严格落实探视制度，保证患者得到充分休息，有利于受损肝脏的修复。应当根据肝损伤的程度合理指导患者休息。重度肝功能受损者，必须绝对卧床休息以减轻肝脏负担；肝功能轻中度受损者，可适当活动，以不感到疲乏、劳累为度。

2. 饮食护理

一般以适应结核病患者的饮食为主，少食多餐，指导患者增加营养，给予高蛋白、低脂肪、富含维生素、适量糖类和热量饮食，进食富含动物蛋白的食物，如：鸡、鱼、瘦肉、蛋、奶等，多食新鲜蔬菜及水果，优质的动物蛋白应占进食总蛋白的50%。避免长期摄入高糖、高热量饮食，禁烟酒，忌辛辣油腻食品。肝功能明显异常者应清淡饮食，有肝性脑病倾向者应限制或禁止蛋白质摄入。

3. 皮肤护理

注意皮肤清洁及舒适，每日用温水擦身。保持床单位及内衣的干燥平整，穿棉质内衣，注意保暖，瘙痒严重时可涂抹止痒药，严防抓伤引起皮肤感染。

4. 生活护理

鼓励患者咳嗽、多饮水，防尿路感染。对昏迷患者做好口腔护理，定时用生理盐水或漱口液清洁口腔。对便秘患者应及时用甘油灌肠，或遵医嘱使用缓泻药，保持大便通畅。

5. 注意事项

意识障碍患者注意患者安全，加床栏，必要时使用约束带，防止发生意外。

（二）病情观察

（1）抗结核药物治疗期间观察：观察患者生命体征和意识状态的变化；注意结核病症状的观察，如咳嗽、发热、咯血有无改善；及早发现和治疗感染、出血、脑水肿、呼吸窘迫、肾衰竭、昏迷；注意有无出现呼吸衰竭、气胸、窒息等严重并发症，一旦发生立即报告医师处理。由于抗结核药物经过肝脏代谢，因此要密切观察肝功能，根据肝功能的情况及时调整药物种类和剂量。

（2）观察黄疸变化：通过观察患者的巩膜、皮肤和尿液颜色的深浅变化，可以了解黄疸的增长及消退情况，从而预测病情的发展趋势。

（三）用药护理

（1）根据患者个体差异采取不同的用药指导，向患者详细介绍药物名称、剂量、用药时间及方法，教会患者观察不良反应。

（2）注意观察有无发热、皮疹、神经精神症状、消化道症状如恶心、呕吐等，及时告知医师遵医嘱处理。

（3）避免滥用药物及长期大量用药，选择药物时，尽量使用对肝脏损害小的药物。

（4）对有肝肾疾病、营养不良、老年人、儿童、过敏性体质患者，在药物的选择及剂量上应慎重考虑。

（5）常用抗结核药物大多对肝功能有一定的损害，用药过程中要定期监测肝功能和血常规，并注意有无消化道症状、发热、皮疹、神经精神症状等不良反应。

（四）心理护理

（1）抗结核药物出现肝损伤时大部分需要停止抗结核药物治疗，患者担心影响抗结核治疗的疗效，而出现抑郁、焦虑等不良的精神、心理问题，严重者甚至会厌世轻生。所以，对患者要热情，生活上多关照，精神上多安慰，言行上尊重患者。

（2）要耐心向患者解释病情，如病因、症状、治疗、预后及消毒隔离措施等，使患者对自己的疾病有比较全面的认识，消除思想顾虑，树立信心，积极配合各项治疗及护理。

（3）告知患者其家庭成员，应注意患者的心理变化，尽量为患者营造一个温馨、轻松的家庭氛围，使其保持积极的生活态度和良好的心理状态，积极配合治疗，促进疾病的早日康复。

（五）做好消毒隔离管理

（1）排菌传染期患者不要互访病房。

（2）指导患者外出时自觉佩戴口罩，尽量少去公共场所；做好痰液管理，咳嗽、打喷嚏时要用手帕遮住口鼻，减少结核菌的传播。

（3）家属要掌握消毒隔离方法，掌握痰液的处理方法和简便易行的消毒隔离措施，避免感染结核菌。

（4）结核病患者被褥、衣物消毒，可采用阳光下暴晒 2 小时以上，餐具煮沸 15 分钟。

（5）居室定时开窗通风换气，保持室内空气新鲜。

（6）结核病患者食具、用具、生活用品、洗漱用品、美容美发用品、剃须刀等应专用。

（六）健康教育

1. 休息指导

由于安静卧位时可使肝血流量增加30%，有利于肝细胞的恢复，因此，休息是治疗结核病合并肝损伤的一项重要措施，应当根据肝损伤的程度合理指导患者休息。

2. 疾病知识指导

讲解结核病的发生发展过程、传播方式、易感因素，介绍结核病治疗原则，讲解留取痰标本的意义及方法，指导正确留取痰标本。

3. 用药指导

告知患者所用药物的作用及副作用，指导正确用药。指导患者密切观察用药后的不良反应，发现不适及时报告医务人员。

4. 戒烟禁酒

吸烟伤肺，饮酒伤肝。吸烟、酗酒导致营养不良、空气污染、抵抗力下降是结核病家庭传染的重要因素，并且是抗结核药物损害肝脏的高危因素。教育患者不吸烟、不饮酒，讲解危害性，让患者自愿戒烟禁酒、积极配合治疗。

5. 定期复查

检查血常规、肝肾功能、胸片、痰找抗酸杆菌、痰培养等，以便了解患者的治疗情况。

五、护理评价

经过治疗及护理后，患者达到以下标准：

（1）恶心、呕吐、心慌、气短的症状有所缓解。

（2）生活规律，劳逸结合，恢复期可进行散步、做体操等轻体力劳动。

（3）已戒烟酒，能够积极配合增进食欲，能保证营养的摄入，营养状况有所改善。

（4）能够正确对待疾病，保持乐观情绪。

（5）掌握疾病的治疗及消毒隔离知识。

（6）遵医嘱服药并观察药物不良反应，如有不适及时到医院就诊。

（谢小辉）

第四节 结核病合并慢性肾病患者的护理

一、概述

慢性肾脏疾病（Chronic Kidney Disease，CKD）是一组以肾单位和肾功能损害为主的慢性疾病，包括慢性肾炎、慢性肾盂肾炎、多囊肾、糖尿病肾病、狼疮性肾病、肾病综合征等多种疾病，这些病的共同特点是尿检结果异常，肾单位因不断被破坏而减少，肾脏功能进行性降低，最终导致肾功能不全甚至尿毒症的发生。慢性肾脏疾病并发结核病时有发生。

二、护理评估

（一）健康史评估

（1）评估患病及治疗经过：询问患病经过，有无诱因、疾病类型、病程长短、病程中的主要症状及特点。既往有无结核病，有无肾炎、高血压、糖尿病、痛风等病史，既往治疗用药种类、用法、剂量、疗程、药物疗效及不良反应等。

（2）了解患者生活环境、居住条件、家庭经济状况及医保类型。

（二）临床症状评估

评估患者有无咳嗽、咳痰、咯血、呼吸困难。有无消瘦、食欲减退、发热、恶心、呕吐、口臭、口腔炎、腹胀、腹痛、血便、尿异常。有无头昏、乏力、血压升高、胸闷、气促等症状，并评估有无鼻出血、牙龈出血、皮下出血、女性患者月经量过多、皮肤瘙痒及皮肤黏膜水肿等变化。

（三）辅助检查评估

1. 血液检查

血常规检查、血肌酐和尿素氮、血电解质、血尿酸、血 pH 和碳酸氢根。

2. 尿液检查

尿蛋白、尿沉渣、尿比重、尿渗透压、尿酸等。

3. 结核相关检查

血 IGRA、结核抗体监测、痰病原学检查、分子诊断技术等。

4. 结核菌素试验

结核病合并肾功能不全时结核菌素试验阳性率低。

5. 影像学检查

CKD 早期 B 超显示肾脏大小正常，回声增多不均匀；晚期显示皮质变薄，皮髓质分界不清，双肾缩小等。同位素 CT 有助于了解 CKD 早期单侧和双肾总体肾功能受损程度。

（四）心理－社会评估

（1）结核病合并慢性肾病患者的预后不佳，替代治疗费用昂贵，患者及家属心理压力大，会出现各种情绪反应，如淡漠、抑郁、恐惧、绝望等心理。评估患者有无心理异常。

（2）评估患者的家庭支持状况，是否有医疗保险及其类型覆盖范围，家人对该病的认识及态度、亲属关系是否和睦，是否能得到良好的照顾；患者居住地段的社区保健情况。

三、常见护理诊断/问题

（1）清理呼吸道无效　与肺部炎症、痰液黏稠、无力咳嗽有关。

（2）体液过多　与肾小球滤过率（GFR）下降致水钠潴留、水控制不严引起的容量过多有关。

（3）营养失调：低于机体需要量　与食欲减退、消化吸收功能紊乱、蛋白质摄入不足有关。

（4）有皮肤完整性受损的危险　与皮肤水肿、瘙痒、凝血机制异常、机体抵抗力下降有关。

（5）有感染的风险　与机体免疫机能下降、白细胞功能异常、透析有关。

（6）潜在并发症 电解质紊乱、高血压危象、心力衰竭、上消化道出血、贫血、肾功能衰竭。

（7）知识缺乏 缺乏疾病治疗、饮食管理及消毒隔离知识有关。

（8）焦虑 与现存状态和未知预后有关。

四、计划与实施

（一）一般护理

1. 休息与体位

患者应以卧床休息为主，减轻肾脏负担，肺结核并大咯血及肾功能受损严重时应绝对卧床休息，下肢水肿者抬高下肢促进血液回流。能起床活动的患者鼓励患者下床适当活动，如室内散步、做保健操等，充分调动人体内在的康复能力，但应避免劳累和受凉。活动时有人陪伴，以不出现心慌、气短、疲乏为宜。

2. 饮食护理

（1）给予充足热量、优质蛋白饮食，控制水、钠、钾的摄入量。每天供给 35 kcal/kg 热量，其中 2/3 由碳水化合物提供，1/3 由脂类提供，减少机体蛋白质分解。蛋白质的摄入量为 $0.8 \sim 1.0$ g/（kg·d），适量补充必需氨基酸和非必需须氨基酸，营养不良、高分解代谢或接受透析患者，蛋白质摄入量可以适当放宽，但当肾功能不全时，应根据肾小球滤过率调整蛋白质的摄入量。指导患者在血压升高、水肿、少尿时，应限制水钠摄入。

（2）监测机体营养状况的指标是否改善，如血浆蛋白等。

3. 皮肤护理

注意皮肤清洁及舒适，注意保暖。瘙痒严重时可涂抹止痒药，严防抓伤引起皮肤感染。卧床患者应定期翻身，预防皮肤受损。

4. 生活护理

加强生活护理，尤其是口腔及会阴部皮肤卫生。鼓励患者咳嗽、多饮水，防尿路感染。对昏迷患者做好口腔护理，定时用生理盐水或漱口液清洁口腔。

（二）病情观察

1. 严密观察患者有无体液过多的表现

（1）皮肤黏膜水肿。

（2）体重每天增加 >0.5 kg。

（3）无失盐基础上血清钠浓度偏低。

（4）中心静脉压高于 12 cmH_2O（1.17 kPa）。

（5）胸部 X 线显示肺充血现象。

（6）无感染征象基础上出现心率快、呼吸急促、血压增高、颈静脉怒张。

2. 监测并及时处理电解质、酸碱平衡失调

有无血清钾、钠、钙等电解质变化。密切观察有无高钾血症的征象，如：脉率不齐、肌无力、感觉异常、恶心、腹泻、心电图改变等；密切观察有无低钙血症的征象，如指（趾）及口唇麻木，肌肉痉挛、抽搐、心电图改变等。

3. 坚持"量出为入"的原则

每日监测体重。根据病情记录 24 小时出入水量，同时将出入水量的记录方法、内容告知患者，得到患者充分的配合。

（三）用药护理

遵医嘱用药，避免使用肾毒性药物。结核病合并慢性肾病患者用药多，加上抗结核药物本身不良反应，抗结核药物治疗期间，要及时询问患者用药反应，注意有无食欲减退、恶心、呕吐、视物模糊、发热、皮疹、巩膜皮肤黄染、感觉异常等，发现异常及时与医师联系。

（四）心理护理

结核病是能够治愈的传染性疾病，肾功能不全患者预后不佳，替代治疗经济压力大，因此，患者容易产生焦虑、孤独、抑郁、悲观心理。护士应细心观察以便及时了解患者及其家属的心理变化，尽量为患者创造一个良好的休养环境，多与患者沟通、交流，经常鼓励、安慰、支持患者。向患者及家属讲解结核病及肾功能不全相关知识，使其对疾病的发生、发展、治疗、日常护理及预后有一定的了解，使患者认识到全程治疗的重要性，正确掌握治疗原则和方法，消除或避免加重病情的各种因素，可以延缓病情进展，提高生存质量。及时与医师沟通，在医师的指导下坚持和配合治疗，增强战胜疾病的信心。

（五）宣传消毒隔离知识，预防感染

（1）做好患者的卫生宣传教育，告知患者不能随地吐痰，注意手卫生，培养良好的卫生习惯。

（2）患者餐具最好单独使用，家庭采取分餐制。

（3）教会菌阳患者应配合的注意事项，排菌传染期患者不要互相串病房，不到公共场所；必须前往公共场所时，应主动佩戴外科口罩。

（4）居室定时开窗通风换气，保持室内空气流通，但应避免对流风。

（5）被服衣物阳光暴晒 2 小时以上，餐具煮沸消毒 15 分钟以上均可杀灭结核菌。

（六）健康教育

1. 用药指导

结核病的治疗应坚持早期、联合、适量、规律、全程的原则。尤其是要向患者宣

传不规则治疗的危害性及对预后的影响，使患者能积极主动地接受和配合治疗。由于结核病合并肾脏疾病患者服药种类多，不良反应也会相应增多，医务人员应让家属全面了解所用药物的作用及不良反应，做好用药监督工作。

2. **日常生活指导**

嘱患者戒烟、戒酒，教会患者在保证足够热量供给及合理优质蛋白前提下，选择适合自己病情的食物品种；根据病情和活动耐力进行适当活动，以增强机体抵抗力，避免劳累；注意个人卫生，避免与呼吸道感染者接触，少去公共场所，住处尽可能保持通风，但避免对流风。

3. **定期复查**

定期复查尿常规、血常规、肝功能、肾功能、痰找结核杆菌、CT 等，及时了解患者的病情和治疗的效果。

五、护理评价

经过治疗和护理后，患者达到以下标准：

（1）保持良好的心理状态，正确面对疾病。

（2）保持呼吸道通畅，能有效预防结核菌的传播。

（3）能积极配合改进饮食，保证必要的营养摄入。

（4）能自我监测尿量、血压，血压控制在合理范围。

（5）无护理相关并发症发生。

（6）能积极配合治疗，按时准确服药，出现药物不良反应及时就医。

（谢小辉）

第五节　结核病合并自发性气胸患者的护理

一、概述

自发性气胸是指在无外伤或人为因素的情况下，肺组织及其脏层胸膜由于某种病因破裂，空气通过细微的裂孔进入胸膜腔而引起的胸膜腔积气及肺组织萎陷。与结核病相关的气胸主要是由胸膜下肺结核病灶破坏脏层胸膜所致，如合并胸腔积液称为液气胸，合并脓胸则称为脓气胸。气胸的发生与病变的肺泡内压骤增有关，一般来说，引起正常肺泡破裂所需的压力为 7.8～13.7 kPa，而有病变的肺泡和肺大疱所能承受的压力远远小于正常肺泡，在以下情况下容易发生气胸：①剧烈咳嗽，腹压增高。②一些体力活动时突然用力、突然改变体位、打哈欠等。③呼吸道感染引起局部支气管伴阻塞,气体只能进入远端肺泡,而排出不畅,使受阻远端肺泡内压升高。④哮喘持续状态。⑤机械通气,气管内持续正压,压力过高或通气时间太长,超过病变肺泡所能承受的压力极限等。自发性气胸是肺结核常见的严重并发症之一,据相关文献报道,其发生率相差较大,为每年(5~47)/10万人口,本病占肺结核住院患者的1.2%~1.8%。一旦发现患者出现自发性气胸的表现,应立即报告医生给予处理。

二、护理评估

(一)健康史评估

(1)评估患者既往有无结核病史及呼吸道疾病史、用药史、家族史等。

(2)是否合并其他疾病及严重程度。

(3)评估患者有无剧咳、剧烈运动、用力搬重物、作屏气动作或胸部创伤等引起自发性气胸的诱因。

(4)评估患者家庭经济状况以及对疾病认识程度。

(二)临床症状评估

1. 评估气胸的类型

(1)单纯性气胸:破口较小,肺脏萎缩后破口很快闭合,空气不再进入胸膜腔,如积气较多肺压缩明显者抽气后压力下降不再复升;积气量不大时,胸腔内积气可逐渐吸收,肺脏复张较快,预后较好。

(2)开放性气胸:破口较大或破口周围病变的牵拉,或伴有支气管胸膜瘘,而使破口长久不能关闭,空气可自由出入胸膜腔。胸膜腔内压力维持在"0"上下,抽气后胸腔负压可迅速恢复正负压波动,内科保守治疗常不易使肺复张,常需外科手术或胸腔镜治疗。

(3)张力性气胸:支气管胸膜瘘患者肺部存在活瓣机制,即吸气时空气经破口进入胸膜腔,呼气时破口关闭,胸膜腔内气体不能排出,从而使胸腔内压力逐渐增高,胸膜腔内测压时呈较高的正压,抽气后虽可变为负压,但不久又恢复较高的正压。严重时不仅患侧肺被完全压缩,而且可出现纵隔向健侧移位,可导致心肺功能障碍,甚至发生急性呼吸、循环衰竭而危及生命。

2. 评估呼吸困难的程度

呼吸困难的程度与气胸后肺萎陷程度、速度以及肺内病变密切相关。轻者仅有患侧突发胸痛,可无明显胸闷、气短和呼吸困难的表现。重者可伴明显呼吸困难、大汗淋漓和发绀,甚至烦躁不安、大小便失禁、心律失常、血压下降或心搏骤停而死亡。如并发胸膜腔感染,可伴发热。年轻患者即使肺被压缩的程度大于80%,可无明显的呼吸困难，而有慢性阻塞性肺疾病的老年患者，即使肺压缩不到10%，亦可产生明显的呼吸困难。

3. 评估有无胸痛

胸痛是最常见、最首发的症状。常突然发生，多为患侧胸部针刺样疼痛，咳嗽和呼吸时加重，疼痛可放射至同侧肩部、上肢或腋部。

4. 评估全身症状

（1）有无烦躁不安、面色苍白、低热、乏力、胸闷、心慌、食欲减退、体重减轻、大汗等表现。

（2）评估患者营养状况。

5. 体征

（1）含气量少时的局限性气胸，可无明显体征，或胸部听诊可闻及患侧局部呼吸音减弱，或局部叩诊过清音或鼓音。

（2）含气量大或张力性气胸，可见患者口唇和甲床发绀、呼吸三凹征、患侧胸廓饱满、肋间隙增宽、呼吸运动减弱，胸部叩诊鼓音，语颤及呼吸音减弱或消失。如肺压缩明显可出现气管和纵隔向健侧移位，极少数患者可出现患侧皮下气肿或头面部气肿，压之有"握雪感"。

（3）如患者发生气胸前，就有一侧或两侧肺部严重基础疾病并代偿性或阻塞性肺疾病者，则有上述相类似体征。此类患者不易确诊，需要立即胸部透视或拍胸片证实。

（三）辅助检查评估

（1）影像学检查：胸部CT表现为胸膜腔内出现极低密度的气体影，伴有肺组织不同程度的萎缩改变，在血气胸或液气胸存在时，可见液气平面；患侧膈肌明显下移，气管、心脏向健侧移位；合并纵隔气肿与皮下气肿时，可见透明带。

（2）胸膜腔造影：可以了解胸膜表面的情况，易于明确气胸的病因。当肺被压缩30%～40%时行造影为宜，部分可见肺大疱，表现为肺叶轮廓之内单个或多个囊状低密度影；胸膜裂口可表现为冒泡喷雾现象。

（3）介入检查：包括内科胸腔镜或外科胸腔镜，可查明气胸的病因，观察到胸膜有无裂口、胸膜下有无肺大疱及胸腔内有无黏连带等。

（4）实验室检查：根据肺的病变程度以及肺被压缩程度，可有不同程度的低氧血症，重者可有严重低氧血症伴高碳酸血症；患者肺活量、肺容量下降，呈限制性通气障碍；当胸腔并发感染时，多有白细胞总数和中性粒细胞增多；痰涂片抗酸染色、结核分枝杆菌培养并菌种鉴定、分子生物学诊断是结核病诊断的金标准和疗效评判依据。

（四）心理－社会评估

（1）评估患者有无焦虑、恐惧、抑郁、自卑等心理问题。

（2）评估患者的家庭状况，与家人及亲属关系是否和睦，是否能得到很好的照顾。

（3）评估患者的营养状况及家庭经济状况。

（4）评估患者对疾病认识及配合度。

三、常见护理诊断/问题

（1）胸痛　与脏层胸膜破裂、引流管置入有关。

（2）低效型呼吸形态　与胸腔内积气压迫肺脏导致限制性通气障碍有关。

（3）潜在并发症　严重缺氧、循环衰竭。

（4）焦虑　与呼吸困难、胸痛、胸腔穿刺或胸腔闭式引流术或气胸复发有关。

（5）活动无耐力　与活动时供氧不足有关。

（6）营养不良　与原发病消耗增多、摄入不足，导致不能满足机体需要有关。

（7）知识缺乏　缺乏疾病相关知识。

四、计划与实施

（一）一般护理

（1）密切观察体温、脉搏、呼吸、血压。注意呼吸的频率、节律、深浅度、缺氧情况、治疗后反应和呼吸音的变化等，注意有无心率加快、血压下降等循环衰竭征象。

（2）严格卧床休息，取坐位或半卧位，根据患者缺氧的严重程度选择适当的给氧方式和吸入氧流量。疼痛剧烈时患侧卧位，必要时予镇静、镇痛等药物。避免情绪激动，咳嗽剧烈者给予镇咳剂，防止用力过猛、剧咳，减少肺活动和防止肺泡内压升高，有利于破裂口愈合和气体吸收。

（3）肺结核患者大多有发热，新陈代谢加快，食欲减退，进食少等，饮食给予易消化、高热量、营养丰富的食物，有助于疾病尽早康复。

（4）加强活动指导，保持大便的通畅，必要时可以给予缓泻剂。

（5）加强基础护理，防止并发症的发生，保持床单位干燥、清洁。卧床期间，协助患者每两小时翻身一次，如有胸腔引流管，翻身时应注意防止引流管脱落。

（二）胸腔闭式引流术后的护理

详见第十五章第九节胸腔闭式引流术配合及护理。

（三）心理护理

（1）患者气促、呼吸困难，情绪处于紧张状态，应立即给予对症处理，迅速缓解患者病情。

（2）向患者介绍气胸发生发展相关知识，使患者增强信心，积极配合治疗。

（四）健康教育

（1）普及结核病知识，使患者做到早期、联合、适量、规律、全程化疗，做好药物宣教，密切观察抗结核药物副作用。

（2）积极治疗原发疾病，做好胸腔闭式引流管健康教育。

（3）加强康复指导，落实促进肺复张的护理措施，可指导深呼吸训练或吹气球，对于气胸患者出现突发胸痛，随之感到胸闷、气急，有可能为气胸复发，应立即就诊。

（4）加强饮食、营养宣教，摄入充足的蛋白质、维生素，适当进食粗纤维素食物；熟悉预防复发的方法，避免抬举重物、剧烈咳嗽、屏气和用力排便，保持大便通畅；适当锻炼身体，1个月内不进行剧烈运动，如打球、跑步等，以增强机体抵抗力；如有原发疾病，如肺大疱、结核空洞等应及时处理；如反复发生气胸，建议行外科手术治疗。

五、新技术治疗的护理

1. 胸膜粘连术

胸膜粘连术是经引流管向胸腔内注入硬化剂，产生无菌性胸膜炎症，使脏层和壁层胸膜粘连，从而消灭胸膜腔间隙，使瘘孔闭合，预防复发。主要适应于不宜或拒绝手术的患者，如持续性或复发性气胸、双侧气胸、合并肺大疱、肺功能不全、不能耐受手术者。粘连剂种类很多，如四环素粉、无菌滑石粉、高渗葡萄糖液、氮芥、冻干卡介苗等。胸腔注入硬化剂前，先注入适量利多卡因，让患者转动体位，充分麻醉胸膜。注入粘连剂后，需夹管2～6小时，根据病变部位变换体位，使药液达到病变部位，提高治疗效果。术后密切观察患者有无发热、胸痛等病情变化，观察有无并发症发生。

2. 支气管封堵术

此技术是目前研究比较多的新的气胸治疗方法，主要适应于持续性或复发性气胸，且肺部病变范围大、肺功能不全、不能耐受或拒绝手术者。方法为经支气管镜，用球囊分别封堵发生脏层胸膜破裂而导致气胸的支气管。找到确定的支气管后使用各种方法进行堵塞，包括自身鲜血＋巴曲酶、吸收性明胶海绵、球囊、封堵栓、单封堵器等，以造成局部肺不张，促进破口陷闭和粘连愈合。术后密切观察生命体征情况及胸腔引流情况，加强饮食、活动宣教，及时评估治疗的反应与效果。

3. 胸腔镜下气胸手术

此技术适应证为内科治疗无效的气胸，如复发性、张力性气胸引流失败者、胸膜增厚致肺膨胀不全或影像学显示有多发性肺大疱者。胸腔镜下可采用电凝、激光或粘连带烙断术治疗，或进行肺大疱镜下切除等。本手术成功率高，复发率低，具有微创、安全等优点，术后严密观察病情，半卧位，观察胸腔引流液颜色、性状、量等。

六、护理评价

经过治疗和护理后，患者达到以下标准：

（1）肺复张良好，胸腔引流管如期拔除。

（2）遵医嘱服药，营养状况良好。

（3）知晓预防气胸复发的方法与措施。

（4）有良好的心理状态，正确面对疾病。

（5）了解结核相关知识，按时复查。

（冯雁）

第六节　结核病合并妊娠患者的护理

一、概述

结核病合并妊娠一般有两种情况：一是结核病在先，在结核病治疗期间发生妊娠；二是妊娠在先，在妊娠期间发现结核病。临床上后者较前者更多见，结核病和妊娠同时发现者较少见。在世界范围内，5亿~8亿妇女感染了结核分枝杆菌，其中每年有320万例发展成活动性肺结核，至少21.6万例是在怀孕期间，是育龄期妇女死亡的主要原因，也是造成孕产妇死亡的主要非产科病因。结核中毒症状和妊娠反应往往不同步出现，如先有结核病，则表现结核病症状在先，妊娠反应在后；如果先妊娠，则可妊娠反应在先，结核病症状在后。妊娠妇女患肺结核临床症状特异性不强，诊断困难，可导致少数患者延误诊断。

二、护理评估

（一）健康史评估

（1）评估患者流行病学史、疫苗接种史以及既往结核病史、孕产史。

（2）是否有结核病家族史。

（3）了解患者生活环境、居住条件和家庭经济状况。

（二）临床症状评估

1. 评估呼吸系统症状

咳嗽、咯血、咳痰时间、痰液性状；是否有胸痛、呼吸困难。

2. 评估全身症状

（1）发热最常见，多为长期午后低热，部分患者有乏力、食欲减退、盗汗和体重减轻，疾病进展时可有不规则高热、畏寒等。患者常合并肺外结核、血行播散肺结核、结核性脑膜炎和结核性胸膜炎，其中结核性脑膜炎发病率高。评估患者意识、神志及有无其他临床表现。

（2）评估妇科情况，是否有月经不规律、闭经等，判断患者妊娠和结核病发病先后顺序，因妊娠期妇女不能接受 X 线检查，易误诊为其他呼吸系统疾病。结核的临床表现容易被认为是妊娠反应而被忽略，特别是结核病治疗期间发生妊娠，患者咳嗽咳痰及结核病中毒症状已好转或消失，仅表现为恶心、呕吐和食欲不振等早孕反应症状，或者是月经不规律、闭经，常常没有引起足够重视而延误诊断。

（3）评估患者妊娠情况。妊娠肺结核早、中期及产后 1 个月内发病者多，结核中毒症状明显，结核分枝杆菌可通过血行播散，在子宫内膜形成病灶，从而导致胎儿缺氧、营养不良、发育迟缓、死胎或流产、早产，产褥期随着分娩后膈肌下降，肺组织扩张，极易引起结核分枝杆菌在肺内播散，增加了肺结核恶化的概率。

（4）评估痰菌阳性率、PPD 试验结果，评估心、肝、肾等各器官功能。

3. 体征

取决于病变的性质、部位与范围，肺部病变者可出现局限性哮鸣音或肺实变、胸腔积液体征；妊娠期间乳房增大，随着妊娠进展至 8 周，子宫增大，在耻骨联合上方可触及。

（三）辅助检查评估

（1）胸部 X 线，妊娠时间 < 12 周或 > 24 周，一般不宜行胸部 X 线检查，但在妊娠 3 ~ 5 个月时可在腰腹防护下行胸部 X 线检查。影像学显示病灶广泛，累及邻近肺或多个肺叶、肺段，且易伴空洞形成和血行播散等。

（2）尿妊娠试验和子宫 B 超可协助确诊。

（3）结核相关检查：

①涂片查抗酸杆菌及痰结核分枝杆菌培养阳性可诊断。

②分子生物学方法在妊娠合并结核病的诊断中具有重要作用，包括 Xpert MTB/RIF、基因芯片技术等。

③结核菌素试验，对辅助诊断妊娠结核病也有一定的价值。

④γ 干扰素释放试验，阳性对妊娠合并结核病具有重要诊断价值，且优于结核菌素试验。

⑤结核抗体的检测因特异度欠佳，对不能接受 X 线检查的疑似妊娠结核病的诊断也具有一定的参考价值。

（四）心理 - 社会评估

（1）评估患者是否有恐惧、焦虑、抑郁、悲观等不良心理。

（2）评估患者对疾病认识程度、经济情况、家庭及社会的支持情况。

三、常见护理诊断/问题

（1）体温过高　与结核感染有关。

（2）知识缺乏　缺乏结核病治疗知识。

（3）营养失调：低于机体需要量　与机体消耗增加、食欲下降、摄入不足有关。

（4）焦虑　与担心疾病进展，不了解疾病预后有关。

（5）有母体与胎儿双方受干扰的危险　与高危妊娠因素易致母体与胎儿不良结局有关。

（6）潜在并发症　结核播散、呼吸衰竭、胸腔积液、心衰等。

四、计划与实施

（一）一般护理

（1）按高危妊娠妇女进行护理，尽量单间病房，根据患者病情选择合适氧疗方式。

（2）合理营养，给予高热量、高蛋白、富含维生素的饮食，以补充疾病消耗和维持胎儿生长发育所需，增强患者的抵抗力，促进病灶愈合。

（3）保证充足的休息时间，尤其是结核病进展期，绝对卧床休息，并保持室内通风良好，阳光充足。

（4）严密病情观察，注意体温、脉搏、呼吸等变化，发热时及时给予物理或者药物降温，鼓励患者多饮水；若持续高热、脉搏快速、呼吸急促、提示病情加重，需严密观察有无咯血、窒息的先兆表现，备好急救器材于床旁。

（二）妊娠期间发现结核病的护理

1. 终止妊娠的护理

妊娠期间发现结核病在妊娠合并结核病中所占比例最高，如妊娠三个月以内，患者病情不允许妊娠 3 个月以后化疗，应尽早给予充分的抗结核治疗，待结核中毒症状得到改善、病情有效控制（抗结核至少 4 周）后终止妊娠。终止妊娠的指征有：①肺结核进展期病变广泛且伴空洞形成者。②肺结核合并有肺外结核，特别是肾结核、肝结核、骨结核、结核性心包炎、结核性脑膜炎等需长期治疗者。③耐多药或广泛耐药肺结核患者。④结核病伴心、肝、肾功能不全，不能耐受妊娠、自然分娩及剖宫产术者。⑤严重妊娠反应经治疗无效者。⑥HIV 感染或艾滋病孕妇合并结核病者。⑦肺结核合并反复咯血者。⑧糖尿病孕妇合并结核病者。对拒绝终止妊娠的患者，应告知患者及亲属抗结核药物对胎儿可能导致畸形、死胎等不良后果。妊娠 3 个月以后发现结核病的患者，此期对胎儿的影响较妊娠 3 个月以内相对较少，但不能确保胎儿一定安全，选择终止妊娠应在积极抗结核治疗、临床症状好转后采用中期引产方式进行。终止妊娠者术后观察阴道出血情况，保持会阴清洁，注意保暖并协助患者早期下床活动。

2. 保留妊娠的护理

对于妊娠 3 个月以内病情较轻、单纯肺结核不排菌、结核中毒症状不明显、初治或复治病例无明显耐药、无或者有轻微的妊娠反应、无心、肝、肾等严重并发症、具有剖宫产手术适应证患者，在患者本人及家属知情同意下，可选用对胎儿没有影响的抗结核药物进行治疗。必要时指导孕妇取左侧卧位，以增加胎盘血供，改善胎儿宫内生长环境；指导患者适量活动，运动量以不引起疲劳为宜；按时行 B 超检查，了解胎儿生长情况，注意监测胎心、胎动，观察阴道分泌物情况等。

3. 妊娠晚期护理

指导患者监测胎动情况，教会患者自数胎动，有异常及时采取措施；指导患者识别产前先兆，做好产前各项准备；卧床休息，给予高蛋白、高能量饮食，补充足够的维生素、矿物质和微量元素；密切观察是否出现并发症，如高血压、糖尿病、胎膜早破等，预防早产；当生命体征异常或出现器官功能障碍时，必须适时终止妊娠。

4. 产褥期的护理

严密观察产程进展、胎心变化，给予胎心监护、吸氧，若早产不可避免，应迅速采取剖宫产终止妊娠；启动多学科团队联合救治，保障产妇生命安全，有效预防新生儿并发症，以提高存活率；分娩后随着胎儿的出生膈肌迅速复位，肺内空洞和病变多因腹部的迅速"解压"，会对母亲产生负面的影响，加之产后母亲疲劳等多种诱因，活动性肺结核的病情多会加重，需密切观察生命体征，必要时用腹带增加腹压，改善病情；预防感染，保持会阴清洁，注意观察体温变化；观察子宫收缩情况，有无压痛，观察恶露的量、色、味；保持空气流通，病室环境消毒，防止肺部感染；产妇不宜喂奶，可采用回奶治疗措施。

（三）结核病治疗期间发生妊娠的护理

在结核病治疗期间，育龄期患者全程应该避孕，充分重视闭经问题。临床上虽然存在重症患者闭经数月后月经恢复的情况，但无妊娠反应的结核病治疗期间妊娠亦不少见。加强健康宣教，告知女性育龄期结核病患者避孕的利弊关系，如出现闭经或早期妊娠的可疑迹象，应立即进行尿妊娠试验和盆腔超声检查，做到早期发现和早期处理，处理原则同妊娠期间发现结核病的处理一致，力争把对患者的损伤降到最低。

（四）用药护理

早期妊娠终止后，肺结核的治疗与一般人群所患结核病治疗相似，同时注意营养支持和免疫辅助治疗。中、晚期妊娠结核病药物选择应综合分析妊娠阶段、病情严重程度权衡利弊决定。

（1）用药原则

根据药敏试验选用药物，应当遵循的原则是既要有效，又要注意避免给胎儿造成不利的影响。

（2）可供选择的药物

迄今已明确肯定与胎儿畸形无关的抗结核药有异烟肼、乙胺丁醇和吡嗪酰胺等。异烟肼为妊娠期结核病患者广泛使用的药物，虽能通过胎盘屏障，但其毒性反应小，可安全用于妊娠妇女，未发现有致畸作用。乙胺丁醇也为妊娠结核病最常用的药物之一，但也有文献认为，其对幼畜也有一定程度的影响，在人类未被证实。吡嗪酰胺的疗效较好且对胎儿无明显不良反应，可以选用。

（3）禁用或慎用的药物

①利福霉素类：包括利福平、利福布汀、利福喷丁等，在妊娠期都应避免使用。利福平具有肝脏毒性，动物实验证实因有胎儿致畸作用，妊娠期禁用。

②异烟胺类：包括乙硫异烟胺和丙硫异烟胺，妊娠期禁用。

③喹诺酮类：能抑制软骨发育，属于禁忌药物，氧氟沙星在妊娠期和哺乳期均应禁止使用。

④氨基糖苷类和糖肽类：在妊娠期此类药物属禁忌。尤其是链霉素，分子小，易通过胎盘进入胎儿循环，造成第 8 对脑神经损害，导致前庭功能障碍和听觉丧失。此外，卡那霉素、卷曲霉素、阿米卡星等也会对听神经产生不良反应，应当禁用。

（4）用药注意事项

①使用抗结核药物治疗疗程较长，有些患者不能坚持长期用药，对依从性不好的患者要加强监督，防止遗漏中断，向患者说明如若疗程不足，治疗不彻底则会增加结核菌耐药性和疾病的复发率。

②在用药的过程中应严密观察各种抗结核药物的不良反应，用药过程中定期复查肝、肾功能及血、尿常规，如有异常及时处理。

（五）心理护理

（1）结核病是可以治愈的，但合并妊娠时，因治疗时相互影响，病情复杂、治疗难度大、心理压力重，需进行专科知识宣教，充分讲解孕期各阶段治疗配合。对于育龄妇女，应加强生育健康教育。育龄结核病患者应做到抗结核为先，符合妊娠指征时实行计划生育，坚持定期复查，减少对母婴的不良反应，达到生育健康的目的。

（2）患者必须进行适当隔离，期间会有孤独、无助、焦虑、恐惧心理，护理人员应耐心讲解结核病的传染途径、传染源及隔离的必要性，根据患者的不同心理状况进行针对性的疏导。

（六）消毒隔离

（1）按呼吸道传染病进行隔离，病房空气流通，并定期消毒。

（2）提升患者社会责任感，自觉佩戴口罩，患者咳嗽、打喷嚏时要遮住口鼻，痰液包裹后放入带盖黄色垃圾桶、集中焚烧处理。

（3）家属接触时应戴口罩，患者使用的被褥等应在强烈的日光下暴晒。

（4）严格终末消毒处理。

（七）健康教育

（1）注意妊娠、结核病、胎儿及抗结核药物间的相互关系和影响。妊娠对肺结核患者影响非常大，终止妊娠的过程，造成患者内分泌紊乱、免疫力减低、精神上的打击、产后虚弱等多种诱因可使活动性肺结核的病情加重，甚至造成结核血行播散而死亡。育龄期妇女患结核病后应采取有效的避孕措施，准备受孕的妇女应早期筛查结核病。因感染可发生在妊娠的全过程，妊娠合并结核病对胎儿的影响除药物所致的不安全影响之外，还有结核病本身对胎儿和新生儿不利的影响，严重者可致母婴死亡、婴儿低体重和早产等不良后果，应充分告知患者及家属。

（2）抗结核药物具有不同程度的致畸危险，严格遵循用药原则，做好抗结核治疗的健康教育，坚持规律、全程化疗。

（3）根据母亲所患结核病的严重程度以及用药情况综合考虑决定是否哺乳，国内外存在不同的观点，由于抗结核药物的潜在不良反应，且多数药物能从乳汁分泌，母亲产后服药期间应尽可能暂停哺乳。

（4）做好终止妊娠健康教育，对于需要接受抗结核治疗却不接受终止妊娠的患者，应告知药物对未发育成熟的胎儿可能导致畸形、死胎等不良后果；对于接受终止妊娠手术患者，做好人工流产及中期引产终止妊娠的健康教育。

（5）育龄期新发结核病患者，尽早告知避孕的必要性和重要性。对妊娠期间出现低热、咳嗽、乏力现象半月以上，应尽早明确诊断，及时处置；对结核并闭经者应常规进行妇科检查；对既往有肺结核史或有密切接触史者，或者准备进行辅助生殖技术者，均应在妊娠前进行全面的结核排查。

（6）患者出院后注意：休息，加强营养，提高机体抵抗力；养成良好卫生习惯；重点强调必须坚持规律用药；遵医嘱按时复查。

五、护理评价

经过治疗和护理，患者达到以下标准：

（1）孕产妇熟悉结核诊治过程中药物及疾病对母亲和胎儿的影响，能够自行决策。

（2）能够自我观察，能采取正确的自我护理措施，体温正常。

（3）能够积极配合治疗并主动预防疾病传播。

（4）能够配合避孕，及时复查。

（5）依从性强，能够顺利完成治疗。

（冯雁）

第七节　结核病合并艾滋病患者的护理

一、概述

艾滋病（Acquired Immunodeficiency Syndrome，AIDS）是人类免疫缺陷病毒（Human Immunodeficiency Virus，HIV）感染引起。人体感染 HIV 后，机体免疫系统受破坏，免疫功能急剧降低，容易合并各种机会性感染，尤以结核杆菌感染为主。肺结核是艾滋病最常见的机会性感染，也是引起患者死亡的重要原因。近年来结核病疫情呈上升趋势，艾滋病疫情也日益严重，艾滋病合并肺结核正逐年增多。肺结核加重了 HIV 感染者的病程发展，缩短了他们的寿命，而艾滋病的流行又加速了肺结核的传播。结核病和艾滋病同时传播已成为世界范围严重的公共卫生问题。

二、护理评估

（一）健康史评估

（1）评估流行病学史及密切接触史、疫苗接种史。

（2）有无输血史、静脉吸毒史、家族史以及社交情况。

（3）遵循及早、全面、动态、慎重、咨询、保密的原则，从多方面探查 HIV 感染的可能线索，包括发病程度以及近期治疗情况。

（4）评估患者有无不洁性接触史及冶游史。

（5）评估患者有无免疫力低下的表现。

（6）评估患者对疾病的认识程度、心理社会状况及生活自理能力。

（二）临床症状评估

1. 评估呼吸系统症状

呼吸系统症状不典型，严重免疫功能损害使疾病超出常规形态，此类患者临床表现更为复杂多变，易被漏诊、误诊，部分患者有慢性咳嗽、咳痰、胸痛、痰中带血或咯血。

2. 评估全身症状

（1）感染初期，有发热、乏力、咽炎、头痛、口腔、食管或生殖器黏膜溃疡等非典型症状出现；逐渐会出现鹅口疮、口腔黏膜白斑、复发性带状疱疹及发热、体重减轻的全身症状；进一步会出现由细菌、病毒、真菌（如念珠菌）、寄生虫（如卡氏肺孢子虫）等引起的各种机会性感染，症状体征复杂多样，相互重叠。

（2）严重感染时，常有长期发热、体重减轻 >10%、慢性咳嗽、慢性腹泻、全身瘙痒性皮疹（皮炎）、全身淋巴结肿大、神经精神表现等复杂多样的症状和体征。

（3）随着免疫功能削弱，肺外结核及播散性结核多见，结核分枝杆菌大量繁殖，经血循环向全身播散，引起多系统多器官结核病变。以淋巴结结核最多，其次为结核性胸膜炎、脑膜炎及心包积液等。

（三）辅助检查评估

1. 实验室检查

（1）HIV 抗体检查阳性。

（2）免疫学检测 CD4$^+$ 细胞计数减少、CD4$^+$ 与 CD8$^+$ 比值下降等。

（3）结核菌素（PPD）试验阳性率低。

（4）痰结核菌检查阳性率低。结核分枝杆菌痰涂片检查阴性，但血液培养可分离出结核分枝杆菌。通过纤维支气管镜刷检、灌洗液涂片和培养检查，或纤支镜下肺活检可提高检出率。

（5）其他检查包括血常规、红细胞沉降率、抗-HCV lgM 及 HCV-RNA、抗巨细胞病毒（CMV）-IgM、HB$_S$Ag 及抗 HBC、痰培养及穿刺液检查等。

2. X 线检查

（1）HIV 感染早期并发的肺结核，X 线表现与单纯肺结核相似。

（2）艾滋病并发的肺结核，常有以下特点。

①病变呈播散性，双肺弥漫性粟粒样病变多见，也可呈弥漫性间质浸润。

②病变广泛，可伴有肺门纵隔淋巴结肿大，可侵及多个部位，

③常伴有胸腔积液、腹腔积液、心包腔积液。

3. CT 检查

CT 主要表现为肺段阴影、小叶融合阴影及腺泡样结节等多种病灶阴影共存，呈双肺随机分布，病灶中心浓密，周围浅淡而模糊。

（四）心理－社会评估

（1）评估患者精神及情绪是否稳定，有无恐惧、焦虑、抑郁、悲观等不良心理及报复、自杀等倾向。

（2）评估患者经济情况、家庭及社会的支持情况。

（3）评估患者对疾病认识程度、对治疗配合度。

三、常见护理诊断/问题

（1）焦虑/抑郁/恐惧　与预后不良、疾病折磨、担心受到歧视有关。

（2）气体交换功能受损　与肺内感染有关。

（3）营养失调：低于机体需要量　与慢性腹泻、胃肠道吸收不良、厌食，或口腔、食管黏膜的损害有关。

（4）有感染的危险　与免疫功能受损有关。

（5）有皮肤完整性受损的危险　与腹泻以及慢性生殖器官的念珠菌或疱疹损害引起的表皮剥脱有关。

（6）有传播感染的危险　与血液及体液具有传染性有关。

（7）知识缺乏　缺乏药物治疗、家庭护理、感染控制的知识。

（8）潜在并发症　机会性感染、败血症、皮肤破溃、跌倒等。

四、计划与实施

（一）心理护理

患者担心受歧视，担心被社会、家庭抛弃，针对患者不同的心理、文化背景、社会状况以及不同的个性，提供不同的心理支持。

（1）与患者多沟通，了解患者的心理状态，及时有效地进行心理疏导。

（2）帮助患者提高认知和应对能力，尽量掌握患者的详细病史和目前的病情、心理、家庭和社会背景，保护患者的隐私。

（3）巧妙运用同伴教育的方式，引导患者间的相互正向交流，使其寻找到可靠的寄托和精神支柱，让患者有信心配合治疗。

（4）患者多有否认、敌对、焦虑、悲观、绝望等心理，护理人员应不歧视艾滋病患者，做好家属的思想工作，实行保护性治疗；针对不同患者、不同发病时期出现的心理问题，提供个性化心理护理。

（二）症状护理

患者出现体重下降、乏力、发热、咳嗽、胸闷、气促、腹泻等症状，并持续多日以上，严重影响了患者的生活质量和治疗信心。

1. 咳嗽咳痰护理

根据患者情况给予合适氧疗，减轻患者呼吸困难，并指导患者进行呼吸功能锻炼，必要时雾化吸入，指导患者有效咳嗽排痰，吐痰时用纸包裹后再丢入带盖黄色垃圾桶统一收集焚烧。

2. 腹泻的护理

卧床休息，排便后用温水清洗肛周皮肤，防止皮肤破裂，并涂以凡士林保护。鼓励患者饮用果汁以补充丢失的水分和电解质，腹泻频繁者可遵医嘱给予止泻剂，严重者静脉补液，以维持水、电解质平衡。

3. 皮肤及黏膜护理

加强皮肤、口腔护理，预防继发感染。床单位应平整、干燥、清洁，对卧床患者定时翻身、拍背以防发生压力性损伤和肺部感染；保持口腔清洁，预防口腔黏膜破损或继发感染，必要时遵医嘱给予抗生素，口唇干裂时可涂润滑剂。

（三）用药护理

结核病并发 HIV 感染治疗原则和方法与 HIV 阴性患者相同，结核病可以治愈，但复发率与病死率更高，抗结核治疗及抗 HIV 治疗同步进行，可显著提高患者生活质量，并延长生命。

（1）及早进行抗结核治疗，化疗应遵循早期、联合、适量、规则、全程的原则。

（2）告知患者应坚持规律用药，完成规定疗程，90% 以上的初治肺结核患者原则上是可以治愈的，坚定患者治疗的信心。

（3）护士应注意做好用药指导，抗结核药和抗病毒药均有不良反应，患者常常因药物的不良反应而中断治疗，用药过程中注意有无胃肠道反应、肝肾毒性、神经系统毒性等，出现反应及时报告医师，并配合处理。

（四）加强消毒隔离

（1）将患者安置在独立的病房进行保护性隔离，患者抵抗力低下，易发生机会性感染。

（2）应特别注意血液、体液隔离，所有患者用物按规定处理。

（3）所有操作均实行标准预防，严格防范院内感染。

（五）医源性感染控制

（1）医源性感染控制是预防艾滋病传播的关键之一，主要包括防止体液和血液传播，防止患者用过的锐器误伤而造成感染。若医护人员皮肤被锐器损伤按以下流程处理：

①从近心端向远心端轻轻挤出血，然后用清水冲洗伤口。

②局部用 75% 乙醇或 0.5% 碘伏擦拭消毒后包扎。

③预防性用药应当在发生 HIV 职业暴露后尽早开始，最好在 4 小时内实施，最迟不得超过 24 小时；超过 24 小时的，也应当实施预防性用药。预防性用药方案分为基本用药程序和强化用药程序。

基本用药程序：两种反转录酶抑制剂。

强化用药程序：强化用药程序是在基本用药程序的基础上，同时增加一种蛋白酶抑制剂，均使用常规治疗剂量，连续服用 28 天。

④必要时 24 小时内注射丙种球蛋白，皮肤接触到患者的血液或体液应立即用肥皂水和清水冲洗。若患者的血液、体液意外进入眼、口，应立即用清水或生理盐水冲洗。

⑤上报不良事件，抽血检查并 3、6、12、24 个月跟踪复查。

（2）患者的痰液、呕吐物、排泄物用含氯消毒液浸泡 4 小时后进行处理。

（3）盛放标本的容器必须坚固，以防渗漏与破损，容器外不得污染并有特殊标记，标本须经消毒处理后再丢弃。

（4）实施治疗护理时，需穿隔离衣，戴一次性手套，接触被 HIV 阳性污染的血液和体液时需戴双层手套。

（5）尸体料理时戴口罩、手套、穿隔离衣，所有伤口、针孔应用含氯消毒剂消毒处理，再用防水敷料包好，用浸透含氯消毒剂的棉球将身体七孔填塞，用一次性尸单包裹尸体，在外面做好隔离标志。房间物品必须进行严格的终末消毒。

（六）健康教育

1. 做好用药指导

详细讲解药物治疗的不良反应和应对方法，使患者密切配合治疗及护理。

2. 教会患者自我观察

熟悉感染的症状和体征，学会必要时采取应急措施和恰当的护理措施。

3. 加强生活指导

注意个人卫生，尽量避免到公共场所，不要接触有传染性疾病的患者，颈部淋巴结肿大、有皮疹者，不要穿高领、紧身衣服及用手搔抓，以免擦破皮肤导致感染。教会家属掌握自身防护的知识和方法，直接参与护理者应注意皮肤有破损时不能接触患者，必须戴手套。

4. 预防疾病传播指导

根据患者感染的途径，有针对性地帮助和指导他们戒除不良行为，如静脉吸毒患者尽量劝其戒毒；节制性生活，进行性生活时使用双层避孕套，包括双方均为 HIV 感染者，可防止其他致病菌交叉感染；注意避孕；禁止哺乳、献血、捐献组织和器官。生活中发现皮肤、黏膜损伤要妥善包扎，防止血液污染物品；注意呼吸道隔离，防止结核病传播。

5. 休息与活动指导

将患者安置于安静、舒适的隔离病室内，采取严格的血液、体液隔离措施的同时，实施保护性隔离，防止各种机会性感染。急性期应绝对卧床休息；稳定期或无症状感染者可从事正常工作、学习，适当进行一些力所能及的活动，使活动耐力逐步提高，但应避免劳累。

6. 饮食护理

补充营养，指导患者进食高蛋白、高热量、高维生素、低脂肪饮食，注意少食多餐。每天进适量的水果和蔬菜，提供多种维生素和矿物质，以增强机体的抵抗力，维持机体的正常功能。嘱患者进食适量的肉类、鱼、蛋、奶及豆制品。呕吐者可遵医嘱在饭前30分钟给予止吐药，腹泻但能进食者应给予少渣、少纤维素、高蛋白、高热量、易消化的流质或半流质饮食；不能进食、吞咽困难者给予鼻饲或遵医嘱静脉营养治疗；每周测体重 1 次。

五、护理评价

经过治疗和护理，患者达到以下标准：

（1）症状明显改善，营养状况良好。

（2）能够自我观察，了解感染的症状和体征，知晓病情加重表现，知晓采取应急措施和恰当的护理。

（3）保持良好的心理状态，树立战胜疾病的信心。

（4）患者治疗依从性提高，能够积极配合治疗并主动预防疾病传播。

（5）未发生其他部位感染及护理并发症。

（冯雁）

第八节　肺结核合并精神病患者的护理

一、概述

精神病患者是结核病患者中的一类特殊人群，肺结核可以合并各种精神疾病，常见合并精神障碍有焦虑障碍、抑郁障碍、精神分裂症、双相情感障碍等。临床以合并精神分裂症最多见，该患者常常伴有不寻常的行为方式和态度变化，临床表现错综复杂，可出现各种思维障碍、感知觉障碍等精神症状，常表现为妄想、幻觉，以言语性幻听最为常见。有资料显示两病共存发病率 0.93% ~ 18%，明显高于正常人群。由于两者均是严重危害人类身心健康又各具特殊性质的疾病，若同时患有此两种疾病，不但给患者及家庭带来巨大的精神压力，同时也增加了治疗和护理的难度。对于这类患者既要重视躯体护理，又要重视精神护理，针对患者的病情和心理特点，针对性、个体化地开展护理干预，使患者早日康复，回归社会。

二、护理评估

（一）健康史评估

（1）评估既往史、家族史，有无与肺结核患者的密切接触史。

（2）评估患者精神障碍严重程度、是否有自伤或伤人隐患、治疗配合度。

（3）有无精神异常的诱发因素，以及是否长期服用可能诱发精神异常的药物，如异烟肼等。

（4）了解患者生活环境、居住条件和家庭经济状况。

（二）临床症状评估

（1）评估患者是否具有结核病的临床表现，如发热、疲乏、盗汗、消瘦等慢性结核中毒症状。

（2）精神、行为的改变，如焦虑、抑郁、幻觉、妄想、情感活动不协调，情感淡漠、兴奋、冲动、伤人，行为被动、退缩、情感活动高涨，易激惹、夸大自我能力、话多、精力旺盛、睡眠量减少等。

（3）全身症状：可伴有全身倦怠无力、头痛、胸闷、心悸、呼吸困难、口干、食欲减退、尿频、尿急、出汗、震颤和躁动不安等躯体症状，但由于早期的精神行为异常症状不典型，易被家属忽略。

（三）辅助检查评估

（1）精神状态检查：通过与患者及家属沟通交流，进行病史采集，了解患者的外表与行为、言谈与思维、情绪状态、感知、认知功能及自知力情况。对不合作的患者，需要通过细心观察其外貌、言语、面部表情、动作行为等进行评估；对伴有意识障碍者，应从定向力、注意力等几个方面评估。

（2）躯体与神经系统检查：许多躯体疾病会伴发精神症状，精神障碍患者也会发生躯体疾病，应对患者进行全面的躯体及神经系统检查。

（3）实验室检查：在躯体疾病、精神活性物质及中毒所致的精神障碍中，实验室检查可以提供确诊的依据。

（4）脑影像学检查 CT、MRI：可以了解大脑的结构改变，功能性磁共振成像（MRI）、单光子发射计算机断层成像（SPECT）、正电子发射断层成像（PET）可以使我们对脑组织的功能水平进行定性、定量分析，有助于我们进一步了解神经障碍的神经生理基础。

（5）神经心理学评估：由经过专门训练的神经心理学专家完成。评估内容包括智能检查以及对人格的评估，对学习困难儿童进行的阅读、书写方面的评估。

（四）心理 - 社会状况

肺结核患者往往需要采取隔离措施，且治疗周期长，在用餐、活动范围、探视人员及用具使用方面均受到限制，失去了与家人的密切接触。而精神病患者普遍存在着对外部环境刺激的易受伤害性，当同时罹患结核病时会加重患者心理障碍，出现一系列的心理问题和心理反应，其中焦虑、恐惧、抑郁是最常见的情绪反应，这些负面情绪可严重妨碍患者康复。

三、常见护理诊断/问题

（1）气体交换受损　与肺部病变有关。

（2）营养失调：低于机体需要量　与患者进食减少及疾病消耗增加有关。

（3）有自伤的危险　与患者的精神障碍有关。

（4）有暴力行为的危险　与受幻觉、妄想支配所致或恶劣情绪有关。

（5）生活自理能力缺陷　与患者存在精神障碍有关。

（6）急性意识障碍　与精神障碍或极度兴奋有关。

（7）自我认同紊乱　与患者自我发展迟缓、家庭系统功能不良、缺乏正向反馈有关。

（8）睡眠形态紊乱　与疾病所致中枢神经系统长期损害有关。

（9）焦虑　与担心疾病预后、神经功能障碍、需要未满足等有关。

（10）知识缺乏　缺乏肺结核和精神病相关方面的知识。

四、计划与实施

精神病患者本身缺乏主诉，不能主动、客观地反映病情，个人生活自理能力差，饮食起居不规律等因素造成机体抵抗力下降，容易感染结核分枝杆菌；精神病患者住院病程越长，其患肺结核的比率越高。精神病患者合并肺结核后，由于受到精神症状的影响，不主动服药、不配合治疗，甚至拒绝治疗，容易成为新的传染源，该疾病患者的护理以呼吸道护理为主，同时兼顾一般生活、精神、心理等综合护理，方可有效地控制结核病症状，促进疾病的痊愈。

（一）安全护理

精神病患者由于精神行为异常，尤其症状活跃期的患者，危险行为发生率很高。因此，加强病区安全管理，创造一个安全、舒适的休养环境，是保证精神病患者治疗的首要工作。病区的药品、危险物品要妥善保管，定期检查安全设施，门窗损坏应及时维修。急性期患者安排单独病房，给予一级护理，清除一切危险物品；各班按要求严格交接班，护理人员要经常巡视病房，密切观察患者的病情变化，多与患者沟通，使患者对所患疾病的知识及转归有所了解；对患者的危险行为要有充分的预见性，并采取有效的安全预防措施，防止患者给自己和他人带来伤害以及对环境造成破坏。

（二）用药护理

（1）抗精神病治疗原则：足剂量、足疗程、全病程治疗，药物治疗要服用两种或两种以上的药物，一般从低剂量开始，逐渐滴定到有效治疗剂量，严格遵医嘱长期用药。

（2）有些抗精神病药物对肝、肾功能和心血管有不同程度的影响，所以在合并药物治疗时首先要选择副作用相对小的药物。

（3）精神疾病伴发肺结核患者的抗结核治疗方案与普通肺结核无明显差异，但在药物选择时慎用易导致精神症状的抗结核药物。

（4）此类患者必须由护士协助监督患者服药，可建立服药卡，温馨提示患者所服的药名、用法、不良反应及注意事项，并注意向患者及家属进行宣教，以取得配合。护士发药后，必须检查患者口中有无未吞服的药物，真正做到发药到手、看服到口、服后再走。

（5）有研究表明，抗结核药物利福平可显著降低氯氮平血药浓度和疗效，导致精神分裂症阳性症状加重，或原有稳定的精神病性症状波动，使抗结核疗程和疗效受到影响。异烟肼和利福平合用后肝功能受损机会明显增多，有些抗精神病药对肝脏有不同程度影响，会导致转氨酶升高；两类药物合用时，会加重肝脏损害。因此，要重视两类药物之间可能出现的相互作用，使抗精神病药与抗结核药物形成最佳组合，治疗期间要定期检查肝功能、血常规、心电图等，以确保临床疗效及用药安全。

（三）病情观察

（1）肺结核合并精神病患者常常存在自知力障碍，因此，要严密观察并仔细辨认患者的躯体症状和精神症状，特别要注意危险征兆，如咯血、气促、自杀、自伤及伤人毁物行为，一旦出现要立即处置。

（2）注意观察治疗效果和不良反应。抗结核药大多存在较重的不良反应，尤其是对重要器官的毒性，因此，要密切观察并采取有效措施预防和缓解药物不良反应。

（四）基础护理

结核病是一种消耗性疾病，疾病过程中大多数患者会出现疲乏无力，导致生活能力下降，而精神疾病大多会造成患者生活自理能力缺陷，因此，加强基础护理对肺结核合并精神病患者显得极为重要。要特别关注患者的饮食、作息和个人卫生。

1. 饮食方面

按照少量多餐进食原则，给予患者易消化、高热量、高维生素、高蛋白饮食，使自身抵抗力得到增强。由于发热，应鼓励患者多饮水。康复阶段加强对食物的调配以保证患者有充足的营养供给。患者有时出现拒食的情况，要分析原因，采取相应的对策确保进食，个别患者可能因为暴食或药物不良反应引起噎食，要予以重视。

2. 作息方面

病情允许下督促患者活动，如散步、做操等。精神病患者生活懒散，为患者安排好作息制度，创造舒适安静的环境，并督促患者按时作息，保证患者有充足的休息和睡眠时间，对于失眠患者，要分析失眠原因采取针对性措施，安排适量的活动，以改善患者的机体状态，增加机体的抵抗力。

3. 个人护理方面

大部分精神病患者自知力缺乏或不完整，常常会不讲卫生，随地吐痰，医护人员应耐心、细致地对他们进行教育，并督促和协助勤洗漱、勤换衣，保持床单位整洁。

（五）消毒隔离

结核病是一种传染性疾病，因精神病患者往往不配合治疗与护理，更易造成结核病的传播，为患者配备专用的生活用品，并定期消毒。指导患者咳嗽、打喷嚏时掩住口鼻，将痰吐在有盖容器中。保持室内通风，并定期进行空气消毒。

（六）心理护理

由于缺乏有关医学知识，认为某些抗结核药物可诱发和加重精神疾病，同时担心抗精神病药会对结核病治疗不利，护士应和主管医师配合，充分运用沟通技巧，与患者和家属建立相互信赖的治疗性关系，增强治疗信心。在患者精神症状缓解期，通过加强自知力教育，提高治疗依从性，促进患者早日康复，回归社会。

（七）健康指导

（1）向患者、家属、探视者讲解结核病防治的一般知识，对肺结核痰菌阳性患者，重点宣传肺结核隔离的必要性。如到室外走动应戴口罩，痰液吐到专用有盖杯或纸巾上，或收集于专用污物袋里再焚烧；与他人说话时应保持 1 米距离，咳嗽时不可面对他人，应捂住口鼻，以防止带菌飞沫传播；保持居室通风，床上用品阳光下晾晒消毒；进行适度运动，增强体质，并完成力所能及的工作。

（2）戒烟禁酒。吸烟、酗酒导致营养不良、空气污染、抵抗力下降是结核病家庭传染的重要因素，耐心教育患者使他们能自愿戒烟禁酒，积极配合治疗。

（3）向患者及家属详细说明坚持规律用药、全程用药的重要性，详细介绍服药方法、药物的剂量和副作用。

（4）指导患者合理安排生活、保证充足的睡眠和休息时间。注意营养搭配和饮食调理，增加机体抗病能力，避免复发。

（5）对患者及家属提供心理咨询和社会支持，及时处理焦虑、抑郁等负面不良情绪，使患者保持平稳的情绪和心态。

（6）康复过程中注意检查服药情况，定期复查。如出现精神症状应及时就诊。在医护人员指导下完成全程抗结核治疗。遵医嘱按时到医院复查肝、肾功能，血常规，胸部 X 线等，完成全疗程后遵医嘱停药。

五、护理评价

通过治疗与护理，患者达到以下标准：

（1）患者结核症状缓解，无幻觉、妄想，有良好的认知力与配合度。

（2）未发生自伤或伤人的事件。

（3）营养状况得到改善。

（4）睡眠质量好，基本生活能够自理。

（5）掌握疾病的基本知识，正确对待疾病，有稳定良好的心态。

（冯雁）

第十章　结核病的外科护理

第一节　结核球的外科护理

一、概述

结核球是继发性肺结核的一种。是由纤维组织包绕干酪样结核病变或阻塞性空洞被干酪物质充填而形成的球形病灶。一般为单个，直径 1~3 cm，多位于肺上叶。一般表现为球形块状影，轮廓清晰，密度不均匀，可含有钙化灶或透明区，周围可有散在的纤维增殖性病灶，常称为"卫星灶"。它是相对稳定的一个病灶，可长期保持静止状态，但机体抵抗力下降时，可恶化进展。结核球多见于青壮年，临床症状包括咳嗽、胸闷、胸痛，以及乏力、盗汗、低热等典型结核中毒症状，多数患者既往罹患肺结核。

二、手术适应证

（1）抗结核治疗 18 个月，痰菌阳性，有咯血者。
（2）直径 >3 cm 的结核球。
（3）不排除肺癌者。

三、护理评估

（一）健康史评估

（1）了解患者及家庭成员是否有结核病病史。
（2）了解其发病情况。
（3）是否接受抗结核治疗及疗效。
（4）是否有药物相关不良反应。
（5）有无其他呼吸道感染病史。
（6）有无其他呼吸道高危因素。

（二）身体状况评估

肺结核为慢性消耗性肺部疾病，临床表现主要在呼吸系统。

（1）患者有无胸痛、气促、咳嗽、咳痰、咯血，了解痰液的颜色、性质及量。

（2）患者有无发热、消瘦、食欲减退、乏力、盗汗、贫血等慢性全身中毒症状等。

（3）评估胸部有无塌陷、肋间隙变窄、气管、纵隔向患侧移位等体征。

（三）辅助检查评估

（1）血常规白细胞计数是否升高、中性粒细胞比例是否增高。

（2）红细胞计数和血红蛋白值是否降低、白蛋白是否降低。

（3）痰及肺泡灌洗液细菌培养结果。

（4）胸部 X 检查是否有胸膜增厚、肋间隙变窄。

（5）CT 有助于发现微小、隐匿病变，增强 CT 可观察血管情况，对治疗及病理性质的判断有一定辅助价值。

（6）结核分枝杆菌检查，可评估是否排菌，指导做好消毒隔离工作。

（7）支气管镜检查，直观判断病变的范围、性质，同时可取标本做病理学、细菌学、细胞学检查。

（四）心理－社会评估

评估患者及家属对此病的认知及所造成的心理反应。结核球是结核病发展的一个阶段，较长的病程、长期的服药、他人的眼光、治疗的费用都对患者产生心理压力，会出现焦虑、恐惧等心理反应，从而对治疗产生负面影响。

四、常见护理诊断/问题

（1）营养失调：低于机体需要量　与长期疾病消耗导致营养不良有关。

（2）焦虑/恐惧　与结核病病程长、治疗周期长，疾病传染性有关。

（3）清理呼吸道无效　与分泌物过多、咳嗽无效或不敢咳嗽、伤口疼痛有关。

（4）疼痛　与炎症刺激、手术切口有关。

（5）体温过高　与感染有关。

（6）潜在并发症　出血、肺不张、支气管胸膜瘘。

五、计划与实施

（一）术前护理

结核球患者因长期结核感染，往往有慢性消耗症状，临床表现可包括贫血、营养不良等。对于此类患者，为保证其全身状况足以耐受手术，需要进行如下的准备：

1. **全身情况评估**

对全身各主要脏器进行检查，了解患者是否同时患有其他系统疾病，评估对手术的耐受力。

2. **呼吸道准备**

（1）嘱患者术前严格禁烟、戒酒2周，适量饮水，避免着凉、防止感冒。

（2）指导患者进行呼吸功能锻炼：如腹式呼吸、缩唇呼吸及使用呼吸功能锻炼器，改善肺功能，提高患者手术耐受力，减少术后并发症的发生。

（3）呼吸道雾化吸入，促进痰液排出，缓解呼吸道高敏感性，有助于预防术后并发症。

（4）指导患者适当运动：鼓励患者做上下楼运动，时间以患者耐受限度为准，一天2~3次；室外散步或慢跑，两项活动交替进行；原地蹲起运动，每次从5个开始逐渐增加，每日2~3次。

3. **一般术前教育**

对患者进行相关知识的教育，了解患者的问题并给予解答。指导患者床上练习大、小便器的使用、有引流管时的翻身方法和注意事项，缓解其恐惧心理。为患者提供相对舒适的休息环境，保证睡眠等。

4. **心理护理**

该病多为慢性病，患者遭受疾病折磨，且部分丧失劳动能力，存在负面情绪，因此需与患者及家属多进行沟通，建立起良好的护患关系，了解患者对疾病、手术的恐惧、焦虑等负面情绪，做好患者的解释工作，树立对治疗的信心，减轻患者对手术的焦虑，有利于手术的配合。

5. **手术区皮肤准备**

术前一日，做好患者全身的皮肤清洁，必要时备皮并消毒皮肤，更换清洁病服。

6. **饮食与营养**

了解患者的饮食情况，评估其营养状况。根据评估结果，采取有效手段改善患者术前的营养情况，对手术成功率和患者术后恢复情况皆有正面效应。具体方法为：进食高蛋白、高热量、易消化的食物，必要时可请营养科医师会诊为患者制订科学合理的饮食计划，督促患者遵照执行。饮食调养无法满足机体需要、患者存在严重营养不良、难以进食、罹患消化系统疾病致吸收不良时，可考虑肠外营养，如复方氨基酸、脂肪乳、白蛋白、血浆等。

7. **控制感染**

结核病患者常合并其他感染或其他疾病，术前合理使用抗生素，使用雾化吸入治疗促进痰液排出，有利于预防术后呼吸道感染。

8. **抗结核药物治疗**

原则上术前系统抗结核治疗，关注疗效及是否存在药物不良反应，并行药敏检查，保留 1～2 种未使用过且敏感的药物备用。

（二）术后护理

1. 全麻术后监护

患者术后经麻醉复苏室苏醒后返回病房，床头常规使用多功能监护仪，密切观察患者生命体征变化，特别是面色、呼吸及血氧饱和度，必要时给予氧气吸入，注意保暖。麻醉未清醒给予去枕平卧位，头部偏向一侧以防呕吐物误吸。麻醉清醒后生命体征平稳者，6 小时后采用低半卧位，之后采取半卧位，使膈肌随重力下沉，利于患者呼吸和胸腔引流，注意保持患者舒适体位。

2. 口腔护理及饮食指导

患者术后返回病房用棉球棒蘸温水擦拭口腔及口唇，6 小时后给予少量温水口服，若无呛咳或胃腹部不适，可进食少量流质饮食，24 小时内逐渐过渡到高营养且易消化的普通饮食，注意保持口腔卫生。

3. 早期血栓预防

对患者进行血栓风险评估，麻醉未清醒前给予下肢按摩及被动活动；清醒后鼓励主动下肢屈伸活动，预防下肢深静脉血栓形成，必要时遵医嘱使用抗血栓药物。

4. 疼痛护理

术后伤口的疼痛、较紧的包扎都将对患者的舒适造成不同程度的影响，患者多因疼痛而不敢咳嗽、深呼吸或变换体位，导致肺部分泌物潴留引发肺炎、肺不张等。此外疼痛影响患者睡眠，不利于预后及康复。因此，必须重视患者疼痛，合理处置，护理措施包括：

（1）术后鼓励患者表达疼痛的感受，协助其取舒适的体位，减少压迫，做好心理护理，营造舒适的环境。

（2）教会患者视觉测量法判断疼痛程度，术后主动与患者进行沟通，倾听患者关于疼痛的主诉，及时通知医师。

（3）通过转移患者注意力减少对疼痛的关注，同时多与患者家属交流，选择患者感到愉悦的话题。

（4）对难以耐受疼痛或者非药物疗法效果不佳的患者，遵医嘱使用镇痛药物，包括舒芬太尼、喷他佐辛、曲马多等，同时注意观察镇痛药的不良反应。

5. 呼吸道管理

肺楔形切除术后易并发肺不张、肺部感染。因此，患者术后的呼吸道管理不容忽视。除术前呼吸锻炼、术后合理镇痛等处理外，还应采取雾化吸入、叩背排痰，鼓励患者咳嗽、咳痰。对可耐受的患者经常变换体位，定时听诊患者肺部，确认肺复张及恢复情况。

6. 功能锻炼

若患者病情稳定，鼓励并协助患者早期下床活动，行床边站立或坐在椅子上，如无不适可搀扶患者绕床在室内缓慢行走，后逐渐增加到病房走廊及上下楼梯活动，强度以无不适为宜。

7. 药物应用

遵医嘱及时正确执行各项治疗，根据患者病情及年龄控制输液速度，并合理安排各类药物的输注顺序。

8. 胸腔闭式引流管的观察及护理

（1）详见第十五章第九节胸腔闭式引流术配合及护理的术后护理部分。

（2）观察引流液的颜色、性状、量、速度、气体逸出情况及水封瓶内水柱波动情况，根据患者病情及医嘱调整观察频率。发生下列情况时，应通知医师处理：

①引流装置中出现大量鲜红血液、引流物浑浊或有沉淀、脓栓。

②术后引流患者血液量 > 200 mL/h。

③乳糜胸患者引流量 > 200 mL/d。

④引流装置内大量气体突然逸出、气体逸出突然停止或气体持续逸出。

9. 伤口护理

检查伤口敷料是否干燥、有无渗血、渗液，发现异常及时通知医师。一般胸部伤口 7~9 天可拆除缝线。

（三）健康教育

（1）饮食指导，以高蛋白、高维生素饮食为宜。

（2）指导患者坚持患侧肢体功能锻炼，最大限度恢复患侧肢体功能。

（3）按照早期、联合、适量、规律、全程原则继续抗结核治疗，并注意观察药物不良反应。

（4）进行呼吸功能锻炼，促进呼吸功能恢复。

（5）定期随诊复查。

六、护理评价

经过治疗和护理后，患者达到以下标准：

（1）呼吸功能改善，无气促、发绀等缺氧征象。

（2）能正确进行有效咳嗽、咳痰，呼吸道通畅。

（3）患者能遵医嘱正确使用抗结核药物，防止疾病的复发。

（4）营养状况改善，以积极的心态面对疾病，配合治疗。

（5）能识别术后并发症先兆，并采取有效预防措施。

（周毅）

第二节　结核性脓胸的外科护理

一、概述

肺结核除原发灶外，往往还累及其他器官、其他部位造成病损。其中，结核性脓胸是一种慢性进展，严重影响患者胸部外观及呼吸功能的严重并发症。结核性脓胸有粘连重、术中出血多，兼有肺组织破坏的特点。患者晚期往往出现胸壁塌陷等不可逆变化，成为结核病治疗的一大难题。结核性脓胸若能及早发现、给予恰当的治疗，是可以预防这些不良后果的。因此，在临床工作中对该病的了解是关键点。

二、病因

胸膜腔受到结核分枝杆菌感染，产生的脓液在胸膜腔内累积形成结核性脓胸。该病的主要感染途径是由于肺结核原有的病灶发生破裂，如靠近肺表面的空洞、干酪结节、顺淋巴管扩散的结核感染以及手术中播散导致的胸腔污染。不常见的原因包括：脊柱旁脓肿破溃、胸骨、肋骨结核扩散波及等。

三、发病机制

结核分枝杆菌侵入胸膜腔主要是由于肺结核病灶破裂，如胸膜下干酪病变肺表面干酪空洞向胸腔破溃，肺淋巴结核时淋巴结肿大，淋巴液和结核分枝杆菌逆流至胸膜，结核分枝杆菌经血行到达胸膜，继发于结核性包裹性胸膜炎，其他脏器结核病累及胸膜腔，如脊柱结核、胸骨结核，肺结核手术时污染胸腔等均可导致结核性脓胸。

四、手术适应证

（1）经内科穿刺排脓或放置引流管排脓久治（6～8周）不愈的慢性脓胸。

（2）胸膜增厚压迫肺不张者或出现支气管胸膜瘘者。

五、护理评估

（一）健康史评估

（1）了解患者既往是否有结核病接触史及结核病史。

（2）了解其发病情况。

（3）是否接受抗结核治疗及疗效情况。

（4）是否有药物相关不良反应。

（5）有无其他呼吸道疾病史。

（6）有无其他呼吸道高危因素。

（二）身体状况评估

结核性胸膜炎多呈慢性病程，临床表现主要在呼吸系统。

主要症状：有无胸痛、气促、咳嗽、咳痰，痰量、性质及颜色；胸部有无塌陷、畸形；肋间隙有无变窄、呼吸音有无减弱或消失；胸部叩诊有无浊音等；患者有无发热；有无消瘦、食欲减退、乏力、盗汗、贫血等慢性全身中毒症状等。

（三）辅助检查评估

（1）血常规白细胞计数是否升高、中性粒细胞比例是否增高；红细胞计数和血红蛋白值是否降低；白蛋白是否降低。

（2）痰及脓液细菌培养结果。

（3）胸部 X 检查是否有胸膜增厚、肋间隙变窄等。

（四）心理－社会评估

（1）评估患者有无焦虑、恐惧、抑郁、自卑等心理问题。

（2）评估患者及家属对此病的认知及所造成的心理反应。

（3）评估患者的经济状况。

六、常见护理诊断/问题

（1）气体交换障碍　与脓液压迫肺组织、胸壁运动受限有关。

（2）清理呼吸道低效　与痰液过多、伤口疼痛、不敢咳嗽或咳嗽无效有关。

（3）疼痛　与炎症刺激、手术切口有关。

（4）体温过高　与感染有关。

（5）潜在并发症　出血、肺不张、支气管胸膜瘘。

（6）焦虑/恐惧　担心手术风险有关。

（7）营养失调：低于机体需要量　与摄入不足、消耗增加导致营养不良有关。

七、计划与实施

（一）术前护理

1. 全身情况评估

对全身情况进行检查，评估手术风险，详细了解患者是否同时患有其他疾病及营养状况、心理状况等，充分评估对手术的耐受力。

2. 改善呼吸功能

（1）详见本章第一节结核球的外科护理呼吸道准备。

（2）引流脓液：对于急性脓胸患者应及时控制感染及改善呼吸，可协助医师采取胸腔穿刺、胸腔闭式引流、胸腔插管开放引流等方法引流脓液。

3. 一般术前教育

详见本章第一节结核球的外科护理一般术前教育。

4. 高热护理

对于高热患者给予温水擦浴、冰敷等物理降温措施，鼓励患者多饮水，及时更换汗湿衣物，必要时遵医嘱给予药物降温。

5. 心理护理

详见本章第一节结核球的外科护理心理护理。

6. 手术区皮肤准备

详见本章第一节结核球的外科护理手术区皮肤准备。

（二）术后护理

1. 全麻术后监护

严密监测患者的体温、心率、呼吸、血压、血氧饱和度及神志变化，注意有无呼吸困难、发绀等现象，必要时给予氧气吸入，注意保暖。患者未清醒前给予平卧位，头偏向一侧，以防呕吐物误吸窒息。麻醉清醒且生命体征平稳者，予半坐卧位，以利于呼吸和胸腔引流。有支气管胸膜瘘者取患侧卧位，以防液体流向健侧引起窒息。

2. 维持有效呼吸

结核性脓胸患者术后易并发肺不张、肺部感染，因此术后呼吸道管理尤为重要。胸廓成形术后取患侧卧位，需用厚棉垫、胸带加压包扎，必要时沙袋压迫，控制反常呼吸。鼓励患者加强呼吸功能锻炼，如有效咳嗽、咳痰、吹气球及使用呼吸功能锻炼器，促进肺复张，加速康复。

3. 营养支持

患者意识清醒且无恶心呕吐即可进食，一般先给予流质饮食，逐步过渡到半流质或普食，饮食宜高蛋白、高热量、丰富维生素、易消化，以保证营养，促进机体愈合。

4. 疼痛护理

详见本章第一节结核球的外科护理疼痛护理。

5. 保持有效的胸腔闭式引流

胸腔闭式引流在结核性脓胸术后中占有特殊重要的地位。详见第十五章第九节胸腔闭式引流术配合及护理的术后护理部分。

6. 伤口护理

详见本章第一节结核球的外科护理之伤口护理。

7. 早期血栓预防

鼓励患者在卧床期间进行主动下肢运动，如踝泵运动。病情稳定后鼓励并协助患者早期下床活动，根据自身情况循序渐进加大活动量，以防止下肢深静脉血栓形成，必要时遵医嘱合理应用抗血栓药物。

8. 肢体功能锻炼

术后第二天指导患者循序渐进地开展功能锻炼，如术侧手臂上举、爬墙等。

（三）健康教育

（1）营养指导，嘱患者进食高蛋白、高热量、高维生素饮食。

（2）指导患者早期活动锻炼，利于术后恢复。

（3）严格按照医生制定的抗结核治疗方案规律、全程服用药物，并密切观察药物的不良反应。

（4）进行呼吸功能锻炼，促进呼吸功能恢复。

（5）防感冒和各种感染，感冒或感染时，机体抵抗力低下，疾病容易复发。因此，患者应适当锻炼身体，注意个人卫生，气温变化时随时加减衣服。

（6）定期随诊复查。

八、护理评价

经过治疗和护理后，患者达到以下标准：

（1）呼吸功能改善，气促、发绀等缺氧征象减轻或消失。

（2）疼痛减轻，情绪稳定。

（3）体温恢复正常，并发症得以预防，或得到及时发现和处理。

（4）患者知晓治疗重要性，配合治疗，能识别抗结核药物的不良反应。

（5）营养状况改善。

（周毅）

第三节　胸壁结核的外科护理

一、概述

胸壁结核为最常见的胸壁疾病之一，其病变可能侵犯胸壁各种组织，常见于 30 岁以下的青年人，男性较多。大多数患者症状不明显，或有轻度疼痛。脓肿可自行破溃，形成慢性的、久不愈合的窦道。病变多见于胸前壁，胸侧壁次之，脊柱旁更少。

二、定义

胸壁结核是继发于肺结核、胸膜结核、纵隔或骨结核的一种常见的胸壁软组织、肋骨、肋软骨及胸骨的慢性病。多表现为结核性寒性脓肿或慢性胸壁窦道。可在原有疾病基础上通过直接蔓延，或通过淋巴系统扩散、血行播散等途径侵及而引起寒性脓肿及胸壁窦道，可采取手术方式清除病灶。

三、发病机制

结核分枝杆菌由肺、胸膜的原发病灶侵入胸壁组织，可有 3 种途径。

（1）结核分枝杆菌由肺或胸膜的原发病灶经淋巴侵入胸壁组织，为最常见的感染途径。早期结核病变仅局限于胸壁淋巴结，以及附近的软组织，随着病变的进展，肋骨、胸骨及肋软骨有可能先后受到损害。

（2）肺或纵隔的结核病灶穿破胸膜后直接侵入胸壁各组织，包括胸壁软组织、骨和软骨等。此种病变组织常常和肺、胸膜的原发结核灶相互串联。

（3）结核分枝杆菌经血循环侵入胸壁组织，病原菌破坏肋骨或胸骨，引起结核性骨髓炎。病变进展时可穿破骨质及骨膜，侵入胸壁软组织。不论由哪一种途径侵入胸壁，由于病变扩大，胸壁组织都会受到破坏。

四、临床表现

胸壁结核全身症状多不明显，若原发结核病灶尚处于活动期，患者则有疲倦、盗汗、低热、虚弱等症状。多数患者除存在局部不红、不热、无痛的脓肿外，几乎没有症状，故称为寒性脓肿。若脓肿穿破皮肤，常排出无臭水样的混浊脓液，伴有干酪样物质排出，可经久不愈，形成溃疡或窦道，且其边缘往往有悬空现象。若寒性脓肿继发化脓性感染，可出现急性炎症症状。

五、治疗原则

由于胸壁结核是全身结核的局部表现，故首选全身抗结核药物治疗。有活动性结核时不可进行手术治疗。在上述全身治疗基础上，对于胸壁结核脓肿可行穿刺排脓并注入抗结核药物。手术治疗胸壁结核的原则要求彻底切除病变组织，包括受累的肋骨、淋巴结和有病变的肋间肌、胸膜等；切开所有窦道，彻底刮除坏死组织和肉芽组织，反复冲洗后用健康带蒂肌瓣充填以消除残腔。有时胸壁结核病变可能通过胸膜腔或肺组织，因此应做好开胸手术的准备。术毕胸壁需加压包扎以防止残腔积液；必要时留置引流，24 小时后拔除引流管再加压包扎。

结核脓肿合并化脓性感染时，应先切开引流，待局部感染控制后再按上述原则进行处理。

六、手术适应证

经保守疗法不能治愈或脓肿较大的患者。

七、护理评估

（一）健康史评估

（1）评估患者既往有无结核病史，是否接受正规治疗。

（2）评估是否有结核病密切接触史。

（3）了解患者是否合并其他疾病。

（二）身体状况评估

（1）患者是否有午后低热、盗汗、乏力、食欲不振等全身结核中毒症状。

（2）患者有无咳嗽、咳痰、胸痛、咯血等症状，听诊肺部有无湿啰音，有无呼吸运动减弱等体征。

（3）患者全身营养状况，有无体重下降、贫血、恶病质等表现。

（4）胸壁肿块出现的时间、大小，是否生长迅速，肿块表面皮肤有无红、肿、热、痛。

（5）胸壁肿块是否溃疡、排脓，有无窦道形成，有无特殊气味等。

（三）辅助检查评估

（1）痰细菌培养和药物敏感实验：可能查出痰结核分枝杆菌。

（2）X 线检查、CT 检查：了解病灶的位置、大小和形状，对手术切除范围的制定帮助较大。

（3）活体组织检查（简称活检）：最可靠的诊断方法是从穿刺脓液中找到结核分枝杆菌，或取窦道处肉芽组织病理活检确定诊断。

（4）碘油窦道造影：可了解窦道深度、方向和范围，有助于手术方法的选择。

（四）心理-社会支持状况

（1）患者对疾病的认知程度，对手术有何顾虑和思想负担。

（2）亲属对患者的关心程度和支持力度。

（3）家庭对手术的经济承受情况。

八、常见护理诊断/问题

（1）低效型呼吸形态 与胸廓运动受限、肺组织破坏、肺萎缩有关。

（2）体温过高 与结核感染有关。

（3）营养失调：低于机体需要量　与疾病消耗增加、食欲减退，摄入营养不能满足机体需要量有关。

（4）焦虑/恐惧　与结核病传染性、疗程长、治疗费用较高，担心疾病的预后等因素有关。

（5）潜在并发症　肺部或胸腔继发感染。

九、计划与实施

（一）术前护理

1. 心理护理

（1）紧张焦虑是术前患者普遍存在的问题，护理人员应耐心细致地为患者及其家属讲解手术治疗过程，通过图片、文字等资料，使他们了解疾病相关知识，以达到对手术及预后的初步了解，并且耐心解答他们提出的问题，尽可能地减轻患者紧张的情绪。

（2）做好术前健康知识指导，胸壁结核患者术前术后均要服用抗结核药物，讲解结核药治疗的重要意义，使患者主动接受治疗和护理。

2. 症状护理

如患者胸壁肿块疼痛剧烈，应遵医嘱给予止痛药，并嘱患者及家属对胸壁肿块勿用力按摩挤压，禁止热敷和贴药膏。

3. 做好术前准备

遵医嘱完善各项术前准备，避免呼吸道感染，肿块局部有炎症或感染时，术前应给予抗感染治疗。

4. 饮食护理

饮食疗法是结核病治疗的重要部分，合理的饮食会使疾病向好的方面转归。嘱患者进食高热量、高蛋白、高维生素、易消化食物。

（二）术后护理

1. 全麻术后监测

全麻术后严密进行心电监测，密切观察生命体征、神志变化及伤口情况，准确做好记录，观察胸壁重建术后有无胸壁浮动及反常呼吸的发生。

2. 体位

仰卧位，有引流管者取半卧位，以利于呼吸和引流。如行胸壁重建术后，重建范围伤口不宜受压。

3. 伤口护理

（1）早期伤口护理：胸壁结核病灶清除术后伤口常规放置引流管，接负压引流袋，并行胸带加压包扎，不可过紧，以免影响伤口引流。认真观察引流情况，详细记录引流液的颜色、性质及量。如 24 小时内引流量少于 20 mL 时，可考虑拔除引流管，密切观察伤口渗出情况，及时更换敷料，保证创面干燥，避免感染。

（2）中期伤口护理：引流管拔除后，伤口用棉垫加压包扎 2 周，避免形成残腔而引起复发。加压包扎时，为了防止腋窝皮肤勒伤，可在腋窝处垫上棉垫再包扎，每天检查胸带的松紧度。伤口敷料保持干燥，有渗出及时换药，同时密切观察创面情况，倾听患者主诉。

（3）Ⅱ期愈合伤口护理：对小而深的伤口，先清除坏死肉芽组织，再用异烟肼、链霉素或卡那霉素纱条填塞湿敷，每天换药。创面大且分泌物多的伤口，采取切除坏死组织，露出新鲜肉芽组织，再使用异烟肼、链霉素或卡那霉素纱条湿敷隔日换药的方法。换药时间视情况而定，直至愈合。

4. **呼吸道管理**

鼓励并协助患者进行有效咳嗽、排痰，痰液黏稠者给予雾化吸入，伤口疼痛不敢咳嗽者遵医嘱给予止痛药，必要时给予负压吸痰或纤支镜吸痰。

5. **健康教育**

（1）加强健康教育，使患者主动配合治疗和护理，促进疾病早日康复。

（2）用药指导，胸壁结核患者的化疗遵循早期、联合、适量、规律、全程的化疗原则，在医师的指导下方可停药。

（3）术后恢复期避免过早从事繁重的工作或较剧烈运动，应从事轻体力劳动，做到劳逸结合，防止疾病复发。

（4）注意饮食起居和个人卫生，应适当锻炼身体，气温变化时随时加减衣服，预防感冒。

（5）饮食指导，嘱患者多食肉类、鸡蛋、牛奶、时令蔬菜等高蛋白、高维生素、易消化食物。

（6）定期复查，不适随诊。

十、护理评价

经过治疗和护理后，患者达到以下标准：

（1）患者的焦虑有所减轻，情绪稳定。

（2）患者知道治疗的重要性，配合治疗，无并发症发生。

（3）患者知道饮食的重要性，配合增加饮食，保证必要的营养摄入。

（4）患者能进行有效咳嗽，及时排出气道内分泌物，呼吸功能得到改善。

（5）体温保持正常，无感染发生。

（周毅）

第四节 气管、支气管结核的外科护理

气管、支气管结核是发生在气管、支气管黏膜或黏膜下层的结核病，曾称气管、支气管内膜结核（Endobronchial Tuberculosis，EBTB）。常与肺结核或支气管旁淋巴结核并发，多发生于中青年人，活动性肺结核中有 10% ~ 40% 伴 EBTB。

由于受检查手段的限制，并非所有 EBTB 都能得到诊断。多数支气管结核常继发于肺结核，原发支气管结核极少见，支气管结核女性发病率是男性的 2 ~ 3 倍，各年龄组均可发生。

一、病因和发病机制

气管、支气管结核多继发于肺结核，少数继发于支气管淋巴结核，经淋巴和血行播散引起支气管内膜结核者极少见。

（1）直接接触感染为气管、支气管结核最常见的感染途径。当结核患者将含有大量结核菌的痰液通过气管，或空洞、病灶内的含结核菌的干酪样物质通过引流支气管时，结核分枝杆菌直接侵及支气管黏膜，或经黏液腺管口侵及支气管壁，形成结核病变。

（2）邻近脏器结核病蔓延至支气管，肺实质结核病进展播散时侵及支气管，肺门及纵隔淋巴结发生干酪样坏死时，可浸润或穿破邻近支气管壁，形成支气管结核或支气管淋巴瘘，个别脊柱结核患者的椎旁脓肿可波及气管、支气管，形成脓肿支气管瘘。

（3）结核分枝杆菌沿支气管周围的淋巴管、血管侵及支气管，病变首发在黏膜下层，然后累及黏膜层，这种情况发生非常少。

二、病理生理

根据支气管镜下观察到的主要改变、组织病理学特征以及治疗转归，气管、支气管结核分为以下七种类型：

（1）Ⅰ型（炎症浸润型）以充血及水肿病变为主。表现为气管、支气管黏膜充血、水肿，病变局部黏膜表面可见灰白色粟粒状结节，气道黏膜下组织因肿胀出现不同程度的狭窄。在支气管黏膜处刷检涂片有较高的抗酸杆菌检出率，活检可见支气管组织中以炎性细胞浸润为主，属于结核病变早期组织学改变。

（2）Ⅱ型（溃疡坏死型）以局部溃疡、坏死病变为主。表现为病变区域在充血、水肿的基础上，局部可出现边缘不整、深浅不一的溃疡，溃疡表面覆盖有灰白色干酪样坏死物，溃疡深度随病变轻重各异，轻者仅局限在黏膜层，重者可深达黏膜下层，

并可导致气管、支气管软骨破坏，病变区域触之易出血。抗酸杆菌检出率亦较高，属结核病变损伤的明显期。

（3）Ⅲ型（肉芽增殖型）以局部肉芽组织增生病变为主。气管、支气管黏膜的充血、水肿减轻，病变明显处可见肉芽组织增生，增生肉芽组织将管腔部分阻塞。此时组织学改变处于结核病变损伤向修复期的过渡阶段，活检常可见到较为典型的多核巨细胞及朗汉斯巨细胞。

（4）Ⅳ型（淋巴结瘘型）肺门或纵隔淋巴结结核溃破入气道形成支气管淋巴结瘘。溃破前期表现为局部支气管因淋巴结结核外压、侵袭导致黏膜充血、水肿、粗糙及管腔狭窄；溃破期表现为淋巴结溃破入支气管，形成局部溃疡，白色干酪样坏死物溢入支气管管腔，瘘口周围组织充血水肿；溃破后期表现为炎症消失，组织修复，瘘口肉芽肿形成。

（5）Ⅴ型（瘢痕狭窄型）以瘢痕形成、管腔狭窄病变为主。增生的纤维组织取代了气管、支气管黏膜组织，形成纤维瘢痕，导致所累及的支气管管腔狭窄。此型病变结核趋于稳定或痊愈，刷检查找抗酸杆菌多为阴性，组织活检也很少有异常发现。

（6）Ⅵ（管腔闭塞型）瘢痕狭窄型病变继续进展，形成管腔闭塞。纤维组织增生及瘢痕挛缩导致所累及的支气管开口闭锁或开口狭窄但远端管腔闭锁。

（7）Ⅶ（管壁软化型）受累的气管、支气管软骨环因破坏而缺失或断裂，因失去支撑结构而导致气管、支气管管腔塌陷，形成不同程度的阻塞，尤其以呼气相及胸膜腔内压增高时更明显，病变远端支气管可以出现不同程度的支气管扩张。患者确诊时，结核病变多已稳定或痊愈，可表现为反复非特异性感染。

三、手术适应证

手术治疗的气管、支气管结核为结核性肉芽肿和瘢痕狭窄期病变。

（1）气管狭窄合并严重呼吸困难者。

（2）支气管瘢痕样狭窄超过管腔周径2/3，合并肺内结节病变或伴有明显支气管阻塞症状者。

（3）结核性肉芽肿合并明显支气管阻塞症状者。

四、常见的手术方式

原则上应彻底切除病变的支气管和肺组织。

（一）肺叶切除术

适用于阻塞或狭窄段远端支气管及肺组织有广泛病变，或有不可逆性并发症，叶支气管以下部位狭窄或阻塞者（包括叶支气管本身远端）。

（二）支气管成形术

适用于气管、主支气管或中间干支气管等大支气管的局部狭窄或阻塞，而远端支气管和肺组织没有产生不可逆的变化，或叶支气管内膜病变累及近端主支气管或中间干支气管者。

（三）气管阶段切除重建术

切除病变段气管后，行气管端吻合重建，仍需确定残端内膜有无病变。

五、护理评估

（一）健康史

了解患者既往有无结核病史，近期周围环境中有无结核患者及是否有密切接触史。

（二）身体状况

气管、支气管结核与肺结核的全身症状相同，如乏力、盗汗、午后低热、食欲不振、体重下降等。早期无明显症状，当病变较广泛时出现局部症状，与其病变范围、支气管狭窄、溃疡程度等有关。局部症状为刺激性咳嗽、咳痰、喘鸣及呼吸困难及胸痛。支气管阻塞后产生的肺内阻塞性感染可伴有发热。

（三）辅助检查

1. 实验室检查

血液指标化验、痰结核分枝杆菌检查、分子生物学检测，反复查痰约50%的患者可呈痰菌阳性，分子生物学检测，阳性率高。

2. 纤维支气管镜检查

是确诊气管、支气管结核的重要手段。

3. 影像学检查

气管、支气管结核早期病变局部无明显X线改变。气管有狭窄或阻塞时，断层可见支气管狭窄或阻塞征象，同时伴有肺不张、阻塞性肺炎、局限性肺气肿。CT检查、支气管造影均可显示狭窄、中断或变形甚至阻塞。

（四）心理－社会状况

结核病属于慢性传染病，患者及家属心理负担较大，疾病的转归直接影响患者的家庭和社会生活能力，应了解患者对疾病的认识、顾虑及所造成的心理状况。了解患者对住院及隔离的认识。询问其疾病对工作、学习、经济、恋爱、婚姻、家庭等造成影响及程度。观察是否有不良的心理状态，如恐惧、焦虑等。

六、常见护理诊断/问题

（一）术前护理诊断

（1）焦虑　与结核病的传染性、疗程长、治疗费用较大等有关。
（2）气体交换受损　与气管受压有关。

（3）低效型呼吸形态　与气道阻塞引起呼吸困难有关。

（4）有窒息的危险　与气管狭窄痰液堵塞有关。

（5）知识缺乏　与缺乏结核病的预防和治疗知识有关。

（二）术后护理诊断

（1）有窒息的危险　与全麻有关。

（2）出血　与开胸手术有关。

（3）清理呼吸道无效　与痰液黏稠无力咳出有关。

（4）疼痛　与开胸术后有关。

（5）舒适的改变　与术后 Pearson 固定有关。

七、计划与实施

（一）术前护理

（1）对患者进行详细的护理评估并制定相关护理措施。

（2）协助患者完善各项检查，充分告知患者及家属检查目的、意义及注意事项等。

（3）严密观察病情变化，遵医嘱治疗原发病（糖尿病、高血压等），预防并发症的发生。

（4）做好疾病知识讲解，护士应根据患者文化程度、接受能力、对疾病知识的需求，采用形式多样的方法为其提供相关知识和信息。在治疗过程中要加强沟通，提高患者依从性，坚定患者战胜疾病的信心。

（5）做好基础护理，提供安静、整洁、温馨的病房环境，鼓励患者摄入充足营养，保证睡眠。

（6）做好消毒隔离工作，减少疾病的传播。

（7）心理护理，患者由于病史较长，反复多次治疗后病情仍未得到控制，故对治疗效果产生怀疑。对手术能否成功、能否度过手术危险期、术后是否会影响身体正常形态和生活质量以及工作、学习等存有疑虑，且呼吸困难等症状严重，生活质量受到影响，社会交往明显减少而希望尽快手术。护士及时了解患者的心理变化，采取以开导和讲解为主的措施，做好心理疏导，列举成功实施气管手术的病例鼓励患者，使患者对术后的改变有足够的心理准备。

（8）雾化吸入的护理。遵医嘱行雾化吸入，指导患者吸入时尽量用口深吸气，稍屏气后，经鼻腔慢呼气，以达到局部药物治疗目的，为手术做准备，雾化后指导患者漱口。

（9）体位练习。行隆凸切除重建术后常采用 Pearson 固定，使颈前倾前屈呈30°，术前指导患者掌握该体位的要领，适应在该体位下饮水、进食及咳嗽的方法。

（二）术后护理

（1）体位：患者全身麻醉术后取去枕平卧位，待麻醉清醒及生命体征平稳后改半卧位，利于胸腔引流。嘱咐患者不可猛然抬头或仰头，告知患者避免做回头运动，需要回头时采用转身的方法。休息、睡觉时摇高床头30°，以降低吻合口的张力。采用Pearson固定，将下颌与前胸部皮肤用丝线缝吊固定，使颈前倾前屈呈30°。

（2）饮食：术后帮助患者选择富含营养素、易消化的软食。进食时不要过急、过快，也需保持颈前屈位。鼓励患者少量多次饮水，每次30~50 mL。

（3）做好胸腔闭式引流管的护理：见第十五章第九节胸腔闭式引流术的配合及护理。

（4）有效镇痛：对患者进行疼痛评估，根据疼痛评分使用相应的镇痛阶梯药物。

（5）加强呼吸道管理：保持呼吸道通畅，指导患者深呼吸、有效咳嗽和咳痰。充分雾化吸入，以控制感染和稀释痰液。鼓励患者少量、多次饮水，以增加体内水分，防止气道干燥、痰液黏稠而加重肺部感染。

八、护理评价

经过治疗和护理后，患者达到以下标准：

（1）患者了解疾病及手术相关知识，能够做好术前、术后配合。

（2）能进行有效咳嗽，痰容易咳出。

（3）术后无出血、窒息的发生。

（4）术后舒适度增加，疼痛有效缓解。

（5）有良好的心理状态，能正确面对疾病。

（向玲玲）

第五节　颈淋巴结结核的外科护理

一、概述

颈淋巴结结核（Tuberculous Cervical Lymphadenitis）是由结核分枝杆菌侵犯颈部淋巴结而引起的淋巴结肿大、化脓和破溃。全身淋巴结均可发生结核，其中以颈部淋巴结结核最为常见，约占淋巴系统疾病的80%~90%，常在儿童及青壮年人群中发病，是肺外结核常见的类型之一。颈淋巴结结核治疗以全身抗结核药物治疗为主，如效果不佳，可考虑外科手术彻底清除受累病灶。

二、发病机制

颈淋巴结结核常发生于右侧和双侧颈上部、锁骨上窝，口、咽、喉等部位结核原发灶的结核分枝杆菌沿淋巴管到达颈淋巴结多引起颈上淋巴结核，还可以由胸腔内结核病变累及其他部位引起，以及肺部结核病变由血型播散至颈部。

三、病理改变

颈淋巴结结核感染初期仅单纯淋巴结肿胀，质较硬，无痛，可移动。当淋巴结周围炎时，出现疼痛和压痛，移动性差，界限不清，炎症蔓延至多个淋巴结，往往融合连成较大的硬块，液化坏死形成冷脓肿，如破溃易形成瘘管或溃疡。淋巴结结核分为四型：干酪性结核、增殖性结核、混合性结核、无反应性结核。

四、手术适应证

（1）脓肿型：对结核性颈淋巴结脓肿不主张穿刺抽脓，最好是切开引流。

（2）溃疡瘘管型。

五、护理评估

（一）健康史评估

（1）评估患者既往有无结核病，是否全程规律应用过抗结核药物治疗。

（2）评估患者既往是否有结核病密切接触史。

（3）评估患者是否合并其他疾病，如 HIV 感染等。

（4）评估患者的生活与家庭经济状况。

（二）临床症状评估

1. 全身症状

轻者一般无任何全身不适，重者多伴有发热、乏力、盗汗、食欲不振、消瘦等慢性结核中毒症状。

2. 局部表现

颈淋巴结结核多在颈部一侧或双侧出现，以右侧和双侧颈上部多见，按其病程发展可分为以下类型：

（1）结节型：起病缓慢，首发为一侧或双侧单个或多个淋巴结肿大，初始如蚕豆大小，质地硬，散在而活动，无粘连，可有压痛或微痛。随着病程发展，淋巴结体积逐渐增大，活动度减少，粘连如串珠。

（2）浸润型：可触及高度肿大的淋巴结，常融合成团状，有明显淋巴结周围炎，与周围组织、皮肤淋巴系统粘连，移动受限，疼痛与压痛较明显。

（3）脓肿型：肿大的淋巴结中心软化，逐渐扩大或增大，形成脓肿，可触及波动感。伴继发感染时，局部可出现红、肿、热、痛等急性炎症表现。

（4）溃疡瘘管型：脓肿波动变为表浅，如破溃易形成瘘管、窦道或溃疡，创口经久不愈。

（三）辅助检查评估

（1）结核菌素试验（PPD）：该实验强阳性对诊断有重要意义。

（2）X线检查：如有淋巴结钙化、肺部或其他部位的结核病变，有助于诊断。

（3）B超检查：常为多发、增大、多个圆形或椭圆形淋巴结融合成团，表现为低回声，后壁回声增强，轮廓清晰。干酪样坏死时往往表现为轮廓不清。冷脓肿则呈现不均匀的低回声暗区。

（4）CT检查：CT扫描淋巴结呈特征性改变，肿大、密度较低（25～40 Hu）。强化扫描时表现为中央低密度坏死，边缘强化，呈环形影（101～157 Hu），且减低程度与坏死液化程度呈正相关。边缘密度增强则提示有炎症充血。

（5）淋巴结穿刺检查：可采用细针抽吸活检或淋巴结切除活检。采用涂片抗酸染色、培养查结核分枝杆菌及涂片苏木精－伊红（HE）染色三种方法，对淋巴结穿刺内容物或冷脓肿穿刺抽脓做细胞学检查，对小活体标本还可做切片组织学检查。

（6）淋巴结摘除病理检查，特异性较高，可达90%以上。

（7）X-Pert结核分枝杆菌耐药基因检测及高通量基因测序（NGS）检测到常见结核杆菌（牛型为多见），基因序列方法是目前最新明确诊断的重要手段。

（四）心理－社会评估

（1）评估患者是否存在焦虑、恐惧、自卑等心理问题。

（2）评估患者的家庭及社会支持状况，是否得到家属的支持与照料。

（3）评估患者的家庭经济状况。

六、常见护理诊断/问题

（1）焦虑/恐惧　与担心手术风险及疾病转归有关。

（2）疼痛　与术后创伤、引流管牵拉伤口有关。

（3）营养失调：低于机体需要量　与结核病是一种高消耗疾病及术后禁食摄入不足有关。

（4）潜在并发症　出血、感染、血肿、喉返神经损伤。

（5）自我形象紊乱　与颈淋巴结结核破溃、术后切口包扎有关。

（6）知识缺乏　与缺乏疾病治疗、康复等知识有关。

七、计划与实施

（一）术前护理

1. 心理护理

积极予以心理疏导，消除患者的恐惧心理。加强与患者及家属之间的交流，向患者讲解该疾病的病因及治疗现状，包括患者的病情、手术的必要性及术后效果、可能发生的术后并发症及预防措施、手术后的恢复过程及愈后、麻醉方式及麻醉前后的配合，以取得患者及家属的理解、信任与配合，增强战胜疾病的信心。

2. 术前准备

（1）完善术前检查：完善各项术前检查，并告知患者检查的目的及注意事项。

（2）皮肤准备：术前1日指导患者进行沐浴、洗头，协助修剪指（趾）甲，发放手术病号服；进行手术区域备皮前，先检查手术区皮肤是否完整，有无皮疹、破溃及感染等。按备皮范围剃去毛发，彻底清洁皮肤，避免术后伤口感染影响愈合。脓肿型颈淋巴结结核患者术前备皮时尽量做到动作轻柔，避免脓肿破溃。溃疡瘘管型颈淋巴结结核患者备皮时应先行伤口换药，待手术当日早晨皮肤消毒后再次予以伤口换药。

（3）呼吸道准备：进行呼吸功能锻炼，指导其有效咳嗽、深呼吸方法及技巧，戒烟2周以上。

（4）消化系统准备：局部麻醉+静脉复合麻醉患者，术前禁食2小时。全身麻醉患者，根据美国麻醉医师协会（ASA）2017年术前禁食禁水实践指南，术前6小时可进食清淡便餐（若进餐时食用肉类、油煎制品等脂肪含量高的固体食物，则需延长禁食时间至8小时），术前2小时可进食清饮料（清饮料指不含乙醇、含少许糖的透明液体，主要包括清水、糖水、无渣果汁、碳酸饮料、清茶、不加奶的黑咖啡等）。

（二）术后护理

1. 一般护理

（1）监测生命体征，密切观察术后有无血肿压迫、声音嘶哑、耸肩不能等表现。

（2）麻醉清醒后，即可垫枕，半卧位，无头晕等不适6小时后可下床活动。鼓励患者进行有效咳嗽、咳痰，及时清除口腔和呼吸道内分泌物，预防术后肺不张。痰液黏稠不易咳出时，给予拍背，协助咳痰，必要时吸痰，预防窒息。

2. 伤口护理

观察伤口敷料情况，观察有无渗血、渗液，保持创面清洁干燥，如有渗出应及时更换。保持引流管通畅，勿折叠或扭曲引流管，观察引流液颜色、性质及量，预防伤口血肿。

3. 饮食指导

术后6小时内，如无恶心呕吐等可食用易消化、温凉流质饮食。鼓励患者多饮水，每日饮水1~2 L，以达到湿化气道的目的。

4. 心理护理

予以心理疏导，鼓励其以乐观的心态积极面对疾病。

5. 功能锻炼

密切观察患侧肢体的感觉情况，麻醉清醒后指导其进行患侧上肢功能锻炼，鼓励早期下床活动，促进血液循环，预防血栓形成。

（三）健康教育

（1）规律用药，积极抗结核治疗。加强结核病知识的健康指导，保证联合、规律、适量、全程用药，按时按量服药，避免漏服、少服、间断服药。

（2）合理饮食，加强营养，保证充足的营养供给。增加高热量、高蛋白质、富含维生素饮食的摄入，如鸡蛋、牛奶、瘦肉、豆制品、新鲜蔬菜、水果等。适当增加体重，提高机体免疫力。

（3）劳逸结合，适当锻炼，合理安排休息和工作时间，督促患者做一些强度小、消耗低、负荷低的轻体力活动，以不感到疲劳为宜，如散步、慢跑、轻瑜伽等，避免剧烈运动。

（4）定期复查，防止复发。除围术期外，颈淋巴结结核的化疗多需在门诊随诊治疗，一般选择 9～12 个月的化疗方案（具体可根据实际情况制定个体化疗方案），如 2RHZ/7RH 或 2RHZ/10RH 等。叮嘱患者化疗期间，应每月定期到门诊复查肝肾功能等。颈淋巴结结核术后一般预后良好，但容易复发。为防止复发，痊愈患者应于术后 2 周、1 个月、3 个月及半年到门诊进行复查。

八、护理评价

经过治疗和护理后，患者达到以下标准：

（1）患者具备积极乐观的心态，正视疾病的过程。

（2）患者了解疾病的相关知识、术后康复知识，知晓药物的不良反应和注意事项。

（3）能科学合理饮食，保证必要的营养摄入。

（4）患者术后伤口疼痛减轻，切口愈合良好，未出现伤口出血等术后并发症。

（龚波）

第六节 脊柱结核的外科护理

一、概述

脊柱结核是结核分枝杆菌侵犯脊柱的一种继发性病变。发病率居全身骨与关节结核首位。脊柱结核病变多发生在椎体，其中以胸腰椎发病率最高，颈椎、骶尾椎发病较少。年龄以 20～30 岁多见，无男女性别差异。外科治疗的目的是彻底清除病灶、解除神经压迫、重建脊柱稳定性、矫正脊柱畸形。

二、发病机制

脊柱结核是一种继发病变，约90%继发于肺部病灶，邻近脏器的病灶可直接扩散到脊柱，也可通过静脉或淋巴传播导致发病。抵抗力强时，病菌被控制或消灭；抵抗力弱时，易患结核。根据病变部位不同，将脊柱结核分为边缘型、骨膜下型、中心型和附件型。根据病理变化分为干酪渗出型和肉芽增殖型两型。外科治疗脊柱结核除达到彻底清除病灶、矫正脊柱的后凸畸形或阻止后凸畸形的发展外，还有解除神经压迫的作用；部分患者在病灶清除的基础上还需要在病灶缺损处植骨或人工材料融合，才能有效重建脊柱的稳定性。

三、手术适应证

（1）经保守治疗效果不佳，病变仍有进展。

（2）病灶内有较大的死骨及寒性脓肿。

（3）窦道流脓经久不愈。

（4）骨质破坏严重，脊柱不稳定。

（5）出现脊髓和马尾神经受压迫症状或截瘫。

（6）严重后凸畸形。

四、护理评估

详见第八章第一节骨关节结核患者的护理。

五、常见护理诊断/问题

（1）焦虑/恐惧　与手术、病程长，长期患病服药，担心预后有关。

（2）疼痛　与结核造成椎体破坏和手术有关。

（3）低效型呼吸形态　与颈椎结核、手术及咽后壁寒性脓肿有关。

（4）有皮肤完整性受损的危险　与活动受限、瘫痪、局部长期受压、体液刺激、营养不良等有关。

（5）躯体移动障碍　与手术、截瘫有关。

（6）营养失调：低于机体需要量　与食欲下降及疾病消耗有关。

（7）潜在并发症　瘫痪或瘫痪加重、气胸。

（8）知识缺乏　与缺乏脊柱结核的治疗及康复知识有关。

六、计划与实施

（一）术前准备

（1）完善及查看术前相关检查，核对手术通知单的各项内容，备好影像学资料及病历，发现问题及时与医师联系。

（2）给予心理护理，解除患者的心理顾虑。

（3）结合患者病情，针对性地向患者介绍术前准备，以及对术后可能留置的一些导管进行详细介绍。

（4）术前训练：轴线翻身及俯卧位训练；训练床上大小便；抬头、扩胸、深呼吸等增强心肺功能训练；颈椎手术进行气管推移训练，减轻术后吞咽困难等不适感；肺功能训练，如缩唇呼吸、腹式呼吸、吹气球、有效咳嗽咳痰等。

（5）皮肤准备：手术部位备皮。颈椎前路手术刮胡须，后路手术剃头；需取髂骨植骨时备会阴部皮肤。

（6）肠道准备：术前晚清洁灌肠，详见第本章第五节颈淋巴结结核外科治疗护理消化道准备部分。

（7）泌尿道准备：术前导尿并留置导尿管。

（8）其他准备：遵医嘱给予镇静药物，备血等。

（二）术后护理

（1）体位护理：术后平卧2~4小时，每2小时轴线翻身更换体位，颈椎结核患者用颈托或沙袋固定颈部。

（2）观察病情变化：监测生命体征，并做好护理记录。固定好各种导管，观察患者面色、肢端温度，有无血容量不足等。

（3）呼吸道护理：床旁备气切包、吸引器。观察患者呼吸频率、节律、深度。鼓励咳嗽排痰，痰液黏稠者，予以雾化吸入。颈椎结核患者观察有无舌后坠，胸椎结核患者观察有无胸膜破损引起气胸。

（4）伤口护理：保持伤口敷料清洁干燥，避免敷料被污染，观察有无渗血、渗液，伤口周围有无红肿热痛；颈椎结核患者观察气管是否居中，伤口张力是否有增高，有无声嘶、呼吸困难、发绀等；发现异常立即通知医师处理。

（5）引流管护理：妥善固定，定时挤压引流管，防止堵塞，保持引流通畅。观察引流液的颜色、性质、量，并做好记录。一般引流液颜色为暗红色，若引流液为鲜红色，引流液量24小时＞500 mL或者每小时＞100 mL、持续3小时，提示可能出现活动性出血；若引流液颜色为淡红色或者清水样且量多，应考虑有无脑脊液漏的可能，应及时报告医师进行处理。

（6）脊髓神经功能观察：严密观察四肢运动及感觉情况，大小便功能情况，与术前对比，有无声嘶呛咳，发现异常及时报告医师。必要时手术探查。

（7）疼痛护理：评估患者疼痛情况，取合适体位减少局部压迫和刺激，必要时给予镇痛药。

（8）基础护理：做好胃肠道护理，不要过早进食含糖高的食物和豆制品，防止发生腹胀，避免食用辛辣刺激的食物。留置导尿管患者，注意防止泌尿系统感染。

（9）支具固定的护理：选择大小合适的支具，注意防止因神经受压、血液循环障碍而导致压疮发生。

（10）并发症预防：预防窒息、瘫痪、气胸等并发症的发生。

（11）功能锻炼：

①遵循早期、循序渐进、持之以恒的原则。

②长期卧床、非截瘫和脊柱不稳者，主动练习起坐、翻身和下床活动；主动运动能动的肌肉、关节；被动运动瘫痪的肢体和关节以及肌肉按摩。

③训练膀胱功能，评估膀胱控尿能力，拔除尿管后，鼓励自行排尿。

④术后第一天开始做直腿抬高运动及双下肢肌肉按摩，防止神经根粘连，同时可做踝泵运动及股四头肌等长收缩运动，防止肌肉萎缩及关节僵硬；术后第二周开始做腰背肌锻炼；术后第3～4周佩戴支具下床活动。

⑤锻炼应循序渐进，以患者能承受为宜。

（三）健康教育

（1）合理调节饮食，进食高蛋白、高热量、高维生素饮食。注意休息，避免劳累。

（2）坚持规范化抗结核药物治疗，定期复查影像学检查、血常规、血沉及肝肾功能，注意观察有无抗结核药物不良反应发生。

（3）制定个体化功能锻炼计划，协助和指导患者及家属做好功能锻炼，预防肢体废用综合征。

（4）合理使用支具，做好运动保护。

七、护理评价

通过治疗和护理，患者达到以下标准：

（1）全身情况良好，临床症状得到缓解。

（2）心理状况有所改善，能积极面对疾病，有战胜疾病的信心。

（3）营养状况恢复正常，能维持正常体重。

（4）能规律、全程、正确地服用抗结核药物，知晓药物不良反应。

（5）患者皮肤良好，无压力性损伤发生。

（6）能持之以恒地坚持康复训练，无并发症发生。

（许湘红）

第七节 结核病的外科治疗新进展

据世界卫生组织（WHO）《2023 年全球结核病报告》数据显示，2022 年全球结核病估算发病人数 1060 万，估算发病率为 133/10 万人。更值得关注的是，耐药结核病仍构成公共卫生威胁。随着结核病防治工作大力开展，结核病总的疫情虽有明显下降，但流行形势仍十分严峻。因此，结核病防治仍是一个需要高度重视的公共卫生问题。外科手术治疗在部分重症肺结核并伴有严重并发症及耐多药肺结核的治疗方面起到了举足轻重的作用。

一、肺结核的外科治疗进展

肺结核外科治疗始于 19 世纪晚期，20 世纪初期。各种形式的萎陷疗法、胸廓成形术以及肺切除术相继应用于临床，这些手术方法大大降低了因活动性结核感染造成的死亡率。

随着肺结核外科治疗的进步，手术适应证也在发生变化，外科治疗的首要条件是通过化疗使"病情基本稳定"，不再处于结核进展播散。除慢性耐药者外，空洞性肺结核一般先采用内科规范抗结核治疗。随着医学的进步，对肺的解剖、肺功能以及手术技术研究的不断深入，外科治疗也以停止排菌，空洞闭合为目的。近年来，手术入路从切除肋骨入胸，改成不切肋骨由肋间入胸，更易被患者接受。胸腔镜手术的开展，使肺结核外科治疗的创伤变得更小。

二、肺结核的外科治疗适应证及变化

外科治疗的首要条件是病变通过化疗，病情处于稳定，不再处于进展播散期。手术目的是使痰菌转阴，症状减轻或消除。随着肺结核化疗的观点及治愈标准的改变，外科治疗也在调整，以小范围切除病灶或肺叶为宜，尽量保留肺功能，改善患者术后生活质量，有效预防并发症的发生。治疗效果的评估，应综合考虑术后痰菌阴转率、并发症、手术死亡率以及术后生活质量等因素。手术切除后仍需规范地进行抗结核药物治疗。

（一）结核性脓胸

胸膜腔因结核杆菌严重感染，并产生脓性渗出液积聚于胸膜腔导致的感染，其感染多来源于肺内结核病灶。患者可有胸廓塌陷、肋间隙变窄、脊柱侧弯。多数早期结核性脓胸患者经抗结核治疗及胸腔穿刺抽液或闭式引流治愈。部分患者由于种种原因，形成慢性脓胸，单纯抗结核难以治愈，需要手术治疗。一般具有以下情况可手术治疗：

（1）内科治疗不佳、纤维板增厚、有脓腔残留或出现支气管胸膜瘘者需要手术治疗。

（2）单纯性结核性包裹性脓胸，经引流后局部的病灶，可以根据具体情况选择胸膜纤维板剥脱术、胸廓成形术以及带血管蒂大网胸膜内填充术等，切除病灶并消灭残腔。

（二）结核球

结核球可见于多个部位，如：胸膜结核球、脑结核球、心肌内结核球，以肺结核球最为常见。手术治疗适应证见本章第一节结核球的外科治疗护理。

（三）支气管胸膜瘘

支气管胸膜瘘是肺切除术后的难治性并发症，其高危因素包括：缝合或闭合技术、病变侵犯支气管残端、支气管残端供血不良等，是伴发于结核性脓胸或肺叶切除术后的严重并发症，可采用支气管残端修整缝合术、胸廓成形术合并肌瓣填充手术。

（四）肺结核合并大咯血

由于结核性支气管扩张、结核空洞溃破、肺门淋巴结结核钙化导致支气管动脉破裂，均可引起咯血。大量咯血可危及生命，也是急诊手术指征。大咯血经支气管动脉栓塞治疗效果不佳，而出血部位确定者，外科术后控制率达90%。

（五）毁损肺

（1）一侧肺组织已严重破坏，初治或治疗不规则的病例在正规抗结核治疗6个月后，痰菌持续阳性，应尽早手术切除病灶。

（2）痰菌阴性，无咯血及感染者，通气或血流同位素扫描一侧部分肺叶无功能者，可行肺叶切除，以改善肺功能。

（3）痰菌阴性，反复感染，药物治疗效果不佳，而肺叶通气或血流受阻，在感染控制后行肺叶切除，胸膜粘连严重可行胸膜全肺切除。

（六）局限性耐多药结核

耐多药结核发病率逐渐增高，我国每年新发耐多药患者12万例，位居全球第2位。耐多药结核患者总体治愈率为62%，病死率为11%，外科干预与预后呈正相关。耐多药肺结核的手术适应证及手术时机，在肺结核治疗过程中，一旦发现内科治疗达不到痰菌转阴，且病变局限或患者不能耐受化疗，就应及时考虑外科手术治疗。术后应根据结核菌耐药种类和术后余肺状况来确定化疗时间，给予4种以上敏感抗结核药物治疗18个月。

三、术式类型的选择

肺结核患者由于胸腔内粘连严重，以往胸腔内手术多采用标准的后外侧切口，切口长，创伤大，不仅影响美观，而且术后恢复也慢。近几年来，采用胸腔镜手术，对于胸腔粘连比较轻的患者进行肺叶切除或病灶清除，很大程度上保留了胸廓的完整性和呼吸功能，不仅术中出血少，术后恢复快，也降低了并发症的发生。

肺切除的范围要根据病变的性质、部位和受累的肺组织而定。以往采用肺段、肺叶、全肺切除为主。随着二代、三代的抗结核药物的广泛应用，肺结核病灶清除和空洞病变折叠缝合术得以广泛应用。楔形切除术只适合于较小的结核球及其他结核病灶。袖状切除术适合于合并远端肺毁损、严重支气管扩张或肺不张等不可逆病变的支气管结核患者。

四、手术时机选择

手术时机的选择，首先要控制患者全身结核中毒症状，其次是肺内结核病变处于稳定或相对稳定状态。术前应做痰菌培养及药敏实验，以便术前更好地选用抗结核药物。对于营养不良者，术前、术后给予必要的营养支持；对于肺内有感染及痰多者，术前给予抗生素控制感染；原则上对肺结核合并大咯血者应及时手术治疗，对于肺结核造成不可逆病变或可疑肺癌者，宜及早手术。

五、手术后治疗

外科治疗是肺结核综合疗法的一个组成部分，术前、术后必须应用有效抗结核药物配合治疗，同时增强患者的抵抗力，防止和减少并发症的发生。外科治疗后仍需进行较长时间、规范的抗结核药物治疗并随访，术后效果才能令人满意。对于耐多药结核患者，术后连续1年痰涂片阴性且每次间隔1个月以上方可视为治愈。

六、总结和展望

肺结核外科治疗成功的关键除了掌握严格的手术指征外，千万不要忘记外科治疗仅仅是肺结核综合疗法的一部分。手术本身往往不能消除所有病源或结核菌，因此，在手术前后应该特别重视抗结核的全身支持疗法，才能提高治愈率，防止或减少术后并发症和结核病复发。

（周毅）

第十一章 非结核分枝杆菌病的护理

非结核分枝杆菌病是指由非结核分枝杆菌感染，并引起相关组织、脏器的一种感染性病变。非结核分枝杆菌（Non-tuberculous Mycobacteria，NTM）是指除结核分枝杆菌复合群和麻风杆菌以外的其他分枝杆菌。NTM 通过呼吸道、胃肠道、皮肤等途径侵入人体后，致病的过程与结核病相似，某些 NTM 引起的肺部疾病与结核病难以鉴别，常导致某些 NTM 肺病被误诊为肺结核。NTM 和结核分枝杆菌同属于分枝杆菌属，其病原学检查过程基本相同，包括涂片、培养和菌种鉴定。迄今为止，共发现 NTM 菌种190 余种和 14 个亚种，NTM 广泛存在于水、土壤、灰尘等自然环境中，人和某些动物均可感染。非结核分枝杆菌中大部分为腐生菌，不致病，但有数 10 种为致病菌，如堪萨斯分枝杆菌、胞内分枝杆菌等，在局部或全身抵抗力下降的时候可以成为致病菌，侵犯肺脏、关节、淋巴结、骨骼、皮肤以及软组织等组织或器官，并可引起全身播散性疾病。NTM 根据其生长速度，可以分为快速生长型（在固定培养基上生长不到 7 天可见菌落）和缓慢生长型（在固定培养基上生长超过 7 天才可见菌落）。NTM 病增加的原因尚不太清楚，可能与实验室培养技术与方法的改进、临床医师对 NTM 病认识的提高、人口老龄化、长期服用抗菌药物（可能为 NTM 提供了良好的生长繁殖环境）、免疫抑制药物、环境暴露的增加（如热水器广泛使用以及与淋浴器气溶胶接触）以及人与人之间的传播等都有一定的关系，社会各界对这一疾病日渐关注。

第一节 非结核分枝杆菌病的治疗及护理

NTM 病是指人体感染了 NTM，并引起了相关组织、脏器的病变，主要侵犯肺组织。NTM 病因感染菌种、受累组织和器官不同，其临床表现各异。NTM 对大多数抗结核药物和抗生素都是耐药的。因此，临床对于 NTM 病的治疗护理还处于初步探索阶段。

一、NTM 病的治疗

（一）治疗原则

由于大多数 NTM 对常用的抗分枝杆菌药物均耐药，考虑到其临床疗效不是很确定，以及治疗所需要的费用和药物引起的不良反应，临床医师在决定是否治疗时应做好综合判断，权衡利弊。

（1）确认的 NTM 病需要进行抗分枝杆菌的治疗，尤其是痰抗酸染色阳性和（或）影像学显示的空洞的 NTM 肺病。

（2）由于 NTM 耐药模式因菌种不同而有所差异，所以治疗前的分枝杆菌菌种鉴定和药物试验结果非常重要。

（3）尽管目前还是难以确定药敏试验的结果与临床效果的相关性，但是对于已经明确的相关性，如大环内酯类和阿米卡星耐药与鸟分枝杆菌复合群（M. Avium Complex，MAC）病和脓肿分枝杆菌病疗效有相关性、利福平耐药与堪萨斯分枝杆菌病疗效有相关性，在制定 NTM 病化疗方案时应根据这些药物的药敏试验结果选用药物。

（4）不建议对疑似 NTM 病患者进行试验性治疗。

（5）不同 NTM 病用药的种类和疗程会有所不同。

（6）对 NTM 肺病患者采用外科手术治疗应谨慎。

（7）需对所有纳入 NTM 病治疗的患者积极开展药物安全性监测和管理，及时发现和处理 NTM 药物的不良反应。

（二）常用的治疗药物

克拉霉素（Clarithromycin）、阿奇霉素（Azithromycin）、乙胺丁醇（Ethambutol）、阿米卡星（Amikacin）、环丙沙星（Ciprofloxacin）、莫西沙星（Moxifloxacin）、利福平（Rifampicin）、利福布汀（Rifabutin）、异烟肼（Isoniazid）、头孢西丁（Cefoxitin）、利奈唑胺（Linezolid）、氯法齐明（Clofazimine）、亚胺培南西司他丁钠（Imipenem and Cilastatin Sodium）、替加环素（Tigecycline）、多西环素（Doxycycline）、米诺环素（Minocycline）、复方磺胺甲噁唑（Compound Sulfamethoxazole）等。

（三）常见 NTM 病的治疗

1. 鸟分枝杆菌复合群（MAC）病

MAC 在全球各大洲均为主要的 NTM 菌种，也是 NTM 肺病、淋巴结病及播散性 NTM 病等的主要菌种。一些抗分枝杆菌药物对 MAC 均有比较强的抗菌活性，如大环内酯类、喹诺酮类、利福霉素类、氨基糖苷类等，其中有确切疗效的是大环内酯类药物。疗程需持续至痰培养阴转后至少 1 年。MAC 病局限于单侧肺部病灶以及能耐受手术者、局限性单侧肺部病灶经内科治疗效果不佳者、对大环内酯类耐药以及出现咯血等并发症者推荐外科手术治疗，术后还需继续进行抗 NTM 治疗直至痰培养阴转 1 年。

2. 堪萨斯分枝杆菌病

是我国上海最为常见的 NTM 病，堪萨斯分枝杆菌主要是引起肺部病变和全身播散性病变。大多对利福平敏感，因此利福平为治疗堪萨斯分枝杆菌病的核心药物，堪萨斯分枝杆菌病临床疗效及预后较好。疗程需持续至痰培养阴转后至少 1 年。

3. 蟾分枝杆菌病

蟾分枝杆菌广泛存在于水、土壤、自来水系统以及淋浴喷头，也是我国较为常见的 NTM 菌种，蟾分枝杆菌主要是引起肺病，也可引起医院内脊髓感染、皮肤软组织和骨关节感染。绝大部分蟾分枝杆菌对利福布汀、大环内酯类药物、莫西沙星以及利奈唑胺等敏感，经规范治疗可取得良好的效果。疗程需持续至痰培养阴转后至少 1 年。

4. 瘰疬分枝杆菌病

瘰疬分枝杆菌是常见的致病 NTM，可引起儿童淋巴结病、播散性瘰疬分枝杆菌病、肺病和皮肤软组织病。药敏试验结果显示瘰疬分枝杆菌是 NTM 中耐药性较高的菌种之一，只对氯法齐明敏感，疗程持续至痰培养阴转后至少 1 年。瘰疬分枝杆菌病局限单侧肺部病灶以及可以耐受手术者、经过内科治疗效果不佳者建议外科手术治疗，术后仍需继续抗 NTM 治疗直至痰培养阴转至少 1 年。

5. 脓肿分枝杆菌复合群病

脓肿分枝杆菌复合群（M. Abscessus Complex，MABC）是 NTM 中仅次于 MAC 的致病菌种，近年的研究结果表明，MABC 病可以在人与人之间进行传播，尤其是囊性肺纤维化患者，考虑可能是通过气溶胶或污染物传播。MABC 是引起肺病、皮肤病变和播散性病变等的主要 NTM 菌种之一。克拉霉素、阿米卡星、阿奇霉素、亚胺培南西司他丁钠、头孢西丁以及替加环素对 MABC 都具有较强的抗菌活性，利奈唑胺、米诺环素以及利福布汀对 MABC 有一定的抗菌作用，近几年来，MABC 病临床治疗的研究比较活跃，根据药敏试验结果选用多药联合治疗方案取得了一定的疗效，疗程持续至痰培养阴转后至少 1 年。

（四）手术治疗

手术切除法是早期治疗 NTM 淋巴结炎常用的方法。非结核分枝杆菌皮肤软组织病的治疗需要在全身化疗的基础上积极采取外科清创治疗，尤其是对于病灶较广泛、有脓肿形成以及经药物治疗效果不佳的患者，可采取外科清创术或异物清除处理。有脓肿形成的应尽早穿刺抽脓或切开引流。对 NTM 肺病患者进行手术治疗没有被广泛接受，应请相关专家会诊。

二、护理评估

（一）临床表现

1. NTM 肺病

NTM 肺病是最常见的 NTM 病，在国外约占 70% ~ 80%，我国暂无这方面的具体数据。可发生于任何年龄，女性患病率明显高于男性，老年居多，尤其是绝经期妇女较为常见。大多数患者肺部已患有基础疾病，如慢阻肺、支气管扩张症、肺尘埃沉着症、肺结核病等，NTM 肺病具有与结核病相似的临床表现，包括全身中毒症状和局部损害，但全身中毒症状较肺结核轻，还有些与其本身的基础疾病临床表现相重叠。NTM 肺病的临床表现差异较大，有些患者由体检发现，可以长期无明显症状，或仅有咳嗽、咳痰等症状，胸部影像学病灶可长期无变化或病灶时好时坏。有些患者病情进展较快，出现咳嗽、咳痰、咯血、胸痛、胸闷、气喘、盗汗、低热、乏力、消瘦及萎靡不振等，胸部影像学病灶可短期进展、播散，并形成空洞，临床症状较为严重，还可侵犯胸膜和心包，引起胸腔积液和心包积液。多数发病缓慢，常表现为慢性肺部疾病的恶化。

2. NTM 淋巴结病

NTM 淋巴结病多见于儿童，是儿童最常见的 NTM 病。儿童 NTM 淋巴结病以 1~5 岁多见，10 岁以上儿童少见，男女之比为 1:(1.3~2.0)。最常累及的部位是上颈部和下颌下淋巴结，耳部、腹股沟、腋下、纵隔、腹腔淋巴结等也可受累。单侧累及多见，双侧少见。大多无全身症状及体征，仅有局部淋巴结受累的表现，无或有轻度压痛，可迅速软化、破溃形成慢性窦道，可长期迁延不愈。

3. NTM 皮肤病

NTM 可引起皮肤及皮下软组织感染，往往发生在针刺伤口、开放性伤口或骨折处。医院内皮肤软组织 NTM 感染也时有发生，如手术部位感染、美容感染、针灸及穴位注射造成的感染等。开始表现为局部皮肤发红、肿痛和硬结，接着形成皮下或软组织脓肿并破溃，为冷脓肿，甚至侵犯局部骨与关节组织。

4. 播散性 NTM 病

播散性 NTM 病主要见于免疫受损患者，最常见于 HIV 感染的个体。播散性 NTM 病很少累及免疫功能正常人群。播散性 NTM 病可表现为播散性淋巴结炎、皮肤病变、骨病、肝病、胃肠道感染、心内膜、心包炎及脑膜炎等，其临床表现多种多样，与其他感染不易区别，常见症状为发热（持续性或间歇性），多有进行性体重减轻、夜间盗汗，胃肠道症状表现为轻度腹痛，甚至持续性腹痛、腹泻不易缓解及消化不良等，不少患者可有腹部压痛及肝脾肿大等体征。

5. 其他 NTM 病

NTM 可引起骨髓、滑膜、滑囊、腱鞘等骨关节炎症。

（二）辅助检查评估

1. 实验室检查

（1）肺内和肺外的标本：如痰液、诱导痰、支气管冲洗液、支气管肺泡灌洗液、肺活检组织、淋巴结活检组织、肝脏活检组织、肾脏活检组织、脾脏活检组织、血液、骨髓分泌物、体液和粪便等标本均可进行 NTM 检测。

（2）涂片显微镜检查。

（3）分离培养：目前培养仍然是检测 NTM 最灵敏的技术之一。固体培养和液体培养均可用于 NTM 的培养，推荐二者联合使用以提高培养的阳性率。液体培养的阳性率更高，尤其是对快速生长型分枝杆菌。

（4）菌种鉴定：菌种鉴定的目的是对 NTM 病进行精准诊断，包括对 NTM 临床相关性的判定，同时由于不同菌种对药物的敏感性不同，菌种鉴定对治疗方案的制定具有重要价值。菌种鉴定的方法有三种：①对硝基苯甲酸选择性培养基法，适合于对菌种进行初步鉴定。②MPB64 抗原检测法。③分子诊断技术。

（5）药物敏感性试验。

2. 影像学检查

非结核分枝杆菌肺病的影像学表现是多种多样，X 线检查常显示单双侧上肺野纤维结节状阴影，病情进展则病灶扩大、融合，边缘模糊，还会出现薄壁空洞，空洞周围有浸润，必要时需要做高分辨率 CT。骨和关节感染也要做相应的影像学检查。

3. B 超检查

B 超可以清晰地显示软组织结构、皮肤、脂肪组织、筋膜浅层和肌层。

（三）其他评估

1. 评估患者的一般情况

注意询问接触史、生活环境。NTM 通过呼吸道、胃肠道、皮肤等途径侵入人体。传统的观点普遍认为，NTM 一般不会从动物传染给人以及人传人，人和动物可以从环境中感染 NTM 而患病，水和土壤是 NTM 的重要传播途径，因 NTM 在环境中广泛存在，通常很难以确定患者菌株的具体来源，由于 NTM 病患者可长期排菌，理论上也还是存在感染他人的可能。近年来发现脓肿分枝杆菌病可以通过人与人之间进行传播，尤其是囊性肺纤维化患者，可能通过气溶胶或污染物传播，应引起高度关注。

2. 评估患者的健康史

NTM 病多发生在机体免疫低下人群，患者多为老年人、有基础性疾病、接受器官移植、肿瘤患者、HIV 感染患者、使用糖皮质激素和免疫抑制剂的患者。

三、常见护理诊断/问题

（1）清理呼吸道无效　与咳嗽咳痰、痰液黏稠有关。

（2）体温过高　与肺部和皮肤组织感染有关。

（3）皮肤完整性受损　与皮肤感染和手术清创有关。

（4）疼痛　与皮肤组织破溃和手术有关。

（5）营养失调：低于机体需要量　与伤口感染、营养缺失有关。

（6）知识缺乏　缺乏非结核分枝杆菌病的相关知识。

（7）焦虑　与治疗时间长和疗效不确定性有关。

（8）潜在并发症　大咯血、窒息。

四、护理措施

（一）常规护理

（1）做好基础护理，提供清洁、安静、舒适的病室环境。

（2）做好消毒隔离的工作，病室每天至少开窗通风 2 次，每次 30 分钟，每日紫外线照射或消毒机消毒 2 次。病房空置时期，也要定期做好通风和消毒处理，用 500 mg/L 含氯消毒液擦洗地面、床单位等物品。心电监护仪、血压计、听诊器等仪器设备使用后用 0.18% ~ 0.22% 的双链季铵盐消毒湿巾擦拭。每个床单位都要配备快速手消毒液，医师、护士、家属、卫生员都要做好手卫生，生活垃圾和医用垃圾均做终末处理，减少和杜绝疾病的传播。

（3）协助患者完善各项检验检查，并充分告知检验检查的目的、意义及注意事项。指导患者正确留取痰标本，确保菌种检出率和药敏试验结果的准确性。

（4）注意休息，避免劳累，保持充足的睡眠，根据病情进行适当的活动。当患者有咯血时应卧床休息，待病情稳定后再进行活动。

（二）专科护理

1. 高热的护理

高热者需卧床休息，密切观察患者的体温、面色、神志、脉搏、呼吸、血压及皮肤色泽、温度、湿度等情况，高热时可行物理降温，在头部、腋下与腹股沟等大血管处放置冰袋，或采用 32 ~ 34 ℃ 的温水擦浴，或 30 ℃、25% ~ 35% 的酒精擦浴（血液病患者除外）。经物理降温无效者，遵医嘱给予药物降温，必要时予补液治疗，维持水电解质平衡。如果病情允许，鼓励患者多饮水，大量出汗时，及时擦干汗液，更换衣物和床单位，避免出现体温骤降，出汗较多引起虚脱休克的现象，每日及时记录体温的变化。

2. 呼吸系统症状的护理

（1）保持呼吸道通畅，观察咳嗽、咳痰的情况，记录痰液的量、颜色、性质等。

（2）协助患者翻身拍背。痰液黏稠不易咳出者，给予雾化吸入，协助排痰，每日 2 次；对于咳嗽、咳痰无力者，遵医嘱采用胸部物理治疗，必要时以吸痰；咳嗽剧烈且频繁者，宜取坐位或半坐卧位休息。鼓励多饮水，病情允许者每天 2500 ~ 3000 mL，以稀释痰液。

（3）保持病室空气清新，注意通风，保持适宜的温湿度。

3. 咯血的护理

详见第四章第三节咯血。

4. 其他症状的护理

（1）皮肤护理：保持皮肤清洁干燥、避免潮湿、摩擦及排泄物的刺激，穿宽松棉质衣服。皮肤溃烂、疼痛、瘙痒时，及时给予止痒、镇痛、外科清创换药等处理，防止搔抓加重病情或继发感染。

（2）口腔溃疡护理：保持口腔清洁，口腔真菌感染出现黏膜溃疡时，遵医嘱给予5%碳酸氢钠溶液含漱及制霉菌素治疗，嘱多饮水。

（3）腹泻护理：观察大便次数、颜色、性状、量，做好肛周皮肤的护理，协助留取标本送检。

（三）用药护理

（1）指导患者坚持用药，提高患者服药的依从性。目前尚无特异高效的抗 NTM 药物，故 NTM 病的化疗仍使用抗结核药物。如利福平类的利福喷丁、利福布汀；喹诺酮类的环丙沙星、莫西沙星；新大环内酯类的克拉霉素、阿奇霉素；另外还有头孢西丁、亚胺培南西司他丁钠；氨基糖苷类的阿米卡星等。护士应反复向患者及家属强调化疗的重要性及意义，指导患者严格按照化疗方案的用药方法，按时服药，未经医师同意不可随意停药或自行更改治疗方案，坚持完成规定的疗程。

（2）告诉患者药物的不良反应。如喹诺酮类会引起失眠、头痛，还可诱发癫痫的发作，有精神病史、癫痫病史者慎用或禁用。莫西沙星在使用中要十分注意心电图变化，因莫西沙星可能导致心电图的 QT 间期延长，在使用该药前必须做心电图。乙胺丁醇会引起视神经炎，克拉霉素可以抑制茶碱的正常代谢，故不宜和茶碱类药物合用，以防止茶碱浓度升高而引起中毒，甚至死亡。所有药物均可引起胃肠道反应，如恶心、呕吐、食欲下降等症状，可根据患者的病情适当给予止吐剂和胃黏膜保护剂。定时复查血常规、尿常规、肝功能、肾功能等。如出现不良反应及时与医师联系。

（四）心理护理

因非结核分枝杆菌病治疗时间长、多种药物联合、药物不良反应多，对多种抗结核药耐药造成治疗费用又较高、患者又缺乏非结核分枝杆菌病的知识，这些都给患者造成很大的心理压力，因此医护人员应根据患者年龄、职业、文化层次等因素实施个性化心理护理。定期进行动态的心理评估，如出现心理状况，应及时进行心理疏导，加强与患者的沟通，建立良好医护患关系，教会患者保持情绪稳定，增强战胜疾病的信心。同时我们做好患者家属的思想工作，取得家属支持和照顾。

（五）饮食护理

患者长期服药容易影响食欲进而影响疾病转归的情况，根据患者情况制订详细的营养指导计划，给予高热量、高维生素、优质高蛋白、清淡易消化膳食。告知患者营养对疾病康复的重要性，改善营养状况，可以减轻药物的不良反应，加速病灶的钙化，促进康复。密切观察患者食欲变化，跟踪检验结果，及时将信息反馈给医师及营养师。每周称量体重，帮助患者了解自己实际的热量需求与体重变化和疾病转归之间的关系。

（六）手术治疗护理

1. 术前护理

（1）做好术前宣教，向患者讲明手术的目的，治疗效果，取得患者配合。

（2）了解患者的心理活动，满足患者合理需求。

（3）窦道患者应注意观察患肢血运情况，有无疼痛、肿胀、肢端麻木和皮温变化。

（5）做好晨晚间护理，保持床单位清洁。

（6）按时应用抗结核药物。

（7）按医嘱做好术前准备和检查。

2. 术后护理

（1）NTM 病淋巴结切除术：术后做好生命体征的监测。防止切口感染，保持切口处伤口敷料的清洁、干燥、无渗出，如发现伤口敷料有渗出液时要及时更换。做好引流管的护理，保持引流管通畅，避免打折、受压、扭曲，注意观察引流液的颜色、性质、量。

（2）NTM 病皮肤清创术：术后要做好创面护理，根据创面的渗液量、颜色和气味及时换药。观察患肢末梢的色泽、温度、毛细血管的回流及肿胀情况，抬高患肢以促进血液回流。询问患者疼痛程度，如有异常，及时通知医师处理。做好负压封闭引流护理，确保引流装置的密闭性，维持创面负压状态，保证引流管的通畅，根据病情调节适当的负压，对于有神经血管暴露在外面的创面，负压调节至 −300 ~ −250 mmHg，对于一般软组织损伤创面负压则调节至 −450 ~ −400 mmHg。注意无菌操作。观察并记录引流液的颜色、性质、量。

（七）健康教育

1. 疾病预防指导

指导患者正确服用药物，强调规律、全程、合理用药的重要性，用药过程中警惕肝功能受损及其他药物不良反应的发生，如有异常及时到医院就诊。

2. 康复指导

指导合理饮食及休息，加强康复锻炼，术后一般在 7 ~ 10 天后开始锻炼，保持良好的心态，增强身体抵抗力。

3. 复诊

定期复查，不适随诊。

（曹小华）

第二节 非结核分枝杆菌病的预后及护理

一、概述

NTM病治疗过程中，肺部感染的NTM病经治疗后临床症状可以得到改善、肺部病灶逐步吸收、痰涂片检查结果转阴疗效尚可，NTM培养结果转阴，但是预后不佳。主要原因是NTM对一线抗结核药物天然耐药，疗程长、治疗效果不佳。免疫正常的局限性NTM皮肤感染者预后较好，药物及其他治疗可缩短病程。

播散性感染或系统性感染、免疫抑制等因素常导致预后不佳，疗程相对长，甚至致死，如AIDS患者的分枝杆菌复合体感染等。因此，为了提高NTM病的预后效果，预后护理也非常重要。

二、NTM病的危险因素

包括三大因素：宿主因素、药物因素和环境因素。

1. 宿主因素

研究结果显示有肺部基础疾病的人群易患NTM肺病，如肺结核、支气管扩张、慢性阻塞性肺气肿、尘肺、胸部肿瘤及肺移植术后等，有些患者没有明显的基础疾病，但其支气管纤毛运动功能受损也容易患NTM病。胃食管反流、类风湿性关节炎、营养不良等也是NTM病的危险因素。免疫受损人群，如HIV感染、艾滋病、肿瘤患者等也易患NTM病。

2. 药物因素

有些药物，包括吸入性糖皮质类固醇、器官移植后使用的免疫抑制剂、肿瘤坏死因子α（Tumor Necrosis Factor-α，TNF-α）抑制剂、肿瘤化疗药物等免疫抑制剂，阿奇霉素，某些吸入性抗生素、质子泵抑制剂等均可使患者易患NTM病。

3. 环境因素

在土壤酸性松林、海岸沼泽土、室内游泳池、热水浴缸、室内加湿器和淋浴器的气溶胶以及农村、花园、盆栽土壤扬起的灰尘中都可能含有NTM。心脏外科手术加热—冷却系统中也有可能存在NTM（如奇美拉分枝杆菌），可引起患者术后NTM感染，应引起高度重视。

三、预后不良的原因

非结核分枝杆菌病目前尚未找到治疗的特效药物，菌种耐药比较严重，临床治疗难度大，这是造成 NTM 病预后不良最重要和最直接的原因之一。

（1）化疗方案不合理。

①未严格根据菌型和药敏试验情况而科学设计化疗方案。

②未严格按照结核药物化疗原则坚持规律、全程、合理用药，疗程不足或间断服药。

（2）药物的不良反应多、重，导致患者不能坚持或间断服药。

（3）新药研发困难。

（4）感染因素。免疫功能低下，继发性并发 HIV、白血病、局部伤口后的二次感染等均是预后不良的重要因素。

（5）细菌学检查及菌种鉴定困难，也是造成预后不良的重要因素。

（6）治疗时间长，药物品种多，价格较贵，造成经济困难，导致患者无法完成全疗程也是预后不良的原因。

四、护理措施

（一）加强基础护理

每日做好房间清洁通风消毒工作。最好同一菌型的患者在同一隔离病房，做好防护隔离，患者之间尽量不要串门，减少不必要的陪护人员，以防止和杜绝发生交叉感染。

（二）皮肤护理

保持患者全身皮肤的清洁，指导患者家属每天用温水清洗创口以外的皮肤，用干净的软布擦干，做好创口换药，保持床单位清洁、平整，必要时给予气垫床、减压垫保护。术后要防止伤口感染。

（三）消毒隔离

防止医院内 NTM 感染至关重要，关键是抓好日常护理，要做好医院用水和医疗器械的消毒工作。消毒液的配制必须严格按要求进行，规范操作。医疗器械消毒后最好采用灭菌水冲洗，以防止二次污染。

（1）静脉内导管：对留置中心静脉导管的患者，特别是接受骨髓移植术者，应避免让自来水接触或污染其导管。

（2）纤维内镜：人工清洗及自动内镜冲洗仪器均应避免使用自来水，应用 75% 酒精进行最后冲洗。

（3）局部注射：避免使用氯化苯甲烷胺作为局部注射的皮肤消毒剂，因为脓肿分枝杆菌等 NTM 可在其中继续生长，充分认识和避免注射未知或未证实的替代药物带来的风险。对侵入性操作和外科手术等均应严格按规章制度执行。

（4）外科治疗时应注意：

①在手术室不能使用自来水或自来水来源的冰块，特别是心脏外科或扩大的乳房

成形术期间。

②不能用自来水冲洗或污染开放性伤口。

③行抽脂或扩大的乳房成形术时，必须严格执行无菌操作规程。

（5）痰标本的收集：在收集痰标本前指导患者不能饮用自来水或用自来水漱口。

（四）用药指导

非结核分枝杆菌肺病菌种耐药比较严重。第一次治疗时，规则、全程用药、根据药敏结果或结合既往治疗情况及时进行治疗方案调整非常重要。指导患者严格遵医嘱服药，避免错服、漏服，以降低 NTM 对结核药物的耐药性。对伴有免疫功能损伤的患者，可以辅以免疫增强剂，如胸腺素、转移因子等治疗。

对于 HIV 感染或艾滋病患者，可以考虑预防性使用抗生素，以减少播散性 MAC 病发生的可能。CD_4^+T 细胞 <50 个$/\mu L$ 的 HIV 感染或艾滋病患者均需要进行预防性治疗，尤其是有机会感染病史的患者，更需要进行预防性治疗。

（五）正确采集痰标本

NTM 肺病经治疗后有利于临床症状改善、肺部病灶吸收，但是 NTM 培养阴转预后不佳。因此 NTM 培养非常重要，所以要协助患者做好标本留取与送检。具体留痰方法：清晨首先让患者用灭菌注射用水漱口 2 次，然后深呼吸用力咳出气管深部的痰液，第 1 口弃去，留取第 2 口痰、第 3 口来自肺部深处的痰液，将痰液吐入无菌培养瓶内，30 分钟内送检。黏液痰、干酪痰为合格的痰标本；唾液标本、褐色血痰或含有少量新鲜血液的血痰为不合格痰标本，需重新指导留取送检。注意无菌培养瓶盖不能提前打开，护士在为患者留取标本时，戴一次性手套进行自我防护。特别注意告知患者留取痰标本前不能饮用自来水或用自来水漱口。

（六）出院指导

NTM 为条件致病菌，广泛存在于自然界，如空气、土壤、动物体表及体液等，致病性较弱，可为呼吸道的正常寄生菌，只有当局部或是全身抵抗力下降时可转变为条件致病菌，所以医护人员要加强对患者的健康教育。

（1）让患者了解 NTM 病的危害和传播方式，养成良好的卫生习惯和健康的生活方式。

（2）营养均衡，不食用不健康的食品。

（3）规律生活，户外活动要适量，以不感到疲劳为宜，避免剧烈运动、重体力劳动等。在冬季，睡眠时避免与供暖设施靠得太近，以防空气干燥诱发咯血。

（4）最好与家人分开居住，居室每日要做好通风。

（5）再次向患者告知不规律治疗的危害及对预后的影响，嘱其定期复查。

（6）及时发现和治愈传染源，减少与 NTM 病患者的接触，做好人际传播的防护。增加机体抵抗力，降低对 NTM 的易感性。

（曹小华）

第十二章 结核病患者的营养护理

第一节 结核病合并营养不良的临床表现

一、概述

（一）结核病

结核病（Tuberculosis）是结核分枝杆菌引起的慢性传染性疾病，是全球流行的传染性疾病之一。自 20 世纪 80 年代以来，结核病出现全球性恶化趋势，据 WHO 统计：全球约有四分之一的人口已经感染结核杆菌，我国是全球 22 个结核病流行严重的国家之一，同时也是全球 30 个耐多药结核病流行严重的国家之一。结核病是一种与营养不良相关的疾病，营养不良是结核病发生发展的重要因素之一，而结核病又可以进一步加重营养不良。

（二）营养不良

营养不良（Malnutrition）是指因多种因素影响而导致机体缺乏热量和蛋白质的一种营养缺乏症。由于长期营养摄入不足或食物不能充分利用，机体正常代谢受到破坏，从而造成全身多器官功能损伤，并发症多累及消化、呼吸、中枢神经、泌尿、循环、免疫等系统。营养不良的病理生理改变主要有两方面：①新陈代谢异常：包括糖、脂肪、蛋白质以及水盐代谢的异常。表现为血糖偏低、皮下脂肪减少、三头肌皮肤皱褶厚度（Tricep Skinfold Thickness，TSF）减少以及臂肌围（Arm Muscle Circumference，AMC）减少、人血白蛋白含量下降，甚至出现低蛋白性水肿等水电解质代谢紊乱现象。②组织器官功能低下：包括各系统的脏器功能低下，其中免疫功能的低下尤为重要。表现有非特异性和特异性免疫功能低下，白细胞吞噬功能低下等。

（三）结核病与营养不良

在我国特别是一些经济落后、生活贫困的地区，结核病发病率占大部分比重。营养不良常伴随着贫困人群，可以造成组织器官功能低下，免疫功能低下，导致患者容易罹患结核病；结核病患者由于胃肠功能紊乱、食欲减退导致营养物质摄入减少，造成合成代谢降低，而进一步加重营养不良；结核分枝杆菌可在消化器官生长引起消化道结核病，导致各种营养素吸收障碍，机体产生局部的破坏或发热等一系列炎性变化致使各种营养素需求量增加、机体消耗增加。特别是复治结核病患者，一方面由于食欲的下降造成营养素摄入不足，合成代谢减少；另一方面由于结核病所致发热造成机体分解代谢增加，从而造成不同程度的营养不良，其治疗前营养状况也较初治肺结核患者差。因此，诊治结核病时，要注意低蛋白血症及细胞免疫功能低下对其诊断和治疗的影响，以降低死亡率。由此可见，结核病可导致营养不良，营养不良也导致结核病发生发展，两者相互关联，互为因果。

二、营养不良及其分类

营养学家根据能量和蛋白质缺乏的特征，把营养不良分为三大类。

（一）蛋白质营养不良

指因疾病处于高分解状态及营养摄入不足，内脏蛋白含量及免疫功能降低，反映蛋白丢失的指标及淋巴细胞计数已偏离正常。见于急性发病，以往营养状况良好者。

（二）蛋白质－能量营养不良

尽管人体测量异常，但血清蛋白维持正常，见于慢性消耗，结核病患者此种类型多见。

（三）混合型营养不良

指严重危及生命的营养不良，骨骼肌、脂肪及内脏蛋白均明显减少，感染发生率较高，常见于重症结核性脑膜炎患者。

不管是哪种营养不良，其临床表现均有不同程度的体重下降，渐进性消瘦或水肿，皮下脂肪减少，且常伴有各器官不同程度的功能紊乱。

三、临床表现

（1）结核病合并营养不良患者，既有结核病的临床特点，但又有自身的特征，表现为精神淡漠、疲乏无力、记忆力减退、消瘦；全身水肿和静脉回流障碍，导致回心灌注血流减少，多尿、肾脏浓缩能力降低、尿比重降低，出现循环衰竭；还可出现贫血、抵抗力下降并反复感染，引起胸腔和腹腔积液。

（2）结核病合并营养不良还可以引起胃肠淤血，导致胃肠功能紊乱，消化不良、食欲不振及腹胀、腹泻等症状，进一步加重营养不良。

（3）由于反应性下降，可能无发热、白细胞增高、咳嗽无力，痰不易咳出等症状。呼吸肌乏力导致肺限制性通气功能障碍而出现呼吸衰竭，但经过有效抗结核治疗后，结核分枝杆菌被杀灭，患者食欲得到改善，营养素摄入增加，全身中毒症状得到有效控制，机体合成代谢大于分解代谢，机体呈现正氮平衡状态。随着咳嗽、咳痰及气促等呼吸道症状的改善，机体的消耗也随之减少。

（4）结核病患者治疗的疗效与患者的营养状况改善有明显关系。血清白蛋白是反映人体内脏蛋白质水平的可靠指标，由于其半衰期长，故可反映结核病患者在整个患病过程中的营养变化，自主回升可间接反映疗效。营养不良可出现低蛋白血症，复治结核病患者治疗前合并低蛋白血症与疗效有较大的相关性。合并低蛋白血症是导致化疗失败的原因之一。提供足量的蛋白质是治疗过程中病灶修复及消灭结核分枝杆菌的前提；并且，蛋白质在治疗过程中起药物载体作用，保证血中抗结核药物的有效浓度，促进痰菌阴转。因此，在结核病治疗中，要注意补充足够营养，增强免疫功能，减少负氮平衡，以有利于机体的修复。

（饶勤）

第二节　结核病患者的营养评估

营养风险（Nutritional Risk）是指现存的或者潜在的、与营养因素相关的风险。结核病患者大多存在着不同程度的营养风险，从而进一步加重结核病的病情恶化，严重影响患者的临床预后。由此可见，营养因素与临床结局密切相关。所谓的临床结局包括生存率、病死率、感染性并发症发生率、住院时间、住院费用及生活质量等。营养评估（Nutrition Assessment）是由相关专业人员根据患者的机体功能和营养代谢等进行的全方位的检查和评估。目的是判断机体的营养状况，从而确定营养不良的类型与程度，估计营养不良可能导致后果的危险性而制定相应的个性化的营养方案，并监测营养支持的疗效。

一、结核病患者的营养指标与评估

对结核病患者而言，合理营养评估是营养护理的基础。通过正确的营养评估方法，确定营养不良的类型及程度，是营养支持的前提和关键。临床上关于营养状态评价的方法有很多，目前常用的营养指标主要有以下几种：

（一）体重

综合反映蛋白质或能量的摄入、利用和储备情况。成人理想体重（kg）= 身高（cm）－105。短期内体重变化可受其水钠潴留或脱水的影响，故应根据患者患病前3~6个月的体重变化进行判断。一般来说，近3个月体重下降>5%或近6个月体重下降>10%，即可判定为营养不良。

（二）身体质量指数

身体质量指数（Body Mass Index，BMI）= 身体质量/身高^2（kg/㎡），是评价营养状态的综合指标，可以用来反映人体组成和器官功能的慢性变化，是用来衡量结核病患者营养状况较为可靠的指标。中国肥胖问题工作组提出中国成人正常 BMI 的参考值为 18.5 kg/㎡ ≤ BMI ≤ 24 kg/㎡，≤18.5 kg/㎡ 为消瘦，≥24 kg/㎡ 为超重。通常将 BMI < 20 kg/㎡ 视为营养不良，当 BMI < 16 kg/㎡ 时，它与呼吸道感染和结核病的发病率有明显相关。BMI 与结核病患者病情严重程度呈明显相关性，在结核病患者中有超过51% 的患者其 BMI < 16 kg/㎡。

（三）淋巴细胞计数

体内总淋巴细胞计数标准值为 1.2×10^9/L，可以用患者实际淋巴细胞数占标准值的百分比以及 CD4$^+$/CD8$^+$ T 淋巴细胞比率来评估结核营养不良患者中细胞免疫功能状况。

（四）迟发型皮肤过敏试验

营养不良患者 PPD 皮试阴性者占 20% ~ 60%。因结核病本身对 PPD 皮试的结果也有影响，所以较难评价。另外，该结果也受年龄等因素影响，例如老年人对 PPD 皮试的敏感性减低。

（五）握力测定

握力是测试人体上肢肌肉的力量水平，反映肌肉功能的有效指标，与肌体营养状况及手术后恢复水平呈正相关。结核病患者由于结核菌的侵蚀，导致营养消耗过快，大多患者都存在营养不良的症状，随着营养状况的降低，握力也随之变差。

测定方法：先将握力计指针调到表盘中"0"位置，让被测者站直放松，双上肢自然下垂，单手持握力器，一次性尽力握紧握力计，读数并记录。然后让被测者稍作休息再测一次，以两次测定结果的平均值作为最终测定结果。结果评定见表 12 - 1。

表 12 - 1　成人握力情况

年龄（岁）	男性		女性	
	左手（kg）	右手（kg）	左手（kg）	右手（kg）
20 ~ 29	43.0	43.8	26.0	27.0
30 ~ 39	43.6	45.0	27.2	27.4
40 ~ 49	41.1	42.5	26.3	26.4
50 ~ 59	36.0	36.5	21.9	23.7
>60	32.0	32.2	21.1	22.2

（六）其他

三头肌皮肤皱褶厚度是测定体脂储备的指标，肺结核患者中三头肌皮肤皱褶厚度比正常人低。上臂肌围反映主要瘦体组织（肌群）的情况。结核患者在使用化疗药物治疗后，早期有升高，但它仍在 12 个月内保持低水平。

对于结核病患者采用体重、身体质量指数、淋巴细胞计数、握力测定等几个指标来评价较为合适，受干扰因素影响较少。

二、常用营养筛查工具

营养风险筛查（Nutritional Risk Screening）是指由临床医师、护士、营养医师等进行的一种决定对患者是否需要制定和实施营养支持计划的快速、简便的筛查方法。

（一）营养风险筛查 2002（Nutritional Risk Screening 2002，NRS 2002）

NRS 2002 是欧洲肠外肠内营养学会（ESPEN）推荐使用的住院患者营养风险筛查方法。该方法建立在循证医学基础上，简便易行，目前已被广泛应用。由 BMI、近期体质量变化、膳食摄入变化和原发疾病对营养状态影响的严重程度 4 个方面构成，如果患者年龄在 70 岁以上，要在总分上加 1 分。见表 12 - 2。

表 12 - 2 营养风险筛查 2002 各类评分的判断标准

各类评分判断标准	临床状况
\multicolumn{2}{c}{营养受损状态}	
无（0 分）	正常营养状态
轻度（1 分）	近 3 个月内体质量减轻 >5%，最近 1 周进食量（与需要量相比）减少 25% ~50%
中度（2 分）	近 2 个月内体质量减轻 >5%，BMI18.5 ~20.5 kg/m^2，最近 1 周进食量（与需要量相比）减少 51% ~75%
重度（3 分）	近 1 个月内体质量减轻 >5%（或 3 个月内减轻 >15%）或 BMI <18.5 kg/m^2（或血清白蛋白 <35g/L）或最近 1 周进食量（与需要量相比）减少 76% ~100%
\multicolumn{2}{c}{疾病严重程度（营养需要量增加）}	
无（0 分）	正常营养需要量
轻度（1 分）	骨盆骨折或者慢性病患者并发有以下疾病：肝硬化、慢性阻塞性肺疾病、长期血液透析、糖尿病、肿瘤
中度（2 分）	腹部重大手术、脑卒中、重症肺炎、血液系统肿瘤
重度（3 分）	颅脑损伤、骨髓抑制、重症监护病患（APACHE >10 分）
\multicolumn{2}{c}{年龄}	
0 分	年龄 <70 岁
1 分	年龄 ≥70 岁

注：若总评分 ≥3 分为存在营养风险，需要制订营养支持计划；若总评分 <3 分暂不需要营养支持，需定时进行再次营养风险筛查。

（二）营养不良通用筛查工具（Malnutrition Universal Screening Tool，MUST）

是由英国肠外肠内营养学会多学科营养不良咨询小组开发。最初是为社区应用而设计的，随后应用范围扩大，目前已成为不同医疗机构的营养风险筛查工具，适合于不同专业人员使用，用于诊断成人营养不良及其发生风险的筛查。该工具主要用于蛋白质热量营养不良及其发生风险的筛查，主要包括三方面的内容：①身体质量指数（BMI）。②近期体质量变化。③膳食摄入变化。根据最终总得分，分为无或"低度"营养风险状态、"中度"营养风险状态、"高度"营养风险状态。（见表 12 – 3）

表 12 – 3　营养风险筛查 MUST 评分标准

各类评分判断标准	临床状况
BMI 测定（kg/m²）	
0 分	BMI > 20.0
1 分	18.5 ≤ BMI ≤ 20.0
2 分	BMI < 18.5
最近体质量丢失情况	
0 分	最近 3~6 个月内体质量丢失在 5% 或以内
1 分	最近 3~6 个月内体质量丢失介于 5%~10%
2 分	最近 3~6 个月体质量丢失在 10% 或以上
因急性疾病影响导致禁食或摄入不足超过 5 d	
0 分	否
2 分	是

注：将以上三项分数相加，总分 0 分为"无"或"低度"营养风险状态，需要间隔一段时间后再次筛查；总分 1 分为"中度"营养风险状态，需要记录其 3 天的膳食情况，进一步评估筛查；总分 2 分或以上者为"高度"营养风险状态，需由专业营养医师进行营养指导和支持，接受营养干预。

目前，营养筛查工具比较多，常用的还有主观全面营养评价法（SGA）、微型营养评定（MNA）等，而运用最多的为 NRS2002。在临床实际工作中，可根据实际需求选用不同的营养筛查工具。营养不良是导致结核病发生发展的主要原因，同时又影响结核病的治疗。因此，在抗结核药物治疗的同时，应积极进行营养风险筛查，根据患者的营养状况进行客观评估，并采取有针对性的营养干预措施，对进一步协助结核病治疗及患者的预后具有重要意义。

（饶勤）

第三节　结核病患者的营养护理

结核病是一种慢性消耗性疾病，宜给予高蛋白、高热量、富含维生素和易消化饮食，忌烟酒及辛辣刺激的食物。

一、结核病饮食基本调理

（一）高蛋白

结核病患者的能量消耗是正常人的 1.5 倍，若能量不能及时补充可导致蛋白质的严重消耗，患者处于负能量平衡的状态，蛋白质不断丢失、体重随之减轻。在患者的营养治疗过程中，能量供应是前提。蛋白质可增加机体的抗病能力及机体抵抗力，建议每天摄入蛋白质 1.2～2.0 g/kg，其中优质蛋白如鱼、肉、蛋、牛奶应占总蛋白质摄入量的 50% 以上。每日保证 1～2 个鸡蛋，150～200 g 瘦肉，100～150 g 豆制品。

（二）高热量

人的体内约 55%～65% 的能量都是由糖类供应的，葡萄糖更是脑组织获能的唯一来源，这也使糖类在能量供应上具有特殊的重要性。人体虽然可以依靠其他物质供给能量，但必须定时摄入一定数量的糖类维持正常的血糖水平，以确保大脑功能的正常运转。结核病患者进行极轻或轻体力活动时每日所需热量 167.2～188.1 kJ/kg（按标准体质量计算），全日总能量应达到 10032～11286 kJ，因此，应保证主食摄入，成年女性 300 g/d，成年男性 350～400 g/d。

（三）高维生素

结核病患者由于长时间发热，维生素分解加快，可造成各类维生素的缺乏，满足结核病患者各类维生素的摄入是极为重要的治疗措施。应重点补充维生素、多食新鲜蔬菜和水果。其中，维生素 A 可以增强机体免疫力；维生素 B 对神经系统及胃肠神经有调节作用，可增进食欲和对抗由于使用异烟肼治疗而引起的副作用；维生素 C 有利于病灶愈合和血红蛋白合成；流行病学资料提示，维生素 D 的营养状况与结核病的发病危险性有密切关系，维生素 D 能促进钙吸收。

（四）饮食应以清淡易消化为主

结核病患者多数食欲欠佳，为保证能量及蛋白质的摄入，需要增加餐次以促进消化吸收，以免一餐量大而加重消化道负担。

二、特殊结核病患者营养供给

（一）重症结核病患者的营养供给

重症结核病患者体内分解代谢增加，合成代谢下降。但患者食欲差，进食量少，此时机体开始消耗所储存的脂肪、蛋白质和其他营养素，表现为消瘦与抵抗力下降，甚至出现病情恶化。此时的营养供给应遵循循序渐进的原则，根据患者病情及耐受情况给予肠内营养或肠外营养，再逐渐过渡到流食、半流食直至软食，缓慢增加热量、蛋白质及各种营养素的摄入量。

1. **肠内营养支持**

（1）鼻饲饮食的性质特点

鼻饲饮食是管喂膳食的一种，是由多种食物混合制成的流质状态膳食，它具有营养适当、含渣少、黏稠度适宜、易消化的特点，便于通过导管饲喂，是普通食物供给不能经口服患者的一种营养较为全面的肠道营养膳食，因此对它的配制与应用不容忽视。

（2）适应证

不能够经口进食或经口进食不能够满足营养需求者。

（3）健康指导

①食物呈流质状态，其稠度要合适，以使流质易通过鼻饲管，便于饲喂。

②管喂膳食营养要充分、平衡。蛋白质、脂肪、碳水化合物配比要合理，无机盐、电解质及维生素应满足患者的需要。

③如果患者没有并发其他脏器的衰竭，可应用多聚配方的肠内营养制剂。以安素为例，其最大的优点是不含乳糖，避免患者发生乳糖不耐受症，而且低残渣、等渗、能量密度较高，可达到 4.186kJ/mL，营养全面均衡。

④分次注入：将配置好的食物通过鼻胃管注入胃内。鼻饲的方法分为一次投给、间歇重力滴注、连续滴注。

⑤应用推注法喂养时，除非显示不妥，可酌情应用胃动力药品。每日 4~6 次，每次 250~400 mL，推注的速度不能快于 30 mL/min，多数患者可以耐受。但要注意每 4 小时检查 1 次胃残留量。如果残留超过 200 mL，应停止喂养，2 小时后再检查。每 4 小时检查 1 次腹胀和不适。

2. **流食阶段**

（1）性质和特点：流质膳食是极易消化、含渣少、呈流体状态或在口腔内能融化为液体的易于吞咽的膳食。

（2）适应证：①颈部淋巴结核吞咽困难。②各类结核伴有高热，极度衰弱，咀嚼功能障碍及高龄重症结核病患者。③消化道结核。④结核性脑膜炎。⑤行纤维支气管镜检查后。

（3）原则和要求：食物呈液体状、易吞咽、易消化、无刺激性、少量多餐；流食所提供的热量、蛋白质及其他营养素均不足，是不平衡膳食，只能短期应用，长期应用会导致营养不良；在病情好转的情况下应尽早过渡为半流食。

（4）可选择的食物：乳类、豆浆、藕粉、米汤、果汁、蔬菜汁等。

3. **半流食阶段**

（1）性质和特点：质地介于软饭和流质膳食之间，较细软，外观呈半流体状态，是比软食更易于咀嚼和消化的膳食。

（2）适应证：上述进食流食的结核病患者症状稍有好转，中等发热、比较衰弱、咀嚼困难、消化吸收功能较弱、缺乏食欲时适用。

（3）原则和要求：食物呈半流质，无刺激性，易咀嚼、吞咽和消化，纤维少、营养丰富，少食多餐。胃肠功能紊乱的患者禁用含纤维素或引起胀气的食物，痢疾患者禁用牛奶、豆浆及过甜的食物。如病情需要较长时间使用半流食，则应供给高热量，高蛋白半流质饮食，必要时加入要素制剂（经过特殊配制的胃肠道营养素），随着肠内营养（EN）的临床应用在我国的推广，肠内营养素大大改善了单纯进食流食、半流食所造成的热量及各种营养素摄入不足的问题。因此，对连续 5~7 天无法常规摄食达到营养需要量的危重患者，应当给予营养支持；如果患者依从性好，又需要长期应用时可以考虑流食完全由肠内营养制剂代替或部分代替。一旦早期肠内营养（EN）不能改善营养不良，可于 3~5 天起添加肠外营养（PN），详见本章肠外营养支持部分。

（4）可选择食物：粥、面条、食物泥、羹等。

4. **软食阶段**

（1）性质和特点：软食是比普食更容易消化的饮食，特点是质软、少渣，易咀嚼，是由半流质向普食过渡或是从普食向半流质过渡的中间膳食，易消化的软食能达到患者的营养需要，属于平衡膳食。

（2）适应证：消化功能吸收差、咀嚼不便，可进食半流质饮食的结核病患者症状有所改善后均可改为食用软食。

（3）原则和要求：营养平衡；易消化、易咀嚼；制备方法要适当，食物碎、烂、软；少油炸、少油腻、少粗纤维及强烈刺激性的调料。

（4）可用食物：软米饭、面条、切碎煮熟的肉、素菜及各种发面蒸食等。

5. **肠外营养支持**

胃肠外营养是按照患者需要，通过周围静脉或中心静脉输入患者所需要的营养素的一种营养支持方式。

（1）适应证

①重度营养风险或蛋白质－能量营养不良，经口或经肠道营养摄入不足，且短期内（10~14 天）无法恢复正常进食者。

②胃肠道功能障碍。

③肠结核及结核性腹膜炎并发肠梗阻、无法耐受肠内营养支持，肠道需要休息时。

④重症结核病超高代谢而又经口摄入不足者，需联合肠外营养。

（2）禁忌证

①胃肠道功能正常，能获得足够的营养。

②估计应用时间不超过 5 天。

③患者伴有严重水电解质紊乱、酸碱失衡、凝血功能紊乱或休克时应暂缓使用，

待病情稳定后再考虑胃肠外营养。

④已进入临终期、不可逆昏迷等患者不宜应用胃肠外营养。

（3）营养液成分。能量 105～126 kJ/d，液体量 2050～3000 mL/d，氮 0.1～0.2 g/kg，钠 150～200 mmoL，钾 60～100 mmoL，钙 9～11 mmoL，镁 7～15 mmoL，锌 70～100 μmoL，糖浓度 4.5%～8.1%。

（4）原则和要求

①葡萄糖是重要的能量来源，但是成人氧化葡萄糖的速度大约不超过 5 mg/（kg·min）。因此，一位 70 kg 的成人 1 日葡萄糖的需要量应不超过 500 g。

②脂肪乳包含甘油三酯、磷脂和甘油，有 10%、20%、30% 3 种浓度。每 100 mL 分别提供 10 g、20 g、30 g 脂肪和 4.6 kJ/mL、8.4 kJ/mL、12.6 kJ/mL 热量。建议成人静脉内输注的脂类应限制在 2.5 g/（kg·d）。脂肪乳可以单独与葡萄糖－氨基酸溶液混合输注。

（5）注意事项

①加强营养液及静脉穿刺过程中的无菌操作，输液管及输液袋 12～24 小时更换一次，导管进入静脉处的敷料每 24 小时更换一次。

②配置好的营养液应放于 4 ℃的冰箱内，超过 24 小时不宜使用。

③输液过程中加强巡视，开始时缓慢，逐渐增加滴速，保持输液速度的均匀。一般成人第一天输液速度为 60 mL/h，次日 80 mL/h、第三天 100 mL/h。输液浓度也由低浓度到高浓度逐渐增加。输液的速度及浓度根据患者的年龄及耐受情况进行调节。

④输液过程中，防止进入空气而发生空气栓塞。

⑤停用胃肠外营养时应在 2～3 天内逐渐减量。

（二）肠结核及结核性腹膜炎患者营养供给

肠结核及结核性腹膜炎患者均存在不同程度的营养不良。根据患者病情及严重程度，60%～80% 的患者都有体质量下降，同时伴有不同程度的低蛋白血症、贫血、腹泻造成的电解质紊乱，维生素和矿物质的缺乏。发热及炎症也会导致营养需求的增加。除有效应用抗结核药物外，积极的营养支持是其治愈的重要措施。肠结核及结核性腹膜炎患者并发完全性肠梗阻时，应绝对禁食，完全采用肠外营养进行支持。对于非肠道梗阻的轻症肠结核及结核性腹膜炎的营养治疗原则及饮食内容可遵循普通结核病及重症结核病的原则及内容，但对于累及肠道的病变应给予少渣饮食。

1. 少渣饮食性质和特点

是一种膳食纤维（植物性食物）和结缔组织（动物性食物）含量极少、易于消化的膳食。目的在于尽量减少膳食纤维对消化道的刺激和梗阻，减少肠道蠕动，减少粪便数量及粪便的运行。

2. 适应证

伤寒、痢疾、腹泻、肠炎、食管胃底静脉曲张、肠结核及结核性腹膜炎、消化道少量出血、肠道手术前后、肠道肿瘤、肠道管腔狭窄等；全流质膳食之后，软食或普食之间的过渡膳食。

3. 原则和要求

(1) 尽量少用含纤维多的食物，如粗粮、豆类、坚果、蔬菜、水果，以及含结缔组织多的动物跟腱、老的肌肉，以减少炎症对病灶的刺激以及刺激肠道蠕动与粪便形成。

(2) 食物应具备细、软、渣少、易于消化便于咀嚼，每次进食不宜太多，少食多餐。

(3) 脂肪量不宜太多，因腹泻患者对脂肪的吸收能力减弱，易导致脂肪泻，故控制膳食脂肪量，应限制在每天 60 g 以下。

(4) 此膳食不宜长期应用，同时注意补充维生素 C；果汁虽然可以用，但有些果汁含有机酸较多，易刺激肠道蠕动，也不宜用量太多。

(5) 甜食用量不宜过多，以免因过多的糖在肠道发酵产气而引起腹胀，加重不适感。

(6) 牛奶不宜应用于少渣膳食，可试用酸奶。

4. 可选择食物

(1) 精细米面所制粥类、烂饭、发面蒸食、面包、软面条、面片豆浆、豆腐脑等。

(2) 切碎制成的嫩瘦肉和鸡、鱼、乳类、蛋类，需制备软烂。

(3) 去皮蒸软的瓜类、番茄、胡萝卜、马铃薯等，去茎煮烂的碎菜叶。

5. 忌（少）用食物

各种粗粮、老玉米、整粒豆、坚果，富含膳食纤维的蔬菜、水果，忌用油炸、油煎、烈性刺激性调味品（辣椒、胡椒、咖喱等）。

（三）结核病合并糖尿病患者营养供给

糖尿病患者是结核病的高发人群，因糖代谢紊乱、机体免疫功能下降等严重影响结核病的治疗效果。同时，结核病的发展使机体的免疫功能进一步受损。两种疾病并存时可致疗程延长，病灶恢复缓慢，甚至治疗失败，严重者可导致患者死亡。此时，合理的营养供给既要满足结核病所需要的各种营养素，又要有控制糖尿病的目的。

1. 性质和特点

在合理控制总热量的前提下，适当调整蛋白质、脂肪、糖类 3 大营养素的含量，做到营养均衡，既满足结核病所需要，又使血糖、尿糖、血脂异常得到纠正，达到较正常的水平是营养治疗的目的。

2. 原则和要求

（1）适当增加总热量的摄入：糖尿病并发结核病者所需热量在单纯糖尿病的基础上增加 10% ~ 20%。年龄超过 50 岁者，应比规定值减少 10%。

（2）蛋白质：蛋白质是机体的主要营养物质，糖尿病时蛋白质合成代谢减弱，分解代谢增强，呈负氮平衡，而结核病病灶的修复需要蛋白质，所以结核病合并糖尿病者应在糖尿病饮食基础上合理增加蛋白质供给量，蛋白质占总热量的 20%。每日给予结核病合并糖尿病患者 1.5 ~ 2.0 g/kg 的蛋白质，且优质蛋白占 50% 以上，其中动物蛋白占 30%。

（3）糖类：占总热量的 55%。合理安排主食，应激期严格控制糖类 200 g/d。待血糖平稳趋于正常后，糖类可放宽到 250 g/d。在选择淀粉类食物时，应优先选择那些血糖指数偏低而未经精致加工的天然食物，长期食用此类食物则血糖、血脂也能得到满意的控制。

（4）脂肪：占总热量的 20% ~ 30%。脂肪摄入量大约为 1.0 ~ 1.8 g/（kg·d），饱和脂肪酸（SFA）和多不饱和脂肪酸（PUFA）供能比均应小于 10%。剩余 60% ~ 70% 的热量来自单不饱和脂肪酸（MUFA）和糖类。降糖药品苯乙双胍会减少维生素 B_{12} 的吸收，应注意补充。

（5）钙：钙是结核病灶钙化不可缺少的物质，每天至少 400 mL 奶制品，或用一些钙补充剂。

3. 注意事项

（1）饮食定时定量，根据患者的生活习惯、病情和配合药物治疗的安排，对病情稳定的患者可按每天三餐 1/5、2/5、2/5 或各 1/3 分配，同时也可根据血糖水平适当加餐。由于结核病合并糖尿病的患者多采用胰岛素治疗，加餐的目的是维持血糖相对稳定，睡前加餐是防止夜间发生低血糖行之有效的办法。

（2）结核病合并糖尿病患者血糖不易控制，血糖控制好的患者可以把水果和膳食纤维含量高的食物搭配起来，在两餐之间进食，同时禁止或限制食用对病情及治疗有负面影响的食物，例如甜食、糖果、糖水、含糖糕点等容易引起血糖升高的食物，烟酒、油炸、过硬、辛辣等刺激呼吸道的食物。

（3）对自控能力差或饮食习惯不良的患者，要根据患者的实际情况和接受能力，有针对性地进行健康教育，让患者知晓饮食治疗的重要性，合理选择食物，合理安排餐饮，在合理控制能量的基础上适当提高糖类、蛋白质进量，注意膳食纤维的供给，减少脂肪进量。

（四）饮食健康教育

营养护理对于结核病患者而言非常关键。入院时对患者进行全面评估，了解其饮食、营养、心理等方面的情况，根据评估结果制订个性化营养护理方案，为患者提供全程的饮食护理。对患者进行营养知识宣教，发放营养健康与结核病有关的宣教资料。指导合理饮食，教会患者为自己制订一份饮食计划和食谱，向患者传授有关摄取足够营养和增进食欲的技巧。有些患者因拒食某些食物而缺乏营养素时，可请患者选择替代食物以满足机体需要。对饮食习惯异常或经济能力有限的患者，可进行蛋白质的互补，即将几种含蛋白质较低的食物根据比例进行混合供患者使用。

总而言之，休息、营养和药物治疗是结核病治疗不可缺少的 3 个重要环节，其中营养治疗占有不可忽视的地位。营养治疗和药物治疗之间的相互配合，可以减少药物的副作用，加速病灶钙化，提高免疫力，促进患者康复。

（饶勤）

第十三章　结核病患者的健康教育

第一节　健康教育在结核防控中的作用

结核病是一种慢性传染病，因其有传染病和慢性疾病的特点，所以健康教育在结核病的防治中发挥着重要作用。

一、健康教育的定义

健康教育是通过有计划、有组织、有系统的教育活动，使人们自觉地采纳有益于健康的行为和生活方式，减轻或消除影响健康的危险因素，主动追求健康，预防疾病，提高生活质量和健康水平，并对教育效果作出评价的一种教育活动。

二、健康教育在结核病防治中的重要意义

中国是世界上结核疫情最严重的国家之一，各种类型结核病尤其是肺结核是我国最常见的一种慢性传染病，患病率高，传染性强，已成为严重危害我国人民健康的公共卫生问题。因此，普及结核病预防知识，加强对人民群众的健康教育，对预防结核病有着非常重要的作用和意义。

（一）健康教育可以提高结核病患者的心理素质

结核病是慢性传染病，具有治疗时间长、恢复慢等特点，重症及耐药结核治疗经济负担较重，从而给患者和家庭带来很多不良影响，因此结核病尤其是痰阳的患者常常自感被别人厌恶，易产生自卑、忧虑、多疑、恐惧、自责等心理。因此，特别需要加强对患者的健康教育，增强患者对结核病知识的了解，做好对患者的心理指导，关爱患者，消除患者对结核病的心理恐惧，提高患者的心理素质，特别是对年轻患者，使年轻患者树立战胜疾病的信心，积极配合医务人员治疗，最终达到真正的治愈。

（二）健康教育有利于结核病的治疗

患者一经确诊为结核病，由于种种原因，有可能背上沉重的思想负担，同时又加

上缺乏正确的结核防治知识，致使错过最佳治疗时机，使患者的病情不仅得不到有效的治疗和预防，还可能会加重病情。许多患者对结核病治疗缺乏基本的了解，一看到病情有些好转或者治疗药物出现一些副作用就中断，还有一些患者迷信思想严重，不相信科学，对结核病治疗缺乏信心，听信传闻、看广告用药、迷信江湖医师，这些思想和行为不仅使结核病得不到很好治疗，反而增加了患者经济负担和精神负担，更严重的是耽误了患者治疗的最佳时期。因此，在结核病防治过程中加强对患者的健康教育显得尤为重要。加强健康教育可以让患者了解规范治疗的重要性和不规范治疗的危害性，积极主动地配合规范治疗，在最佳的治疗期间得到最好的治疗。指导结核病患者做好痰液管理，不但有利于患者结核病的治愈，更能控制结核病流行。

（三）健康教育有利于提高全民预防结核病的意识

结核病是可防可控的传染病，并不是少数患者认为的不可治愈的疑难绝症。只要加强对全民健康教育，大力宣传结核病的社会危害性，普及结核病防治知识和国家政策，对于提升全民结核病防控意识，形成全社会共同参与防治工作的局面，有着非常重要的作用和意义。

三、健康教育的主要目的

健康教育是一种有计划的教育介入，目标人群包括结核病患者、密切接触者和健康人群。其目的是为服务对象提供健康相关信息，使其趋向于健康行为，去除不良生活方式和行为，预防疾病，促进健康。

（1）达到知、信、行的统一。主要内容为传授知识、转变观念和态度、相信科学、改变不良行为；帮助目标人群了解自身健康问题的性质，相关疾病的发生发展和转归；使目标人群了解控制疾病的重要性，从而加强自我管理和遵医行为；发挥患者、家庭和社会的作用，预防疾病，促进健康。健康教育应在整合相关信息的基础上为患者提供可行的实施步骤，而不仅仅是为目标人群提供健康知识和信息。

（2）个人、家庭共同承担健康责任。健康教育应使目标人群能够认识到维护和促进健康主要是个人及其家庭的责任，而不单纯是政府或医护人员的责任。根据疾病患病率高低的改变和死因谱的改变提示人们，自我保健是十分重要的，每一个人的健康钥匙都掌握在自己的手里。

四、健康教育的任务

（1）主动争取并促进领导层和决策层转变观念，进一步促进政府领导关注和参与结核病防治工作，政策上对健康需求和有利于健康的活动给予支持，同时制定促进全民健康的政策。

（2）促进个体和集体对预防结核病、促进健康、提高生活质量的责任感。通过为群众提供结核病相关信息，促进和发展个人自控能力等方式来帮助人们改变原有的不良生活方式和行为习惯，排除各种影响健康的危险因素，从而让人们在面临个人或群体健康相关的问题时，能明智、有效地做出正确的选择。充分利用各种方法对人民群众进行教育和引导以破除迷信，摒弃陋习，养成良好的卫生习惯，提倡健康、文明、科学的生活方式，培养健康的心理素质，提高全民的健康素质和科学文化水平。

（3）积极创造对健康有益的外部环境。各类的健康教育和健康促进必须以广泛的联盟和支持系统为基础，同时与相关部门协作，一起共同努力逐步创造良好的生活环境和工作环境。

（4）推动医疗部门观念与职能的转变，促使医疗部门的作用向着提供健康服务的方向发展。

五、健康教育常用方法和技巧

（一）健康教育方法

为了使健康教育达到良好效果，工作人员应在不同场景和需求下选择合适的教学方法，才能满足不同人群的健康教育需求。健康教育应贯穿人的始终，属于终身教育。健康教育对象的性别、年龄、教育程度、学习习惯、经济状况、文化背景等情况十分复杂，工作人员应根据实际情况采取多种多样的方法进行。具体方法有以下几种。

（1）语言教育方法：指由专业人员通过语言的交流与沟通，向社区居民、家属、患者等讲解及宣传健康知识，以提升学习者对健康知识的理性认识，包括讲座、谈话、咨询、座谈等。语言教育方法的特点是简便易行，一般情况下不受客观条件的限制，无需特殊的设备，随时随地均可进行，具有较大的灵活性。

（2）文字教育方法：指通过一定的文字为传播媒介，通过学习者的阅读和理解能力来达到健康教育目标的一种方法，如宣传手册、横幅、知识传单、读书指导、标语、墙报等。文字教育方法的特点是没有时间和空间的限制，简便易行，既可对大众，又可对个体，且学习者可以对文字教育的内容反复多次学习，费用支出也比较少。

（3）实践教育方法：指通过实践指导学习者操作，从而达到掌握一定技能，并用于社区、家庭或自我护理的一种教育方法，如胰岛素的注射方法、糖尿病患者自测血糖的操作示教，通过教育者的示教，学习者既能看到示范与操作时的物品、教育者的表情与动作，还能听到教育者的详细解说。学习者经过学习后在教育者的帮助指导下进行复习和演示，还可增加学习者对某项技能操作的熟练度。

（4）形象教育方法：指教育者利用形象艺术创作健康教育宣传材料，并通过人的视觉和听觉的直观作用进行健康教育的方法，通常以照片、音像、图画、标本、模型资料等各种形式出现。通过视听刺激进行知识和信息传递，为学习者提供生动形象、贴近生活、通俗易懂的内容，从而使健康教育形式更加丰富多彩。

（5）综合教育方法：指将实践、形象、文字、语言等多种健康教育方法进行搭配从而综合应用的一种健康教育方法，如线上举办知识竞赛或举办健康教育知识讲座等。综合教育方法具有广泛的宣传性，适合大型的宣传活动。

（6）电化教育方法：指运用现代化的声、光等设备，向学习者传送健康信息的教育方法，如网络教育、计算机辅助教育、电影电视、广播录音等。电化教育方法的特点是将文字、语言、艺术、形象、音乐等有机地结合在一起，以新颖、形象逼真的形式，让学习者喜闻乐见，但此法的运用对使用的设备与人员专业技术条件有较高的要求。

（7）其他新型教育方法：①教育者可将宣教内容制作完成后，通过网络生成二维码，学习者可使用智能手机识别二维码后即可进行学习，此方法灵活性高，费用支出少，学习者对教育内容可反复学习，通过分享后受益群体大。②微信公众号与微博健康教育：教育者可将宣教内容发布在微信公众号或微博上，学习者可随时随地通过智能手机或电脑进行学习。此学习方法没有时间和空间的限制，获取方法简单，学习者基本无费用支出，教育者可操作性、灵活性大，学习内容亦随时可分享至其他平台。③其他：如短视频平台、视频直播、微电影、案例学习、角色扮演、参观等。

（二）健康教育常用技巧

（1）内容适当：内容要通俗易懂，注重学习者的学习能力和需求，单次内容不要太多，时间不宜太长。据了解，成年人平均 1 次只能记住 5～7 个知识点，为增加学习者的记忆，建议每次教育内容应限于 3～4 个知识点。

（2）循序渐进：在开始健康教育前，教育者先与学习者/家属寒暄，询问一些生活基本事项，以吸引他们的注意力。这样既拉近了双方之间的距离，亦使学习者更易于接受教育者的建议和指导，同时也容易记住学习内容。

（3）小组教育与个别教育相结合：对有相同健康问题及需要的学习者，将其组织在一起，根据需要对相关知识和技巧进行示教，对面临不同健康问题的个体逐一给予个别指导。

（4）沟通技巧因人而异：根据学习者的性别、年龄、职业、教育背景、病情，选择适当的沟通方式和技巧。对适应能力强、文化层次高的学习者，可提供书面的资料或可查找资料的线索，鼓励他们自己学习。而对于理解能力较差、文化水平较低的学习者，则以口头讲解、形象指导和教育为主。

总之，健康教育要针对不同的对象，采用不同的方法，通过传播保健知识和技能，以促进人们健康。

（李大波）

第二节　门诊结核病患者的健康教育

门诊是医院面向社会的重要窗口，不仅承担对患者疾病的诊治任务，同时也承担对患者健康教育的责任，尤其是对结核病患者。由于结核病是一种慢性传染病，不仅治疗疗程长，而且多数结核病患者的治疗在门诊进行，因此医务人员对结核病患者进行健康教育，更体现其重要性和必要性。通过健康教育，让患者得到结核病的治疗和防控知识，养成良好的卫生习惯，以避免传染病在社会以及在家庭的传播和交叉感染，促进患者康复，促进医患关系和谐。

一、评估患者对健康教育的需求及能力

（1）评估患者年龄、知识层次、文化背景、健康状况以及营养状况。

（2）了解患者的工作、卫生和生活习惯。

（3）评估患者目前疾病情况和身体整体状况，如症状、体征和相关的检查结果情况等。

（4）评估患者对疾病的认识和心理状态及获取结核病防治知识的需求。

（5）评估患者对结核病的消毒隔离知识了解和掌握程度。

二、制订健康教育计划

（一）结核病发病和治疗相关知识的讲解

让患者了解结核病的发病原因、症状体征、诊断治疗，以及结核病治疗为什么是早期、联合、适量、规律、全程的原则，以提高患者治疗的依从性。

（二）介绍抗结核药物的作用和不良反应

结核病由于其漫长的治疗、用药的不适，患者难以坚持全程治疗。因此，健康宣教应使患者知晓药物的不良反应，以保证用药过程的安全和顺利。同时，鼓励患者克服身体不适，积极配合医师，坚持完成规范治疗。

（三）对患者容易出现心理反应的问题进行介绍

对患者容易出现心理反应的问题进行介绍，例如：传染病报告卡的上报是否给患者造成在社会上和工作上的不良影响；结核病一旦让别人知道，是否会遭到歧视，不愿融入社会；等等。通过健康教育，帮助患者调整心理状态，坚定战胜疾病的信心。

（四）介绍消毒隔离知识

具体讲解患者在社会活动、家庭生活中应怎样做好消毒隔离，通过健康宣教让患者掌握消毒隔离知识的原理和实际操作方法。

（五）休养知识介绍和指导

讲解和教会饮食起居和锻炼方法，让患者知道如何根据自己的病情做到劳逸结合、合理膳食等。

三、实施健康教育计划

门诊的工作特点，决定了门诊健康教育工作存在一定的难度。如门诊患者的流动性大、就诊心态急切、在医院停留的时间较短、综合情况和求知欲的差异等等。因此，门诊健康教育计划的实施应采取多种形式、因时、因人、因需、因病，伴随医疗活动的全过程，医务人员应主动地、不失时机地，用通俗易懂的健康教育语言，对患者和家属实施健康教育。

（一）健康教育形式

（1）口头宣教：口头宣教是最主要和最直接的结核病教育方式，医务人员在结核病患者诊治过程中，对患者和家属讲解疾病的防治知识，采取主动宣教或问答的形式进行健康教育。口头宣教具有印象深刻，容易接受和方便等优点。医务人员针对不同的患者，根据患者的病情及自身情况，进行健康教育，以提高患者的依从性和接受性。

（2）文字宣传：利用标语、条幅、传单、黑板报、小册子以及宣传画等方法进行结核病健康教育。此类方法通俗易懂、语言精简，患者可以在诊疗室观看结核病预防知识。

（3）大众传媒和互联网宣传：利用广播、电视、电台等大众媒体，微信公众号、微博、微电影、微视频等进行健康教育，对结核病防治知识宣传具有覆盖面广，效果好，收获大等优点，可反复加深患者和公民的预防意识。

（4）其他：组织结核病预防队定期或者不定期地去社区或者农村等人口集中的地方去宣传结核病预防知识，以大讲堂和小讲课的形式向就诊患者进行结核病的知识讲座等。

总之，在门诊时，应对不同年龄、文化程度、职业特点的患者和人民群众进行多模式、多形式的结核病健康教育。

（二）健康教育要点

1. 结核病知识

首先通过多种形式，给患者讲解结核病是一种慢性传染病，多数患者的病史较长，往往与许多疾病相关，与生活环境、生理因素也有一定关系。结核病主要是通过呼吸道飞沫进行传播，排菌的结核病患者通过打喷嚏、咳嗽、说话、大声说笑等，将含有结核菌的微滴核排放到空气中，健康人吸入含有结核菌的微滴核，即会受到传染。向患者讲解结核病的临床症状、所需要做的相关检查；讲解各项检查的相关事宜，使患者能够接受并配合，结核病治疗全程为 6~8 个月，耐药结核病治疗全程为 18~20 个月；强调结核病患者通过规范全程的治疗，绝大多数可治愈，还可避免传染他人，但如果治疗不规范，容易产生耐药结核病，一旦耐药，治愈率低，费用大，社会危害大。对初诊患者，要重点讲解有关检查的重要性和留取标本的正确方法。对复诊患者，要重点讲解再次做各项检查的必要性，让患者明白和理解，同时能够很好地配合。如，为什么要检查这些项目？检查的前后有哪些注意的事项？怎样配合才能正确、顺利、安全地完成各项检查？痰结核菌检查简便易行，准确性高，是判断经过治疗后细菌是否得到控制、治疗效果好坏最直接的方法。因此，患者须配合医务人员，定期开展痰结核菌检查。痰标本的质量直接影响检验结果的准确性，指导患者按要求和方法留取合格的痰标本。

2. 治疗用药知识

结核病是具有传染性的慢性疾病，需要较长的治疗用药时间。有些患者一旦症状好转或症状消失，就认为疾病痊愈，开始不重视按时服药，或忘记服药，或自行停药。同时，抗结核药物有较大的副作用，有些患者不知晓其表现。所以，医务人员应详细介绍抗结核药物的治疗原则，让患者遵医嘱坚持用药，在家中可采用闹铃提醒方式避免遗忘服药。应讲解用药的基本常识，以及药物的作用和副作用，让患者知道抗结核药物的服用时间、如何观察药物的副作用及表现、为什么要定期进行肝肾功能和血常规的检查，尤其对初治的结核病患者更要细致地讲解，以此提高患者治疗的依从性，获得满意的治疗效果。

（1）结核病治疗应遵循抗结核药物治疗的十字方针。

早期：指结核病一旦发现和诊断就应及时给予抗结核药物治疗，早期病灶内血流丰富，药物浓度高，可发挥其最大的抗菌作用，以迅速控制病情及减少传染性，治疗越早恢复越好。

联合：指根据抗结核药的作用特点及患者病情，采取两种或以上的抗结核药物联合用药，抑菌、杀菌药物联合并用，避免因单独用药而产生耐药。

适量：指严格遵照适当的药物剂量用药，用药剂量不可过低亦不可过大。

规律：指严格按照规定的抗结核治疗方案（包括药物剂量、药品种类、服药方法及时间等）有规律地服药，不能随意更改化疗方案、间断服药甚至中断或停止治疗，否则将前功尽弃，甚至可能发展成耐药。

全程：指患者应坚持不间断地完成所规定的治疗时间，以达到彻底治愈、不复发的最终目的。

综上，一般只要全程规律用药，传染性将在 2~4 周内迅速降低，其中 90% 以上患者都可以治好。

（2）抗结核药物的不良反应及预防方法

服药后常见的不良反应有很多，如视力下降、皮疹、恶心、呕吐、心慌、兴奋或抑郁等。为防止不良反应带来的危害，保护患者健康，结核病患者在医师问诊过程中应提供关于血常规、肝肾功能、视力等方面的既往信息，在治疗前、治疗过程中遵从医嘱规律检查血常规、肝肾功能等，一旦出现异常情况，及时到医院就诊处理。

结核病患者在使用抗结核药期间，不宜用牛奶或茶水送服药物，会妨碍药物的吸收，甚至降低药效。奶制品与抗结核药物应间隔 1~2 小时。

异烟肼是一种单胺氧化酶抑制剂药物，若与富含酪胺、组胺的食物同时服用，易出现头痛头晕、恶心呕吐、腹痛腹泻、呼吸困难、皮肤潮红或苍白、心悸不安、血压升高，甚至发生高血压危象和脑出血等。生活中富含酪胺、组胺的食物包括：牛肝、鸡肝、干酪、腌青鱼、啤酒、红酒、酒酿等。指导服用异烟肼的患者尽量不食用上述食物。

利福平最好于清晨空腹时服用。口服利福平时忌食牛奶，牛奶会影响人体对药物的吸收，从而使药效降低。服用利福平后，小便、泪液等会呈橘红色，属正常现象。

3. 心理疏导知识

由于结核病所具有的特点和治疗的特殊性，患者在心理上会产生不同程度的自卑、焦虑、烦躁和悲观，情绪会因心理变化而低落。对于门诊患者，心理疏导需要医务人员与患者家属同时配合开展，医务人员告知家属心理疏导的必要性和方法，如果能教会患者自我疏导，将会收获不同寻常的效果。通过疾病各方面知识的讲解、典型实例的介绍和分析，从而使患者能够正确对待疾病；同时让患者了解疾病治疗的全过程，从而解除各种疑虑；通过与家属的沟通，帮助患者正视疾病带来的生活、经济、人际等方面的困扰，减轻心理压力；因长期心理压力将会引起机体神经体液调节紊乱、免疫力下降，导致病情恶化、复发或迁延不愈。良好的心态是建立信心促进康复的基础，所以，心理疏导知识的宣教非常必要。详见第十四章第一节结核病患者的心理护理。

4. 感染控制相关知识

（1）注重口罩使用

医务人员向患者和家属讲解结核病的传播途径，指导患者在公共场所、在与人交谈时都应戴口罩，减少飞沫核的传播，避免与他人正面交谈，在与他人说话时应侧向一边；家属与患者密切接触时也要戴口罩，减少被传染的机会。

（2）痰液的处理

结核病的传染源主要是排菌结核病患者的痰。向患者强调禁止随意吐痰，禁止随手乱扔痰纸。嘱患者将咳出的痰液吐在纸巾里，如果在医院，将痰纸扔到黄色垃圾桶内；如果在家中，将痰纸放入固定耐热的容器（如带盖的搪瓷痰盂）中焚烧处理；如果在外面，将痰纸放入密封垃圾袋中，带回家处理。这是直接杀灭结核菌，减少传播的最简单、最有效、最经济的方法。痰液处理详见第十八章第三节日常消毒。

（3）养成良好的习惯

宣传养成良好习惯的重要性，讲解结核病患者如果在排菌期，1次喷嚏可排放高达100万个飞沫核，1次咳嗽可使具有传染性的微滴核增加到3500个。同时，患者排出的结核菌可落到地面、衣物、被褥，干燥后随尘土飞扬被人们吸入而受感染。因此，指导传染性结核病患者在咳嗽、喷嚏、大声谈话或大笑时应避让他人用纸巾遮住口鼻，以减少含有结核菌的飞沫排到空气中，用后的纸巾不要随意丢弃，应集中焚烧处理。

（4）空气的清洁

开窗通风使空气流通，是减少室内空气中结核菌量的有效方法。开窗通风每天不少于2次，每次不少于30分钟，通风不好的房间可安装换气扇或空气消毒机。天冷时通风要注意为患者保暖或暂时避开通风的房间，以免发生受凉感冒。

（5）接触的防护

有条件的家庭，如果患者的病情无须家属长时间陪伴，一定要做到分室居住；如果没有条件做到分室居住，要做到分床或分床头睡；餐具要单独使用，用过的餐具煮沸15分钟以上可以达到消毒效果；衣物和被褥定期晾晒，阳光紫外线消毒物品和地面每天清洁。

（6）生活休养知识

让患者知晓结核病是慢性消耗性疾病，养成良好的日常作息和饮食卫生习惯非常重要。休息可减少体力消耗，减少肺脏的活动，有利于延长药物在病变部位存留的时间，有利于病灶组织的修复，轻症患者可根据身体情况适当运动，劳逸结合。饮食要营养搭配均衡，进食高热量、高蛋白和富含维生素的饮食，注重含钙食物的摄入，糖尿病患者注意碳水化合物的摄入量和含糖食物的摄入。医务人员在讲解的同时，可简单地列举一些运动方式和具体食物供患者参考。对于吸烟饮酒的患者，告诉他们禁烟戒酒的必要性。

四、评价门诊结核患者健康教育效果

医务人员可利用患者候诊和为患者治疗的机会，评价患者对宣教知识的理解和了解的程度；患者及家属经过结核病防治知识的宣教后，评价患者与家属实际掌握和做到了多少，还存在哪些误区；评价患者通过健康教育后，身心状况和病情恢复情况。

医务人员针对具体患者和具体问题，设定具体健康教育目标，通过多种方式，克服门诊健康教育的不便因素，达到结核病门诊健康教育的效果。

（李大波）

第三节　住院结核病患者的健康教育

随着现代社会的不断发展，健康教育工作在促进患者康复，维护患者身心健康及防控结核病中发挥着越来越重要的作用。由于住院结核病患者病情较重、治疗时间相对较长、心理状况复杂，健康知识缺乏的患者易产生消极、悲观、焦虑、恐惧等心理状态，精神心理因素可致使结核病患者病情加重，形成病理、生理之间的恶性循环。因此，医护人员在采取有效抗结核治疗措施的同时，应根据其生理、心理特点及不同的住院时期，有针对性地做好患者的健康教育，增强战胜疾病的信心。通过健康教育，提升患者治疗依从性，增强患者心理调节与社会适应能力，促进疾病康复。

一、患者评估及健康教育目标

（1）评估患者年龄、知识层次、文化背景及学习需求。

（2）评估患者的健康史，掌握患者既往健康状况及个人卫生生活习惯。

（3）评估患者心理状态、身体状况和营养状况，对现病史进行评估，包括患者的症状、体征及痰菌检查情况，对患者消毒隔离知识的掌握情况进行评估。

（4）通过健康教育能够满足患者学习需求，使患者了解并知晓完成结核病规范治疗的重要性，促进患者主动配合治疗，患者掌握药物治疗的知识及消毒隔离知识。

（5）通过健康教育能让患者克服身体不适，积极配合医师，坚持完成规范治疗。患者能够调整心理状态，树立战胜疾病信心。

（6）患者营养状况良好。

二、护理计划与实施

医务人员正确运用沟通技巧，建立和谐的医患关系，搭建良好的交流平台，在此基础上，根据评估结果制定健康教育计划，对患者实施有效的健康教育。

（一）确定健康教育员

对每位住院患者指定专门健康教育督导员，在指导和督导服药的同时，进行相应的健康教育及心理护理。一般由沟通能力强、专业素质高的主管护师担任，在入院后48小时内对患者或者家属进行健康教育。

（二）主要健康教育内容

1. 疾病相关知识

介绍结核病的发生和发展过程、传播方式、易感因素及防治措施、抗结核药物不良反应和预后等，讲解留取痰标本的意义和方法，并指导患者正确留取痰标本，讲解各种检查前后需要配合的内容及注意事项。

2. 咳嗽咳痰、咯血的指导

讲解保持呼吸道通畅的重要性，鼓励患者有痰及时咳出。对痰液黏稠不易咳出者，指导多饮水或配合使用雾化吸入稀释痰液，强调遵医嘱按时口服化痰药。对长期卧床者，讲解定时翻身、叩背有利于松动痰液，可以促进痰液咳出。咯血患者指导密切观察咯血量，对痰中带血或少量咯血者，嘱其卧床休息，消除紧张，口服止血药。中等或大量咯血者，应严格卧床休息，予患侧卧位，保证气道通畅，防止窒息。教育患者保持口腔清洁，每次咳痰或咯血后要用清水漱口，减少口腔细菌的滋生，预防口腔黏膜的感染。

3. 饮食指导

结核病为慢性消耗性疾病，良好的营养状态对结核病的治疗起着至关重要的作用。向患者讲解保持良好营养状态对疾病恢复的重要性。宜给予高热量、高蛋白、富含维生素和易消化饮食，忌烟酒及食用油炸、辛辣的刺激性食物。蛋白质可增加机体的抗病及修复能力，建议每天蛋白质摄入量为 $1.2 \sim 2.0$ g/kg，其中优质蛋白摄入量占一半以上。指导患者多进食新鲜果蔬，以补充维生素，因为食物中的维生素 C 有减轻血管渗透性的作用，可以促进渗出病灶的吸收。食欲减退者，选用患者喜欢的烹饪方法，保证饭菜的色、香、味以促进食欲，进餐时应心情愉快，可促进食物的消化吸收，对结核病合并糖尿病患者给予糖尿病饮食，每周测体重 1 次并记录，了解营养状况是否改善。

4. 督促指导合理用药

耐心地向患者解释抗结核药的用药原则，即坚持早期、联合、适量、规律和全程治疗。早发现、早用药、早治疗才能获得满意的治疗效果。联合用药可减少耐药菌的产生，提高疗效，增加药物协同作用。滥用药物或药量过大，不但造成浪费，且极易出现不良反应。规律、全程用药是化疗成功的关键，向患者讲解用药基本常识及坚持治疗重要性，从而严格遵照化疗方案，避免漏服和间断服药。讲解所用药物的作用、不良反应，指导患者正确服药，做到发药到手、看服到口。强调服药期间绝对禁止饮酒，因抗结核药物对肝脏有损害。指导患者密切观察用药后的不良反应，发现不适及时告知。应让患者知道必须规律用药，完成全疗程，否则就会发展成难治性结核病，使结核菌耐药，即便应用昂贵药品，花费更长时间，也难以治愈。

5. 抗结核药物的不良反应

服用利福平可使体液和分泌物变色，如汗液、尿、便、眼泪和唾液变为红色或橘黄色，可引起恶心、呕吐、腹泻和类流感症状。出现这些情况时不要紧张，是药物正常代谢现象。异烟肼的主要副作用是周围神经炎，特别是嗜酒者、糖尿病、营养不良和慢性肾衰竭患者更为明显。口服吡嗪酰胺者易出现关节痛，对肝功能有损害，告知患者如出现皮肤、巩膜发黄，右季肋部触痛应及时报告。应用乙胺丁醇时，可产生视神经炎，导致视力障碍，指导患者注意视力改变。链霉素有耳毒性的作用，提醒患者注意听力改变。

6. 生活指导

指导患者养成良好的生活习惯，合理安排休息，逐渐增加活动，活动强度以不感疲劳为宜，重症恢复期患者活动要循序渐进。高质量充足的睡眠对调节人体免疫力具有重要的作用，讲解睡眠的重要性，指导患者要保持每日睡眠 8 小时，以保证足够体力。

7. 消毒隔离知识指导

注意保持室内空气新鲜，尽量采用自然通风方式进行通风。将痰吐到纸内包好并丢入黄色垃圾桶内，由医务人员按要求处理。在与家人、医务人员交流时或外出检查时应全程佩戴口罩。告知家属尽量减少探视，探视时佩戴防护口罩。

（三）健康教育方法

（1）面对面教育：对刚入院的患者进行疾病相关知识宣教，从入院到出院进行全程指导，将健康教育渗透到工作的点滴中。根据患者的具体情况，采取形式多样的宣教方法，使患者理解和接受，注重患者反馈，重视个体化教育和反复性以增强记忆。在护理单元内可开展健康教育讲座或患者小组活动等。

（2）采用多种媒介开展结核病防治知识宣教：①病区布置健康教育图片，引导患者阅读。②制作幻灯片课件，组织医务人员每周定期举办讲座，授课者应准备充分，内容简练，语言通俗，避开专业术语。③宣传栏/墙报标题醒目，内容简洁通俗易懂、图文并茂，定期更换，可收获理想效果。④宣教材料如健康教育手册，结核病患者社会支持手册等。⑤病房内视频播放设备：向患者及家属播放结核病的相关知识教育短片或视频节目图文并茂，提升健康宣教效果。⑥其他：如组建疾病微信群、病友 QQ 群等，医务人员随时线上进行健康宣教。

健康教育并不完全是刻意安排的，它贯穿于日常工作中。医务人员应不断丰富自身的知识面，详细了解患者的病史及用药情况，根据患者的个人情况制定全面的健康教育计划，以满足不同的患者对健康教育的需要，做到随时宣教。

（四）出院患者的健康宣教

1. 预防知识指导

反复向患者及家属强调坚持规律、全程抗结核治疗是治疗成功的关键。再次评估患者及家属对各种药物可能出现的不良反应及处理方法的接受情况。协助患者建立正确的遵医行为，不可自行停止治疗。指导患者养成良好的生活习惯，合理休息，劳逸结合。预防呼吸道感染，如有感染及时就诊。恢复期也应避免劳累和重体力劳动，坚持每天做腹式呼吸，以提高呼吸肌耐力。

2. 家庭护理指导

指导患者及家属掌握正确的隔离方法，注意科学隔离，向患者家属讲解家庭成员在情感与行动上的支持对患者疾病恢复的重要作用，以取得家属的合作。患者痰液吐于纸上焚烧。加强营养，调理膳食，宜进高热量、高蛋白、富含维生素和易消化饮食，忌食油炸、辛辣的刺激性食物，多食新鲜果蔬，以补充维生素，增强食欲，并做到禁烟、酒。

3. 患者出院后的随访指导与延续性护理

结核病患者在住院期间往往因病情不能迅速好转而烦躁，也会因病情的反复而苦恼，容易产生情绪波动，甚至出现悲观、抑郁状态而丧失战胜疾病的信心和耐心。因此，要彻底治愈结核病，合理进行抗结核药物治疗固然重要，但对患者进行耐心细致的健康教育和心理护理也是必不可少的。普及宣传结核病知识，消除患者及家属的紧张焦虑状态，遵医嘱积极主动进行合理、全程的化疗，才有可能彻底康复。

三、评价

评价患者对结核病相关知识的掌握度，如患者能否主动配合药物治疗；是否知晓结核药的主要不良反应、结核病治愈的关键措施；患者居家治疗的状态，能否做到科学膳食、规律生活；患者及家属居家消毒隔离知识掌握和执行情况，如患者房间和衣服如何消毒、是否分室居住、如何与健康人隔离等。对于健康教育未能实现的目标应寻求原因，并采取相应的对策，努力使所有患者都能达到健康教育的预期目标。

（李大波）

第十四章　结核病患者的心理护理及社会支持

第一节　结核病患者的心理护理

结核病是由结核分枝杆菌感染引起的严重危害人民群众健康的重大传染病，其中以肺结核病较为多见。根据世界卫生组织发布的《2023 年全球结核病报告》，2022 年，全球估算有 1060 万人罹患结核病，结核病是仅次于新型冠状病毒肺炎的全球第二大传染病杀手。中国是仅次于印度和印度尼西亚的第三个结核病高负担国家。患者因病程较长、药物不良反应较严重、长期治疗的经济压力、家庭及社会成员疏远等因素，给患者的身心带来巨大的痛苦，这些相关问题引起部分患者神经体液调节紊乱、免疫力下降，导致病情复发、恶化或迁延不愈，严重影响了患者的心理健康和生存质量。2020 年中国结核病预防控制工作技术规范增加了患者关怀内容，要求积极开展以患者为中心的全程治疗管理关怀服务，将患者关怀服务从医疗机构内扩大到患者家庭、工作场所和社区，以取得患者治疗的配合，消除对患者的歧视。

一、心理健康与心身疾病

（一）心理健康

世界卫生组织（WHO）指出：所谓健康就是在身体上、精神上、社会适应上完全处于良好的状态，而不是单纯地指没有疾病或病弱。即健康的整体概念包括生理健康、心理健康和道德健康。而心理健康是整体健康中至关重要的部分，对个体健康和疾病起着重要作用。心理健康是指人的精神、情绪和意识方面的良好状态，包括：智力发育正常，情绪稳定乐观，意志坚强，行为规范协调，精力充沛，应变能力较强，能适应环境，能从容不迫地应对日常生活和工作压力，经常保持充沛的精力，乐于承担责任，人际关系协调，心理年龄与生理年龄相一致，能面向未来。心理健康同生理健康同样重要，在个体的健康与疾病中起着重要的作用，良好的心态，能促进人体分泌出更多有益的激素，能增强机体的抗病能力，促进人体健康长寿。精神医学家梅灵格

（Menninger）将心理健康分为消极性心理健康和积极性心理健康。消极性心理健康包括自卑、焦虑、抑郁、孤独、猜疑、恐怖、强迫、冲动、愤怒、敌对等；积极性心理健康包括自信、幸福、快乐、满足、愉快、友好、信任等。

（二）心身疾病

心身疾病又称心身障碍或心理生理疾病，指心理社会因素在发病、发展过程中起重要作用的以躯体器质性疾病及功能性障碍表现为主的疾病。心身疾病严重威胁着人类健康，日益受到人们的重视。

理解心身疾病的概念需注意以下几个方面：①生物或躯体因素是心身疾病发生与发展的基础，心理社会应激起到"扳机"的作用。②个性的特征与某些身心疾病是密切相关的。③以躯体的器质性或功能性病变为主，一般有比较明确的病理生理过程。④心理社会在疾病发生发展及预后中起非常重要的作用。⑤疾病有缓解和经常反复发作的倾向。⑥几种心身疾病在同一患者身上存在或交替发生，常有类似或相同的家族史。

心身疾病的流行病学目前尚缺乏大样本的流调资料。国内资料显示，在综合性医院的初诊患者中，有近 1/3 的患者所患的是与心理因素密切相关的躯体疾病。非精神科医师很少关注这些患者的心理因素，也很少把这些他们认为是内科的疾病而看成与精神科相关，因此患者往往接受的是躯体治疗，心理社会因素方面很少得到关注。

（三）结核病属于心身疾病

随着心身医学的研究发展，心身疾病的概念不断更新、范围不断扩大，结核病同样是一种心身疾病。朱林等人采用多种方法来研究社会心理因素与青年结核病发病关系时发现，结核的发病与社会心理因素紧密相关，由此证实结核病属于心身疾病。尽管结核病是由结核杆菌引起的一类传染性疾病，但在疾病的发生发展和转归过程中，社会心理因素起着非常重要的作用，所以要求医护工作者在重视疾病治疗的同时，应重视心理社会因素在疾病的发展和转归中的影响，加强心理治疗及护理，从而促进疾病尽快治愈。

由于肺结核病具有呼吸道传染性，往往使工作环境和生活环境中的同事、同伴及家属对结核病患者有一种躲避害怕心理，不愿与患者过多地接触，对他们有冷落、疏远、歧视现象，造成患者心理压力大，容易产生自卑心理，再加上工作、学业受影响甚至中断，均可导致患者出现敏感、消极、焦虑、抑郁等心理症状，尤其是复治肺结核患者病程及疗程较长，需承受药物不良反应，治疗过程需与家人和外界隔离，因此患者易产生恐惧及悲观心理。

随着医学模式的转变，社会心理因素对一些疾病的影响让人们重视，结核病是以变态反应为主的一种慢性传染病，其发生、发展与转归在一定程度上取决于机体免疫功能的变化，经常性消极情绪可影响体内神经体液调节，导致免疫力下降，有时消极情绪给患者造成的痛苦及危害比引起的器质性损害更为严重、持久，导致病情加重，进一步影响到疾病的转归。因此，心理护理应贯穿于治疗的全过程，以有效缓解患者的心理症状。医护人员应根据不同患者的心理特征，针对性做好心理护理，经常开导患者不要悲观、不要自卑，多与外界接触，以便获得更多的情感支持，使患者以乐观、积极、合作的心态配合治疗和护理。

二、心理护理

心理护理指医护人员在患者患病期间，通过各种方式和途径，积极地影响患者的心理状态，帮助其自身条件下获得最适宜身心状态，包括交往、启迪、针对性及自我护理的原则。护士、患者、心理学理论与技术、患者的心理问题是心理护理的四个主要要素。这四个要素互相依存，缺一不可。其他如患者亲属、患者之间、其他工作人员因素也可以影响心理护理的效果，不起决定性作用，只有推动及干扰作用。

（一）心理护理评估程序及方法

1. 心理护理评估（Psychological Nursing Assessment）的定义

心理护理评估是指运用心理学的理论和方法，结合心理学、护理学、医学、社会学等知识和技能，对患者的心理状态进行全面、系统、深入的判断和鉴别。

2. 心理护理评估的意义

（1）筛选干预对象

所有患者在疾病诊疗过程中都会出现不同程度的心理失衡、心理危机或心理偏差，但其表现的形式均有不同。护士通过观察、访谈、测评等定性或定量方法，对患者的心理状态实施综合性评估，最后根据评估结果制定干预方案，将患者心理反应按轻度、中度和重度三个层次划分心理干预等级，采取有针对性的干预措施，避免盲目性实施。

（2）提供干预措施

临床心理评估既要把握患者心理反应的强度，还需要分析患者心理反应的影响因素，虽然表现形式相同，但其影响因素不尽相同。如焦虑、恐惧、抑郁、愤怒等负性情绪，可能会受到人格特征、疾病认知、社会支持及就医环境等不同因素的影响。只有通过心理评估确定患者发生心理反应的主要原因，才能制定对应的干预对策，有效降低患者负性情绪反应的强度。

3. 临床心理评估的常用方法

护理领域临床心理评估的常用方法，包括观察法、访谈法和心理测验法或调查法。

观察法：结果较客观真实，患者可不受干扰，简便、快捷、易操作，但受护士个体水平制约。观察设计好坏直接影响观察的成效、结果的科学性和客观性。观察的方法是首先确定观察的目标行为，其次选择适宜的观察方式，设定明确的观察指标同时做好记录。

访谈法：应用范围及功能更广泛，是心理咨询、心理治疗的基本技术，也是护患沟通的必备技能。访谈法包括访谈的路径与主题、访谈的内容、访谈的类型及技巧。

测验法：心理测验具有标准化、客观化及保密的原则。心理测验的分类可按照对象、测验方式、测验目的及功能进行。其中量表法是指选择通用、标准的心理量表对患者进行心理状态的测评，也是心理测验中的常用方法。量表由一些经过严格选择、较准确、较可靠反映人的某些心理特点的问题或操作任务所组成。临床心理评估使用最多的是心理卫生评定量表（Rating Scales in Mental Health）。心理卫生评定量表有：①反映心理健康状况的症状评定量表：90 项症状评定量表（SCL-90）、Zung 抑郁自评量表（SDS）、Zung 焦虑自评量表（SAS）等。②应激和应对有关评定量表：生活事件量表（LES）、特质应对方式问卷（TCSQ）。③A 型行为类型评定量表等评定方法。其中 90 项症状自评量表（见表 14 – 1），由 Parloff 等编制，此量表包括 90 个项目，划分为 10 个因子：躯体化、强迫症状、人际关系敏感、抑郁、焦虑、敌对、恐怖、偏执、精神质和其他项目（睡眠、饮食等）。每个项目后按"没有、很轻、中等、偏重、严重"5 个等级选择评分，由受试者自己根据最近的情况和体会对各项目选择恰当的评分。最后评定以总平均水平、各范畴水平及表现突出的范畴作为依据，借以了解患者问题的范围、表现及严重程度等。前后几次测查 SCL-90 可以观察病情发展或评估治疗效果。此量表在国内外临床已广泛应用，具有较好的信度和效度。

表 14 – 1　90 项症状自评量表（SCL-90）

说明：表格中列出了有些人可能会有的问题，请仔细阅读每一条，然后根据最近一周以内您的实际感觉或情况，从没有（1 分）、很轻（2 分）、中等（3 分）、偏重（4 分）到很重（5 分），共 5 项中选择最合适的一项打钩。

项　目	没有	很轻	中等	偏重	很重
1. 头痛					
2. 神经过敏，心里不踏实					
3. 头脑中有不必要的想法或字句盘旋					
4. 头晕或晕倒					
5. 对异性的兴趣减退					
6. 对旁人责备求全					
7. 感到别人能控制您的思想					
8. 责备自己制造麻烦					
9. 忘性大					

（续表）

项　目	没有	很轻	中等	偏重	很重
10. 担心自己的衣服整齐及仪表的端正					
11. 容易烦恼和激动					
12. 胸痛					
13. 害怕空旷的场所或街道					
14. 感到自己的精力下降，活动减慢					
15. 想结束自己的生命					
16. 听到旁人听不到的声音					
17. 发抖					
18. 感到大多数人都不可信任					
19. 胃口不好					
20. 容易哭泣					
21. 同异性相处时感到害羞不自在					
22. 感到受骗，中了圈套或有人想抓住您					
23. 无缘无故地突然感到害怕					
24. 自己不能控制地大发脾气					
25. 怕单独出门					
26. 经常责怪自己					
27. 腰痛					
28. 感到难以完成任务					
29. 感到孤独					
30. 感到苦闷					
31. 过分担忧					
32. 对事物不感兴趣					
33. 感到害怕					
34. 您的感情容易受到伤害					
35. 旁人能知道您的私下想法					
36. 感到别人不理解您、不同情您					
37. 感到人们对您不友好、不喜欢您					
38. 做事必须做得很慢以保证做得正确					
39. 心跳得很厉害					
40. 恶心或胃部不舒服					

（续表）

项 目	没有	很轻	中等	偏重	很重
41. 感到比不上他人					
42. 肌肉酸痛					
43. 感到有人在监视您、谈论您					
44. 难以入睡					
45. 做事必须反复检查					
46. 难以做出决定					
47. 怕坐电车、公共汽车、地铁或火车					
48. 呼吸有困难					
49. 一阵阵发冷或发热					
50. 因为感到害怕而避开某些东西、场合或活动					
51. 脑子变空了					
52. 身体发麻或刺痛					
53. 喉咙有梗塞感					
54. 感到前途没有希望					
55. 不能集中注意力					
56. 感到身体的某一部分软弱无力					
57. 感到紧张或容易紧张					
58. 感到手或脚发重					
59. 想到死亡的事					
60. 吃得太多					
61. 当别人看着您或谈论您时感到不自在					
62. 有一些不属于您自己的想法					
63. 有想打人或伤害他人的冲动					
64. 醒得太早					
65. 必须反复洗手、点数目或触摸某些东西					
66. 睡得不稳不深					
67. 有想摔坏或破坏东西的冲动					
68. 有一些别人没有的想法或念头					
69. 感到对别人神经过敏					
70. 在商店或电影院等人多的地方感到不自在					
71. 感到任何事情都很困难					

（续表）

项 目	没有	很轻	中等	偏重	很重
72. 一阵阵恐惧或惊恐					
73. 感到在公众场合吃东西很不舒服					
74. 经常与人争论					
75. 单独一人时神经很紧张					
76. 别人对您的成绩没有作出恰当的评价					
77. 即使和别人在一起也感到孤单					
78. 感到坐立不安心神不定					
79. 感到自己没有什么价值					
80. 感到熟悉的东西变成陌生或不像是真的					
81. 大叫或摔东西					
82. 害怕会在公共场合晕倒					
83. 感到别人想占您的便宜					
84. 为一些有关"性"的想法而苦恼					
85. 您认为应该因为自己的过错而受到惩罚					
86. 感到要很快把事情做完					
87. 感到自己的身体有严重问题					
88. 从未感到和其他人很亲近					
89. 感到自己有罪					
90. 感到自己的脑子有毛病					

评估人员、被测者两方若协作完成心理评估，能增强被测者对于自身状况心理的认识，亦能激发被测者接受心理卫生服务改变，产生治疗性效应。国外研究者关注临床心理评估过程的人际互动因素带来的治疗效应，相继提出协作式治疗性评估、治疗性评估等评估理念及技术，目前国内尚未开展此项评估。

（二）心理护理诊断

护理诊断是护理学发展到一定阶段的产物，是护理程序中的重要内容。目前较为常用的北美护理诊断学会将护理诊断定义为：是关于个体、家庭或社区对现存的或潜在的健康问题或生命过程反应的一种临床判断，是护士为达到预期结果选择护理措施的基础。完整的护理诊断陈述包括健康问题、病因、症状和体征。其中一百余项的护理诊断描述的是心理和社会方面的健康问题。我国在参照北美护理诊断的基础上，提出对临床护理工作具有实际指导意义、符合我国国情并被我国护理工作者理解接受的宗旨，筛选出目前我国常用的九个心理护理诊断：无效性否认，调节障碍，语言沟通障碍，自我形象紊乱，照顾者角色障碍，预感性悲哀，精神困扰，焦虑，恐惧。

（三）心理护理实施

心理护理实施是指为了实现心理护理目标，将心理护理计划付诸行动，解决患者心理问题的过程。实施过程中注意几点：尊重患者的人格，保守秘密，在建立良好的护患关系的基础上争取亲朋好友的支持及配合，充分发挥患者的主观能动性，促进康复。

心理护理实施的主要工作内容有：继续收集资料，实施相应的护理措施，做好心理护理记录及继续书写护理计划。在实施护理措施过程中，应按照计划采取相应的具体措施，选择适用于个体的护理技术，可以根据心理问题的层次并结合临床患者的具体情况选择心理干预技术，心理护理的实施应结合护理的临床特点进行。

（1）为患者配备专业的护理人员，结合临床病历资料（家庭、个人等），对患者的病情进行综合评估，根据不同患者不同的心理状态制定个性化心理干预方案。

（2）患者在治疗中常常会出现恐惧、不安等各种不良的心理状况。护理人员对患者的心理、生理及社会状态进行评估，耐心倾听患者的主诉，了解患者的心理状况，给予相应的人文关怀和心理上的支持，提升其依从性，促使患者以平稳的心理来面对疾病、面对治疗。

（3）针对患者的具体心理进行有效的心理疏导是工作开展的基础。护理人员加强疾病相关宣教，选择符合患者兴趣爱好的话题作为切入点，使患者逐渐消除戒心，从而使患者心情放松；通过患者的面部表情、肢体动作、语气语态等详细了解其目前所处的心理状态，同时在护理过程中，始终对患者保持怜悯之心，耐心细致解答患者的疑虑。

（4）加强对患者的社会关注。护理人员应当鼓励患者参与必要的社会活动，努力为患者营造良好的交流环境，鼓励患者多与别的病友交流，减轻其心理压力。嘱咐患者的家属及朋友要对其进行安慰和鼓励，使患者心情开朗。在治疗中需要隔离的传染性患者，多数会存在孤独感和恐惧感等负面情绪，护理人员应多关心、安慰患者，消除负面情绪。

（5）按照医嘱合理治疗，做好口服药物监督工作，保障每天规律、准确用药。开展同伴教育，建立微信交流群，选取服药依从性较好、具有较好的心理素质、有良好的沟通表达能力和高度责任心并愿意接受相关培训的患者作为结核病患者的同伴教育者，要求同伴教育者对疾病和药物治疗无负性抵触情绪，能积极主动配合医护工作。通过微信群及时反馈个人治疗感受，关心患者的生活、工作状况、家庭情况、目前的心理变化等，以减轻其在住院期间的孤独感，增强出院后对治疗的依从性，提高自我管理的能力，医护人员根据患者的个性化需求为其提供相关抗结核药物和后期诊疗的信息。

（四）评价心理干预效果

医护人员要及时对患者的生理指标、主观感受、心理痛苦是否缓解，身体康复进程是否未受影响等进行综合评价。在针对不同患者的心理状态制定个性化心理干预后，要通过患者情绪等表现，及时评价干预措施是否有效。如果负性情绪反应强度降低不明显或有加重的倾向，医护人员应及时调整更有效的干预对策，再次对患者进行心理干预，尽早达到预期效果。

三、结核病患者常见的心理问题

（一）焦虑疑虑心理

结核病是一种慢性的严重危害人民群众健康的重大呼吸道传染病，它具有传染性和迁移性，长期慢性消耗可以导致免疫力降低，造成患者疲乏无力、缺乏食欲和睡眠质量的降低等，患者往往会出现不同程度的焦虑。为了防止结核菌的传播，有时要对严重排菌的患者进行适当隔离，而患者由于缺乏医学科学知识，对有些隔离措施不理解，反而认为亲人或同事厌烦自己，甚至觉得大家抛弃了自己，所以心存疑虑，从而影响治疗和康复。

（二）孤独心理

结核病患者需要适当休息，如果病情严重，需要长期休息，暂时不能上班，患者易产生失落感。同时周围人群因害怕被结核病传染，容易冷落和疏远患者。随着时间的延长，患者和周围人群接触频率就会减少，导致生活范围和社会关系受到各种限制。他们害怕受到冷落和歧视，所以心事重重，敏感多疑，情绪低落，希望亲友陪伴，盼望早日痊愈，能尽快回到正常的环境中去参加社会活动。

（三）恐惧和害怕心理

由于缺乏有关医学知识，患者容易对结核病产生恐惧心理：一怕治不好病；二怕不能上班，会给家庭和社会增加负担，影响生活和工作；三怕自己生病的事让他人知道后，会受到歧视，特别是年轻患者，害怕将来不好找对象，还有些患者害怕药物的不良反应。

（四）悲观与抑郁心理

患者因为患病暂时丧失了劳动能力，经济收入得不到保证，患者的情绪往往变得异常悲观，表现为寡言独行、抑郁苦闷，常常被失望无援及孤立凄凉的情感困扰，对事业和生活失去信心，精神上感到非常痛苦。

（五）情绪不稳定，易冲动

结核病病程长、治愈慢，患者长期服药，可能出现脾气暴躁，有时好唠叨、经常生气，甚至易哭泣。

随着现代医学科普知识的普及，社会公众也应当多了解结核病的预防、治疗和康复知识，提高对结核病的认识，从而消除社会偏见与歧视，尊重结核病患者。

四、结核病患者心理护理措施

（1）依据患者的个体差异制订具有个体化和针对性的心理护理干预计划。护理人员应该用积极的态度与患者交流治疗的进程，向患者说明结核病相关知识，使他们对结核病有一个正确的认识，告诉患者和家属，结核病是一种病因明确、可防可治的疾病，绝大多数患者只要坚持合理的治疗，一般都能治愈，它并不是什么"不治之症"。向患者讲述成功案例，帮助其树立战胜疾病的信心和勇气。

（2）护理人员应坚持以患者为中心，尊重不同患者在治疗期间身体和心理方面的差异，根据患者的治疗情况、依从性、情绪状态等表现对护理措施及时进行调整。

（3）护理人员应主动与患者建立真诚、信任的治疗性人际关系，在护理或交谈中注意观察患者的情绪状态，在短时间内掌握患者的心理特征。如果发现患者出现了焦虑、抑郁等情绪，需要积极了解原因并及时疏导，严重者应寻求心理治疗师的帮助。也要主动引导患者诉说心理负担，采用温和的语言进行安抚，了解其生活习惯，及时纠正不良作息行为，建议患者进行适量运动，增强机体抵抗能力，告知疾病的可控性和治疗要点，增强治愈信心，有利于疾病的转归和康复。

（4）高度重视家庭和社会对患者的支持作用。指导家属积极配合患者的治疗，给予患者心理支持和生活帮扶，在不违背医疗原则的情况下，鼓励家属多探视，经常与患者谈心，给予关怀和支持；营造良好的家庭氛围，以同情心和爱心唤起患者战胜疾病的勇气和信心，积极帮助患者解决日常生活中遇到的困难和问题，监督落实患者的服药和复查，并鼓励患者主动与社会融合。

（5）根据患者的心理特征做好出院指导。出院患者因病愈而高兴，同时担心回家后没有良好的休养条件而使疾病复发，又怕把结核病传染给亲人。护士应根据每个人的心理状态进行出院指导，普及结核病知识，解除患者及家属的紧张焦虑状态，并能遵医嘱积极主动进行合理、全程化疗，只有这样才能彻底康复。

（6）建立病友交流平台，鼓励患者相互之间交流疾病认知、心理负担、治疗经验等，以缓解心理压力。

（张灿芝）

第二节 结核病患者的社会支持

社会支持是指一定社会网络运用一定的物质和精神手段对社会弱势群体进行无偿帮助的行为总和，是影响人们身心健康的社会心理因素之一，具有缓解压力和直接影响身心健康及社会功能的作用，从而影响患者生存质量，因此我们应高度关注结核病患者的社会支持状况。

一、社会支持的定义

社会支持是指个人可以感受、接受或察觉到来自他人物质和精神上的关心或协助。社会支持分为工具性支持和情绪性支持。工具性支持是指实际具体的协助，包括物质上的直接援助和社会网络、团体关系的直接存在和参与，是客观存在的现实；情绪性支持为社会心理功能的支持，是指安慰、倾听、理解及交流等。个体在社会中受尊重、被支持、理解的情感体验和满意程度，与个体的主观感受密切相关。

二、社会支持评定量表

采用肖水源设计的社会支持评定量表来评估患者的社会支持，该量表包括客观支持（3 个条目）、主观支持（4 个条目）和对社会支持的利用度（3 个条目），共 3 个维度 10 个条目。条目一至四、八至十为单选，选（1）（2）（3）（4）项分别计 1、2、3、4 分；条目五内含 A、B、C、D、E 共 5 项，每项从"无"到"全力支持"分别计 1~4 分；条目六、七若回答"无任何来源"计 0 分，回答"下列来源"者则有多少个来源计多少分。总分为 10 个条目计分之和。得分越高，表明个体感知到的社会支持水平越高；得分越低，说明个体感知到的社会支持水平越低。小于 22 分为低水平支持，23~44 分为中水平支持，大于 44 分为高水平支持。

社会支持评定量表

指导语：下面的问题用于反映您在社会中所获得的支持情况，请按每个问题的具体要求，根据您的实际情况进行选择，谢谢您的合作。

一、您有多少关系密切、可以得到支持和帮助的朋友？（只选一项）

（1）1 个也没有

（2）1~2 个

（3）3~5 个

（4）6个或6个以上

二、近一年来您：（只选一项）

（1）远离家人，且独居一室

（2）住处经常变动，多数时间和陌生人住在一起

（3）和同学、同事或朋友住在一起

（4）和家人住在一起

三、您与邻居：（只选一项）

（1）相互之间从不关心，只是点头之交

（2）遇到困难可能稍微关心

（3）有些邻居很关心您

（4）大多数邻居都很关心您

四、您与同事：（只选一项）

（1）相互之间从不关心，只是点头之交

（2）遇到困难可能稍微关心

（3）有些同事很关心您

（4）大多数同事都很关心您

五、从家庭成员得到的支持和照顾（在合适的栏内打"√"）

家庭成员	无	极少	一般	全力支持
A. 夫妻（恋人）				
B. 父母				
C. 儿女				
D. 兄弟姐妹				
E. 其他成员（如嫂子）				

六、过去，在您遇到急难情况时，曾经得到的经济支持或解决问题的帮助的来源有：

（1）无任何来源

（2）下列来源：（可选多项）

A. 配偶

B. 其他家人

C. 亲戚

D. 同事

E. 工作单位

F. 党团工会等官方或半官方组织

G. 宗教、社会团体等非官方组织

H. 其他（请列出）

七、过去，在您遇到急难情况时，曾经得到的安慰和关心的来源有：

（1）无任何来源

（2）下列来源：（可选多项）

A. 配偶

B. 其他家人

C. 亲戚

D. 同事

E. 工作单位

F. 党团工会等官方或半官方组织

G. 宗教、社会团体等非官方组织

H. 其他（请列出）

八、当您遇到烦恼时的倾诉方式：（只选一项）

（1）从不向任何人倾诉

（2）只向关系极为密切的 1~2 人倾诉

（3）如果朋友主动询问您会说出来

（4）主动诉说自己的烦恼，以获得支持和理解

九、当您遇到烦恼时的求助方式：（只选一项）

（1）只靠自己，不接受别人帮助

（2）很少请求别人帮助

（3）有时请求别人帮助

（4）有困难时经常向家人、亲友和组织求援

十、对于团体（如党团组织、宗教组织、工会、学生会等）组织活动，您：（只选一项）

（1）从不参加

（2）偶尔参加

（3）经常参加

（4）主动参加并积极活动

三、社会支持的作用

社会支持有助于身心健康，而身心健康直接关系到患者的生存质量。社会支持主要有：情感支持，就是让人感到有人关心爱护；信息支持，是指向他人提供有助于解决问题的事实和建议；手段支持，是指提供物质和行动上的帮助来消减紧张和压力。社会支持主要来源于上司的支持、同事间的支持及朋友和家人的支持。这些社会支持

会影响结核病患者的心理健康状态，从而影响患者对治疗的依从性和治疗效果。由于结核病患者住院后需采取隔离措施，其社会支持受到暂时性限制，降低了心理健康水平。

四、结核病患者的社会支持现状

（1）调查研究显示社会支持系统对结核病患者情感上的关爱及帮助较常规人群缺乏。原因可能是人们对结核病存在理解错误，认为结核病是呼吸道传染病，很容易被传染，人们对患者产生惧怕心理，从而疏远和冷落身边的结核病患者，忽视对结核病患者的关注及支持。患者感受到家庭及社会的冷落歧视，易产生自卑、自我封闭的人格，从而不愿参加社会活动，产生负面情绪甚至抵抗结核病的治疗。

（2）老年患者是社会支持的弱势群体，由于他们的社会功能有所下降，使其社会支持系统有减缩的趋势，因此造成社会支持下降明显。

（3）由于人们对肺结核的传染性认识不够全面，认为所有的结核病患者都有传染性，导致痰菌阴性和阳性患者社会支持力度均下降。实际上只有绝大多数痰菌阳性的患者通过咳嗽、打喷嚏排出的结核菌才会造成他人传染，而痰菌阴性结核病患者很少成为传染源。

（4）调查研究显示复治肺结核因为病情反复以及病程的推移，家属生活及心理负担的加重，致使家庭支持能力逐渐下降，患者的社会支持会逐渐减少。

五、社会支持的对策及方法

结核病患者的自我效能和社会支持均处于中等水平，其原因可能是：治疗初期，鉴于隔离及休养要求，难以维持基本的社交生活，进而导致患者难以从外界获取客观支持；治疗期间，周围人群因惧怕被传染而冷落和疏远结核病患者，对患者造成很大的心理压力，因此最终导致患者被理解及被支持的情感体验变弱；结核病是知晓度较高的慢性传染性疾病，患者恐遭歧视或自感羞辱，可能会拒绝求助于外界，使得患者对支持的利用度减少。社会支持与自我效能密切相关，建议采取知识宣教、患者互助、医患交流、亲属陪护等多方面的干预措施，以增加患者的自我效能及社会支持。

（1）正确认识结核病：医务人员采取有效的宣传方式，进行广泛的宣传，让社会各方面的人包括患者家属及周围的亲朋好友正确了解结核病的流行状况及其严重程度。可通过讲座、宣传手册、宣传栏等宣传，结合看录像、幻灯、多媒体、科普视频宣传等文字图片形式以增加感性认识，加大宣传力度，如请专家到电台、电视台、社区、学校等机构举办讲座，让社会各方面提高对肺结核患者的关注度，并给予患者更多的经济支持和情感支持。

（2）普及知识：向患者及家属普及国家扶持政策，在世界防治结核病日举行义诊宣传活动，使患者享受到免费医疗服务，向大众普及疾病相关知识，减少大众对疾病的误解和歧视，制作结核病的用药手册、家庭防护措施宣传手册、痰液采集等相关视频二维码、设立结核病相关知识科普公众号，以提高患者用药依从性、标本留取正确性，降低传染率及复发率，提高治愈率。让患者自我效能与社会支持同时提高并相互作用和影响，促进二者的良性循环，有利于患者的治疗。

（3）指导抗结核药物的正确服用：某些结核病患者知识层次较低，对抗结核治疗的相关知识严重缺乏，服药的准确性及依从性欠缺。护士通过住院期间反复宣教、出院回访的反复交代，让患者知晓抗结核药物的使用原则，尤其是对短期症状缓解的患者，更应加强教育及管理，说明治愈的客观标准不是症状改善即可，同时告知不规则化疗或中断化疗导致治疗失败及产生耐药性，最终将造成迁延不愈甚至危及生命的严重后果。

（4）心理护理及生活指导：及时掌握患者的心理情况，根据所需提供心理护理，帮助患者树立战胜疾病的信心，同时列举结核病治疗成功病例，开展同伴教育，使患者从不良情绪中走出来，增加他们与外界的接触、沟通及联系，增加更多的倾诉渠道和帮助途径。指导患者应科学膳食，提高机体免疫力；指导患者及家属消毒隔离的正确做法：有痰吐在纸里并焚烧处理、餐具单独使用并定期消毒、经常晒被褥、房间定时开窗通风等。

（5）关注复治患者及老年患者的社会支持。

（6）患者家庭经济水平低时，复治患者需要支付比初治患者更多的治疗费用，因此，呼吁政府应加大结核病防治的经济投入，如给予复治患者特殊的经济支持政策等，从而使他们获得有效的治疗。

（7）建立慢病管理体系：由于我国处于老龄化社会快速发展阶段，老年患者相对来说缺乏上级、同事和朋友的支持，少子化的现状也导致部分为空巢老人，家人的支持也会受到影响。建议政府进一步完善老年患者的社会保障机制，充分利用社区资源，关注老年患者，让老年结核病患者获得更多的理解与社会支持。

加大医护人员的指导力度，建立结核病患者家属微信交流群，增加医护患之间的有效沟通及互动，帮助患者之间分享治疗与康复的经验等，以促进病情缓解和快速康复。加大家属陪伴的力度，让患者感受到来自同事、朋友及家庭间的关爱，缓解生活压力，及时安抚消极情绪，对维持患者较好的心理健康水平有积极作用。

社会支持是缓解生活压力的重要手段，适量的社会支持可改善心理健康，减轻抑郁、焦虑、低自我效能、压力、孤独或社交孤立等负面心理的影响。医务人员应该努力帮助患者积极利用各方面的社会支持，积极处理患者所遭遇到的与病耻感有关的负性情绪和生活事件，呼吁广大人民群众关爱结核病患者，消除对他们的排斥和歧视，使其树立信心，营造一个友爱与宽容的社会环境。

（张灿芝）

第十五章 结核病专科操作技术配合及护理

第一节 结核菌素试验技术及护理

结核菌素试验是通过皮内注射结核菌素，致注射部位皮肤产生Ⅳ型（迟发型）超敏反应。结核菌素是结核分枝杆菌的菌体成分，有旧结核菌素（Old Tuberculin，OT）和纯化蛋白衍生物（Purified Protein Derivative，PPD）。目前，WHO、国际防痨和肺病联合会推荐使用纯化蛋白衍生物，故结核菌素试验又称为 PPD 试验。

一、目的

（1）用于判断机体是否受到结核菌素感染，为接种卡介苗提供依据。
（2）用于协助诊断和鉴别诊断。
（3）用于进行结核病流行病学调查。

二、评估要点

（1）评估患者的病情、意识、自理能力及配合程度。
（2）评估患者治疗情况、用药史、过敏史及家族史。
（3）评估患者注射部位的皮肤情况。

三、操作要点

（一）结核菌素皮肤试验方法

（1）核对医嘱与治疗卡、所备药物。
（2）遵医嘱正确抽取皮试液，查对无误，置于无菌治疗盘内。
（3）核对患者信息，再次询问用药史与过敏史，告知皮内注射的目的及配合方法。
（4）协助患者取舒适卧位。
（5）选定注射部位，一般为左前臂掌侧前 1/3 中央，75% 乙醇消毒皮肤。

（6）绷紧皮肤，针尖与皮肤呈 5°角刺入皮内，注射 0.1 mL（5IU）PPD，以局部出现 7~8 mm 大小的圆形橘皮样皮丘为宜。

（7）迅速拔出针头，勿按压注射部位。再次核对，洗手、记录（注射部位、时间、所用结核菌素种类、剂量等）。

（二）试验结果判断

详见第二章第二节结核病预防性化疗。

（三）结核菌素皮肤试验的假阴性反应

（1）变态反应前期：从结核分枝杆菌感染到产生反应约需一个多月，在反应前期，结核菌素试验无反应。

（2）免疫系统受干扰：急性传染病，如百日咳、麻疹、白喉等，可使原有反应暂时受到抑制，呈阴性反应。

（3）免疫功能低下：重症结核病、肿瘤、结节病、艾滋病等结核菌素反应可降低或无反应，但随着病情好转，结核菌素试验可又呈阳性反应。

（4）结核菌素试剂失效或试验方法错误，也可出现结核菌素试验阴性。

（四）结核感染判断标准

判读结核感染标准如下：

（1）一般情况下，在没有卡介菌接种和非结核分枝杆菌干扰时，PPD 反应硬结 ≥ 5mm 应视为已受结核菌感染。

（2）在卡介菌接种地区和或非结核分枝杆菌感染流行地区，以 PPD 反应 ≥10 mm 为结核感染标准。

（3）在卡介菌接种地区和或非结核分枝杆菌流行地区，对 HIV 阳性、接受免疫抑制剂 >1 个月，PPD 反应 ≥5 mm 为结核感染。

（4）与涂片阳性肺结核有密切接触的 5 岁以下儿童，PPD 反应 ≥5 mm 为结核感染。

（5）PPD 反应 ≥15 mm 及以上或存在水泡、坏死、淋巴管炎等为结核感染强反应。

四、健康教育

（1）告知患者结核菌素试验的目的、方法及配合的注意事项。

（2）告知患者不能热敷、按摩、抓挠注射部位，以保证 PPD 活性，避免感染。如果出现局部发痒、疼痛、红肿等情况属于正常反应。

（3）告知患者皮试后的过敏反应主要表现为胸闷、憋气、喉头有压迫感等症状，一旦出现立即报告医护人员处理。等待结果期间如出现局部水泡、浸润、溃疡或发热等任何不适，也要告知医护人员。

（4）告知患者判定结果的时间，不能提前或推迟，否则影响结果判定的准确性。

（5）局部不得涂抹药物、香水、清凉油或肥皂水清洗，避免影响试验结果的判断。

五、注意事项

（1）严格执行无菌技术操作原则及查对制度，药物现配现用。

（2）严格检查药品质量（颜色、澄清度、有效期等），未用的PPD皮试液应冷藏。

（3）有发热（体温37.5℃以上）及其他严重疾病时，不宜做结核菌素试验。

（4）试验前，备好急救药品和设备，便于发生过敏反应后迅速处理，以防发生意外。

（5）试验皮肤消毒忌用碘酊、络合碘等有色消毒剂，以免影响对局部皮肤反应的观察。

（6）对乙醇敏感的患者可使用生理盐水清洁皮肤。

（7）注射72小时（48~96小时）后，测量皮肤硬结的纵径和横径，得出平均直径（mm）＝（横径＋纵径）/2。做好记录，并告知主管医师、患者及家属。

（8）局部皮肤反应的处理：

①水泡：小水泡时保持局部皮肤清洁、干燥，避免抓挠；出现大水泡时，在无菌操作下将水泡内液体抽出，并保持局部皮肤清洁，无菌纱布敷盖，防感染。

②溃疡或坏死：保持局部皮肤的清洁，遵医嘱外涂0.05%的地塞米松或利福平软膏，并以无菌纱布敷盖，防感染。

③淋巴管炎：患侧肢体限制活动，早期可采用热敷等缓解症状。

④病灶反应：一般不必特殊处理，随时观察，病灶周围炎在一周内可自行消退。

⑤瘙痒和疼痛：注射部位瘙痒者可遵医嘱进行对症处理，告知患者勿抓挠，防感染；当注射部位疼痛时，一般不必特殊处理，随时观察，一周内可自行消退。

（9）结核菌素试验阳性，仅表示曾有过结核菌感染，并不表示一定患病。

（赵红）

第二节　咳嗽、咳痰指导技术及护理

咳嗽是由于延髓咳嗽中枢受刺激后引发的在短暂吸气后的爆发性呼气运动，是一种反射性防御动作，可以清除呼吸道分泌物和异物。咳痰是通过咳嗽动作将气管、支气管的分泌物或肺泡内渗出液排出的过程。

一、目的

（1）指导患者有效咳嗽咳痰，促进痰液排出，保持呼吸道通畅，利于疾病恢复，同时指导痰液正确处理从而防止疾病的传播。

（2）正确留取各种化验标本，如检查痰液中的细菌、真菌、致病菌、24小时痰标本查找结核杆菌等。

二、用物准备

（1）加盖容器如痰杯、痰缸或清洁纸巾、快速手消毒液。

（2）贴有条码的正确的标本瓶：痰培养标本需备无菌标本瓶、漱口溶液，24小时痰标本备专用标本瓶。

三、护理评估

（1）评估患者病情、意识状态、配合能力、咳痰能力、影响咳痰的因素等。

（2）评估咳嗽的发生时间、性质、频率、诱因、与体位的关系、伴随症状、睡眠等。

（3）评估患者咳痰的程度，痰液是否能自行咳出，观察痰液的颜色、性质、量、气味和有无肉眼可见异常物质等。

（4）了解患者既往痰液检查的结果，如结核杆菌涂片、痰培养和药物敏感试验等。

（5）评估患者心理及社会反应、全身状况如咳嗽、胸痛、发热、呼吸困难等。

四、操作要点

（1）医护人员操作时应根据具体的情况按照要求执行防护措施，如戴医用防护口罩、护目镜或戴面罩、一次性圆帽，穿隔离衣，戴手套，必要时戴双层手套。

（2）调节室内温度（18~20℃）、湿度（50%~60%），指导患者咳嗽时应处于下风口或背对入风口，不能面对他人，必须用纸巾掩住口鼻，禁止随地吐痰。

（3）指导患者深呼吸和有效咳嗽的方法：协助患者尽可能采用坐位，上身微前倾，先进行深而慢的腹式呼吸5~6次，可将手放在腹部连续呵气3次，感觉腹肌收缩，然后深吸气，屏气3~5秒后发出急剧的2~3次短促有力的咳嗽，帮助痰液咳出。也可让患者取俯卧屈膝位，借助腹肌、膈肌收缩，增加腹压，咳出痰液。

（4）指导患者经常变换体位利于痰液咳出。胸痛不敢咳嗽的患者，应采用相应的措施防止因咳嗽加重疼痛，如咳嗽时可用双手或枕头轻压胸部伤口两侧，减少牵拉痛，疼痛剧烈时遵医嘱予以止痛药物，30分钟后进行咳痰。气道湿化有利于黏稠痰液咳出。对于一些久病体弱、长期卧床、排痰无力的患者，可以选择胸部叩击。体位引流适用于肺脓肿、支气管扩张症等有大量痰液排出不畅者。机械吸痰适用于痰液黏稠无力咳出、意识不清或建立人工气道的患者。

（5）住院患者免费提供痰杯，指导患者将痰液吐在痰杯内，后集中存放在规定的地点，医院按规定统一进行处理，禁止患者及家属自行处理痰液。

（6）根据医嘱留取化验标本，化验单条码贴于标本盒上，核对后放于密闭标本运送盒内及时送检。

（7）护士洗手，记录。

五、健康教育

（1）指导患者掌握正确的咳嗽、咳痰方法。

（2）指导患者正确处理痰液，防止疾病的传播。住院患者咳嗽时佩戴外科口罩。传染性疾病如结核病患者进入公共场所也应佩戴外科口罩，同时教会患者正确佩戴口罩的方法，防止飞沫传播。

六、注意事项

（1）有窒息危险的患者备好吸痰用物及急救药品，做好抢救准备。

（2）充分评估患者的病情，防气胸等并发症的发生。

（赵红）

第三节　胸部叩击和体位引流排痰技术及护理

一、目的

协助患者有效排痰，促进痰液的排出，防止窒息，减少结核病的传播。

二、用物准备

（1）可以自由调节床头、床尾高度的床及垫枕。

（2）机械振动器或排痰机、黄色痰袋、清洁纸巾、化验标本容器。

（3）必要时备吸引器、急救药品、心电监护仪、氧气等。

（4）手消毒液。

三、护理评估

（1）评估患者生命体征、呼吸频率与节律，听诊肺部以确定分泌物积聚的部位。

（2）评估患者和家属对胸部叩击与体位引流排痰技术的知晓程度、合作能力，有无气胸、肋骨骨折、咯血及心肺功能异常等状况。

（3）评估患者皮下脂肪的厚度。

四、操作要点

（1）操作准备：医护人员操作时应严格落实防护措施，戴医用防护口罩、护目镜、一次性圆帽，穿隔离衣，戴手套，必要时戴双层手套（内层 PE 手套、外层乳胶手套）。

（2）胸部叩击排痰：在餐前 30 分钟或餐后 2 小时进行，防止食物反流，进入呼吸道。胸部叩击手法：患者侧卧位或坐位，护士双手手指弯曲并拢，使手掌成空杯状，自肺底部自下而上、由外向内、用手腕的力量迅速而有节律地叩击胸壁，频率 120 ~ 180 次/分，每次叩击时间以 3 ~ 5 分钟为宜。叩击时避开乳房、心脏和骨突（脊椎、胸骨、肩胛骨）部位及衣服拉链、纽扣处等。

（3）震颤法：双手交叉重叠，按住胸壁部，配合患者呼气时自下而上震颤，振动加压。

（4）振动排痰仪：根据患者病情和年龄，选择合适的振动频率和时间，振动由慢到快，由下向上、由外向内。

（5）体位引流：宜在饭前或饭后 1 ~ 2 小时进行，早晨清醒后立即进行效果最好。结核病患者体位引流应安置在单独房间，避免交叉感染。肺部听诊，确定分泌物积聚部位，根据病变部位和患者的耐受程度采取不同的体位，使患侧肺处于高位，其引流支气管开口朝下，将黄色痰袋置于患者下颌处，以收集排出的分泌物，每天 1 ~ 3 次，每次 15 ~ 20 分钟。

（6）观察：观察患者面色、痰液的量、颜色、性质、气味和体位的关系，病情严重者需观察病人缺氧情况，是否有发绀、气促等表现。

（7）垃圾处理：将患者的分泌物放入带盖黄色医疗垃圾桶中按医疗废物处理。

（8）消毒：房间用紫外线消毒或动态消毒机消毒 30 ~ 60 分钟后开窗通风。

五、健康教育

（1）告知患者和家属操作的目的、方法及注意事项。

（2）告知操作过程中可能出现的情况及应对措施。

（3）指导患者和家属做好个人防护，防交叉感染。

六、注意事项

（1）胸部叩击禁忌证：未经引流的气胸、骨折及肿瘤区域、肺栓塞、严重胸壁疼痛、不稳定型心绞痛及有明显出血倾向的患者。胸部叩击时间应避免在患者生命体征不稳定时或进食前后进行。

（2）体位引流禁忌证：有明显呼吸困难和发绀者、近期大咯血和有严重心血管疾病、年老体弱不能耐受者。引流过程中密切观察病情变化，出现心律失常、血压异常等并发症时，立即停止引流，及时处理。体位引流不宜强制执行，必须采用患者既能接受，又易于排痰的体位，体位引流应当与其他治疗方法合并使用，如雾化等。

（3）有窒息等并发症风险的患者床旁备好吸引装置等急救用物和药品，便于随时抢救。

（赵红）

第四节　雾化吸入技术及护理

雾化吸入是应用雾化装置将药物分散成细小的雾滴，经口或鼻吸入呼吸道，达到预防和治疗疾病的目的。吸入药物除了对呼吸道局部产生作用外，还可通过肺组织吸收产生全身性疗效。雾化吸入用药具有见效快，局部药物浓度高、药物用量小，应用方便及全身不良反应少的优点，目前临床广泛应用的有射流雾化吸入法和压缩雾化吸入法。

一、目的

（1）湿化气道：用于呼吸道湿化不足，痰液黏稠，气道不畅和气管切开术后的患者。

（2）控制感染：消除炎症，控制呼吸道的感染。常用于急性上呼吸道感染、支气管扩张、肺炎、肺结核、肺脓肿等。

（3）改善通气：解除支气管痉挛，保持呼吸道通畅。常用于支气管哮喘和慢阻肺的患者。

（4）祛痰镇咳：减轻呼吸道黏膜水肿，稀释痰液，协助祛痰。

二、评估要点

（1）评估患者病情、心理状态及配合程度。

（2）评估患者的自主咳嗽反射、双肺呼吸音、痰液黏稠度等情况，有无支气管痉挛。

（3）评估患者面部皮肤及口腔黏膜有无感染、溃疡。

（4）如采用氧气驱动雾化吸入需评估患者是否存在Ⅱ型呼吸衰竭（PaO_2 降低，

$PaCO_2$增高），防止因吸入高浓度氧气，使呼吸中枢抑制加重。

三、操作要点

1. 射流雾化吸入法

（1）核对患者信息，解释操作目的与注意事项，取得其配合。

（2）协助患者取舒适体位。

（3）清洁口腔、漱口，清除口腔分泌物及食物残渣。

（4）检查氧源及雾化器，连接氧气装置。

（5）加入药液，遵医嘱按照比例将药液稀释，注入雾化器药杯。

（6）连接雾化器与氧气装置。

（7）调节合适氧流量（成人 6～8L/min，儿童 3～5L/min）。

（8）待药雾形成后，对清醒的患者，将口含器放入其口中，让其紧闭口唇，指导患者用口深吸气，用鼻呼气，如此反复，直至药液吸完为止；对有意识障碍、不能配合的患者，使用带面罩的雾化器；对上呼吸机患者，使用有人工气道接口的雾化器。

（9）患者在氧气雾化过程中，如感到疲劳、剧烈咳嗽，可关闭氧气，休息片刻后再开始。

（10）雾化结束，取下雾化器，关闭氧气开关，协助患者漱口，分离并清洁、消毒雾化器及主机。

（11）观察患者病情变化及排痰情况。

2. 压缩雾化吸入法

（1）核对患者信息，解释操作目的与注意事项，取得其配合。

（2）协助患者取舒适体位。

（3）清洁口腔、漱口，清除口腔分泌物及食物残渣。

（4）加入药液，遵医嘱按照比例将药液稀释，注入雾化器药杯。

（5）检查并连接电源，打开雾化器开关。

（6）同本节射流雾化吸入法第（8）（9）。

（7）雾化结束，取下雾化器，关雾化机开关，关闭电源，协助患者漱口，分离并清洁、消毒雾化器。

（8）观察患者病情变化及排痰情况。

四、健康教育

（1）指导患者及家属在氧气雾化过程中严禁接触烟火和易燃品。

（2）告知患者及家属勿随意调动雾化装置。

（3）教会患者及家属使用雾化器的方法，在雾化过程中可由患者自己垂直手持雾化器。

（4）指导患者深呼吸方法及用深呼吸配合雾化的方法。

五、注意事项

（1）氧气湿化瓶内勿盛水，以免液体进入雾化器内使药液稀释影响疗效。

（2）使用前检查电源电压是否与压缩机吻合，压缩机各部件是否完好，有无松动、脱落等异样。

（3）正确使用供氧装置，注意用氧安全，室内应避免火源。

（4）压缩机放置在平稳处，勿放在地毯或毛织物上。

（5）治疗过程中密切观察患者的病情变化，出现不适可适当休息或平静呼吸；注意观察患者痰液排出情况，如有痰液嘱患者咳出，不可咽下，若痰液仍未咳出，可予以拍背、吸痰等方法协助排痰。

（6）当患者呼吸道分泌物多时，可先拍背咳嗽，让呼吸道尽可能保持通畅，减少阻碍，提高雾化治疗的效果。

（7）密切关注患者雾化吸入治疗中潜在的药物不良反应。

（8）定期检查压缩机的空气过滤器内芯，喷雾器要定期清洗，发现喷嘴堵塞，应反复清洗或更换。

六、常见并发症的预防和处理

1. 感染

预防：

（1）操作前查看患者面部皮肤及口腔黏膜有无溃疡和感染。

（2）每次雾化治疗结束后，将雾化机擦拭消毒。

（3）雾化器尽量做到专人专用，以防止交叉感染。

（4）雾化治疗结束后协助患者漱口、清洁面部。

处理：

（1）观察口腔黏膜有无溃疡、白膜等异常情况，遵医嘱予以处理。

（2）观察排出痰液的性质和量，如为黄色脓痰，可能为肺部感染，应遵医嘱抗感染治疗。

2. 支气管痉挛

预防：

（1）评估患者有无药物过敏史，告知患者雾化时可能会有轻微憋闷感，以取得患者的配合。

（2）教会患者正确的深呼吸配合雾化的方法。雾化时间不宜过长，一般以 15～20

分钟为宜。

处理：

（1）吸入过程中，一旦患者出现胸闷、咳嗽加重、憋喘、呼吸困难等症状时应暂停雾化吸入。发生哮喘者予以半坐卧位并吸氧。

（2）缺氧严重不能缓解者可行气管插管等。

3. 呼吸困难

预防：

（1）选择舒适的体位，让患者取半卧位或坐位为宜。呼吸困难患者可给予氧气吸入。

（2）帮助患者拍背，鼓励其咳嗽，必要时吸痰，促进痰液排出，保持呼吸道通畅。

（3）雾化吸入过程中指导患者紧闭口唇，用嘴吸气，用鼻呼气。

（4）加强呼吸肌功能锻炼，以增强患者的呼吸肌储备能力。

处理：

（1）雾化吸入时间应控制在 15～20 分钟内。

（2）保持呼吸道通畅，给予氧气吸入。

（3）及时吸出湿化的痰液，以免阻塞呼吸道，引起窒息。

（赵红）

第五节　纤维支气管镜检查技术配合及护理

纤维支气管镜检查最初是 Custav Killian 于 1897 年最先应用于临床，当时的气管镜是由铜管制成的，不能弯曲，称为硬镜。20 世纪 50 年代，日本人发明了由光导纤维制成可弯曲的纤维支气管镜（简称纤支镜），再到目前占主导地位的电荷 - 耦合器件（Charge-coupled Device，CCD）传导气管图像的电子支气管镜。支气管镜可经口腔、鼻腔、气管插管或气管切开套管插入段、亚段支气管，甚至更细的支气管，可在直视下行活检、刷检、灌洗、钳取异物、吸引或清除阻塞物，取得病理、细胞学和细菌学的诊断，还可进行标记物的检查。另外，利用支气管镜可给药、吸痰、堵漏、切除、支架、扩张、消融等多种介入治疗。支气管镜检查与治疗已成为支气管、肺和胸腔疾病诊断、治疗及抢救不可缺少的手段。

一、目的

（1）用于难以确诊的气管、支气管、肺部疾病的直视检查或取样活检，以协助诊断。

（2）用于清除气管内分泌物、支气管内止血、取物、激光治疗等。

（3）留取高质量的痰标本、组织标本，提高结核病患者的诊断率。

（4）镜下给药，治疗支气管内膜结核。

（5）支气管扩张术，治疗肺不张。

二、适应证

（1）原因不明的咯血或痰中带血，持续 1 周及以上，尤其是年龄 >40 岁者。

（2）原因不明的慢性咳嗽，怀疑气管支气管肿瘤、异物或其他病变者。

（3）原因不明的突发喘息、喘鸣，尤其是局限性哮鸣，需排除大气道狭窄或梗阻时。

（4）原因不明的声音嘶哑，可能因喉返神经麻痹或气道新生物引起时。

（5）任何原因引起的单侧肺、肺叶或肺段不张，不明原因的弥漫性肺实质疾病，临床影像学怀疑各种支气管、气管瘘，需协助明确诊断者。

（6）疑诊气管、支气管、肺部肿瘤或肿瘤性病变需要确定病理分型分期者。

（7）不能明确诊断、进展迅速、抗生素治疗效果欠佳的下呼吸道感染或伴有免疫功能受损者。

（8）器官或骨髓移植后新发肺部病变，或疑诊移植肺免疫排斥、移植物抗宿主病。

（9）气道异物、外伤、烧伤，气道狭窄等的评估及治疗。

（10）原因不明的纵隔淋巴结肿大、纵隔异物。

（11）其他清除黏稠的气道分泌物、黏液栓；行支气管、肺泡灌洗及用药；引导气管插管等。

三、禁忌证

支气管检查目前无绝对禁忌证，相对禁忌证的范围也在逐渐缩小。但下列情况下行支气管检查及治疗的风险高于一般人群，术前应慎重评估，权衡利弊，若必须进行时，需要做好抢救的准备。

（1）活动性大咯血。

（2）急性心肌梗死。

（3）血小板计数 $<20 \times 10^9/L$。血小板计数 $<60 \times 10^9/L$ 时不建议进行活检。

（4）妊娠期。

（5）恶性心律失常、高血压危象、不稳定性心绞痛、严重心肺功能不全、严重肺动脉高压、颅内高压、主动脉瘤、主动脉夹层、严重精神疾病及全身极度衰竭等。

四、方法

支气管镜可经口腔或鼻腔插入，目前大多数经鼻腔插入。患者常取仰卧位，根据病情也可取坐位或半坐位。直视下有序的全面窥视可见范围的鼻、咽、气管、隆突及支气管，重点观察可疑部位，必要时对病变部位进行活检和/或治疗。

五、护理

1. 术前护理

（1）患者准备：术前应了解病史、掌握病情，向患者及家属说明检查目的、操作方法、过程及有关注意事项，以消除紧张情绪，取得合作。局部麻醉时术前禁食 4 小时，禁饮 2 小时；全身麻醉时术前禁食 8 小时，禁饮 2 小时，以防误吸。患者若有活动性义齿术前应取出。使用抗凝药的患者根据检查的要求及病情遵医嘱提前停用抗凝药。术前常规建立静脉通道，并保留至术后恢复期结束。

（2）术前用药：评估患者对消毒剂、局麻药或术前用药是否过敏，防止发生过敏反应。术前完善胸部 X 片或 CT，凝血功能及心电图等检查。

（3）物品准备：备好吸引器和复苏设备，以防术中出现喉痉挛和呼吸窘迫，或因麻醉药物的作用抑制患者的咳嗽和呕吐反射，使分泌物不易咳出。

2. 术中配合

（1）护士应密切观察患者的生命体征、SpO_2 和反应，必要时遵医嘱给予氧疗。

（2）遵医嘱用药，并做好吸引、灌洗、活检、治疗等相关操作的配合，并按要求留好标本。

3. 术后护理

（1）病情观察：密切观察患者生命体征，有无发热、胸痛、呼吸困难及咯血等。向患者说明术后数小时内，特别是活检后有少量咯血及痰中带血，缓解患者紧张情绪。对咯血者应通知医师，并观察咯血的性质及量。行支气管肺活检的患者注意观察有无气胸的发生。

（2）避免误吸：局麻术后 2 小时或全麻术后 6 小时方可饮水、进食。进食前先小口喝水，无呛咳再进食。

（3）减少咽喉部刺激：术后数小时内避免谈话或咳嗽，使声带得以休息，以免声音嘶哑和咽喉部疼痛。

（4）告知患者术后如出现痰中带血、鼻咽部不适、疼痛、吞咽不畅、声嘶等，均为可缓解的症状，嘱卧床休息，必要时遵医嘱予对症治疗。

4. 主要并发症的处理

（1）气胸：主要见于活检钳在钳取组织时损伤了脏层胸膜，引起了气胸，患者可出现胸闷、胸痛、气短，可根据胸部 X 线来判断肺部压缩的程度，应立即予卧床休息，保持情绪稳定，中高流量氧气吸入，必要时协助医师做好各种应急处理，如抽气术或胸腔闭式引流术。

（2）大咯血：如发生大咯血应立即患侧卧位，保持气管通畅，同时给予氧气吸入，并防止血液流入健侧造成通气障碍和疾病的播散。同时在气管镜内注入 1∶10000 的冰肾上腺素生理盐水或凝血酶溶液等止血药物，如效果不好，可静脉滴入垂体后叶素等止血药物，送患者回病房，重点交接班并密切观察患者病情变化。

六、健康教育

（1）做好检查前的健康教育，告知检查目的以及术前禁食禁水的时间，避免检查中呕吐物的误吸。

（2）告知患者检查的安全性，检查过程中配合医师的重要性，教会患者全身放松，自由呼吸，有分泌物勿乱吐，不能耐受时，可举手示意，不可咬镜、抓镜管。

（3）术后患者回病房途中应将痰液吐于纸内，放入黄色痰袋。告知患者禁食、禁饮 2 小时以及试饮少量温开水，无呛咳后可进温凉流质或半流质饮食，以免食物误入气道造成吸入性肺炎。

（4）术后鼓励患者咳出痰液及血液，若咯血量增加，及时通知医师。正确留取化验标本，患者术后数小时内避免说话，使声带得以充分休息，如有声嘶或咽部疼痛，可给予雾化吸入。

七、注意事项

（1）术后密切观察患者呼吸道出血情况，注意观察有无发热、声音嘶哑或咽喉部肿痛、胸痛等不适症状。

（2）检查床旁除配置必要的抢救药物及设施外，还要提前配制 1% 麻黄碱，以及垂体后叶素、巴曲酶、酚磺乙胺等止血药物，以便及时抢救大咯血。

（赵红）

第六节　支气管动脉栓塞术配合及护理

支气管动脉栓塞术（Bronchial Artery Embolization，BAE），是一种治疗各种原因引起的支气管动脉损伤所造成的大咯血的微创手术。

一、目的

（1）治疗各种原因引起的支气管动脉损伤所造成的咯血。

（2）阻断胸部肿瘤的血供。

（3）治疗胸壁窦道的出血。

二、适应证

（1）肺结核、支气管扩张、原发性肺癌、肺脓肿、霉菌感染等致急性大咯血危及生命者或反复大量咯血经内科治疗无效者。

（2）咯血经手术治疗复发者。

（3）肺癌患者无肺外转移，原则上应动脉内化疗或与栓塞同时进行。

三、禁忌证

（1）碘过敏，严重心、肺、肝、肾功能障碍者。

（2）靶动脉与脊髓动脉交通，栓塞可能导致脊髓损伤者。

（3）导管不能深入支气管动脉，栓塞时可能发生栓子返流入主动脉，造成异位栓塞者。

四、护理要点

（一）术前护理

（1）术前应耐心向患者讲解 BAE 的治疗过程及术中所需配合的事项，介绍治疗成功的病例及术中创伤小、成功率高、并发症少等特点，使患者及家属对治疗、护理有正确认识，更加了解 BAE 的先进性、安全性和治疗效果的优越性，消除恐惧和紧张心理，接受并积极配合治疗。

（2）术前完成患者必要的各项检查。有条件者应常规行胸部 X 线，CT 与纤支镜检查。

（3）术前清洁消毒穿刺处皮肤，消毒范围为脐部以下至大腿内侧 1/3。

（4）详细询问药物过敏史，做好碘、普鲁卡因过敏试验，术前 8 小时禁食，保证睡眠。

（5）准备好急救药品及设备，术前建立有效的静脉通道，记录患者术前血压、足背动脉搏动情况，以利于术后护理。

（二）术中配合

（1）随时注意股动脉穿刺插管进展情况，及时提供物品及用药，密切观察患者的全身状况。

（2）注射栓塞剂的器械要严格与常规造影器械隔离，备专用器械台，以免栓塞物混入造影器械或注射器内，误入非靶血管，而造成意外栓塞。

（3）注射栓塞剂的压力要适当，如压力过大极易使明胶海绵突然射出，导致注射器的所有内容物迅速注入动脉内，突然射出的栓塞颗粒很可能返流入非靶血管造成误栓。

（4）在制备明胶海绵栓塞剂及施行栓塞术的过程中，必须严格遵守无菌操作原则，栓塞器械不得与任何非无菌物接触，栓塞剂不得过早暴露。

（三）术后护理

（1）栓塞术结束后，护士应立即压迫股动脉，做到台上压迫可靠，台下压迫确切，一般压迫应持续指压 15~20 分钟。

（2）术后卧床休息 24 小时，术毕穿刺侧肢体伸直制动 12 小时。

（3）注意生命体征的变化，观察穿刺点局部是否渗血，观察穿刺肢体足背动脉的搏动强度，皮肤颜色及温度，以防止动脉血栓形成。

（4）严密观察病情变化，防止并发症的发生。

五、健康教育

（1）指导患者术后应卧床休息 24 小时，术侧肢体应伸直制动 12 小时，24 小时后解除绷带。

（2）局部受压部位可进行按摩，健侧肢体进行适当的屈伸，缓解患者紧张焦虑的心理。

六、注意事项

（1）术后继续观察患者是否有再次咯血的征兆，严密监测生命体征的变化，密切观察肢体足背动脉的搏动强度和皮肤的温度。

（2）术后取平卧位，穿刺处放沙袋压迫止血 6 小时，密切观察股动脉穿刺处有无渗血和血肿。

（3）必要时遵医嘱使用止血药物或抗生素。

（董启玉）

第七节　超声支气管内镜下经支气管针吸活检术配合及护理

超声支气管内镜下经支气管针吸活检术（EBUS-TBNA），是一种在超声支气管内镜引导下经支气管壁穿刺针吸取组织学标本的技术。超声支气管镜是在支气管镜前端安装有超声探头，利用超声技术能够清晰显示器官腔外的结构，准确区分肿物、淋巴结和血管等结构。EBUS-TBNA 技术在肺癌的诊断及纵隔淋巴结分期中的重要作用引起了介入肺脏病学及胸外科医师的广泛关注。该技术在结核病以及结核病合并肿瘤等的诊断及鉴别诊断中起到了一定作用。

一、适应证

（1）肺癌的纵隔及肺门淋巴结分期。

（2）肺癌的纵隔再分期。

（3）诊断大气道周围的肺部肿瘤。

（4）诊断纵隔肿瘤。

（5）诊断结节病。

（6）诊断淋巴瘤。

（7）纵隔淋巴结的分子评价。

二、禁忌证

（1）一般情况差、体质衰弱不能耐受全麻者。

（2）不能配合检查者。

（3）稳定型心绞痛、心肌梗死、严重心律失常、严重心功能不全、未能有效控制高血压等心血管疾病患者。

（4）呼吸衰竭患者。

（5）麻醉药物过敏者。

（6）严重出血倾向及凝血机制障碍者。

（7）高热和咯血患者。

（8）主动脉瘤有破裂危险和严重上腔静脉阻塞患者。

三、并发症

（1）大血管出血。

（2）纵隔气肿。

（3）纵隔炎。

（4）气胸。

（5）气管痉挛以及喉痉挛。

四、护理要点

（一）术前护理

（1）向患者及家属说明检查目的、操作过程及有关配合注意事项，以消除紧张情绪，取得合作。

（2）患者术前4小时禁食禁水，以防误吸，若有活动性义齿应事先取出。

（3）评估患者对消毒剂、局麻药或术前用药是否过敏，防止发生过敏反应；建立静脉通道，带 CT 片。

（4）物品准备：详见本章第五节纤维支气管镜检查技术配合及护理的术前护理。

（二）术中配合

（1）护士应密切观察患者的生命体征和反应，给予心电监护。

（2）按医师指示经纤支镜滴入麻醉剂进行黏膜表面麻醉，做好静脉麻醉。

（3）患者头部稍微后仰，充分暴露气道，协助操作医师进镜，当操作医师检查完目标物，并获取最佳图像后，一名护士协助医师固定镜身，同时另一名护士负责安装穿刺针。

（4）穿刺过程中，固定镜身的护士需时刻注意超声图像，保证最佳穿刺角度，以获取满意的组织标本。

（三）术后护理

（1）待患者麻醉清醒后，护送其返回病房，给予心电监测，密切观察患者有无发热、胸痛、呼吸困难，观察分泌物的颜色和特征。向患者说明术后数小时内，特别是活检后会有少量咯血或痰中带血，不必担心，对咯血者应及时通知医师，并警惕窒息的发生。

（2）局麻术后2小时或全麻术后6小时方可饮水、进食。进食前先小口喝水，无呛咳再进食，先进食流质或半流质的温凉食物。术后数小时内避免谈话和咳嗽，使声带得以休息，以免声音嘶哑和咽喉部疼痛。

（董启玉）

第八节 结核病穿刺活检术配合及护理

穿刺活检术在结核病诊断中的应用越来越广，临床上较为常见的就是经皮肺穿刺活检术和内科胸腔镜胸膜活检术。

一、经皮肺穿刺活检术配合及护理

经皮肺穿刺活检术是一项用于诊断肺部病变的微创性检查方法，随着各种影像设备的发展、穿刺针和穿刺技术的改进以及病理诊断水平的提高，肺穿刺的成功率和诊断准确率明显提高、并发症进一步减少，这一技术已成为当前肺部疾病诊断的重要手段。尤其适用于经支气管镜难以诊断的支气管管腔外周围型肺部病变及胸膜下的病变。

（一）适应证

（1）肺部良、恶性疾病，如肺结核、肺脓肿以及肺癌的介入治疗。

（2）肺内孤立性或多发性结节、肿块、实变等病灶，经其他检验、检查不能确定病变性质者。

（3）性质不明的肺弥漫性病变、胸膜病变。

（4）须与肺上沟癌鉴别的肺尖部病变者。

（5）原发部位不明的肺转移性肿瘤。

（6）无手术适应证的肺癌，放疗或化疗前需要明确病理组织学类型者。

（二）禁忌证

（1）重度肺气肿、肺淤血、肺动脉高压、肺心病、心功能不全者。

（2）疑为肺棘球蚴、肺血管性病变（如肺动脉瘤、肺动静脉瘘）者。

（3）存在肺大疱或其他囊肿/囊腔样病灶（如肺囊肿、包虫囊肿）、穿刺时必须经过者。

（4）有出血倾向或凝血功能异常者。

（5）长期剧烈咳嗽者。

（6）全身情况差、恶病质、不能配合穿刺检查者。

（三）操作要点

（1）体位：根据患者具体的病情采取合适的体位，如仰卧、俯卧或侧卧位，如有高龄、心脏病病史者，不宜采用俯卧位。

（2）定位：根据病灶最大层面、无肋骨及肩胛骨重叠、皮肤至病灶最短距离三个要素确定穿刺点。行 CT 引导时，如果 CT 设备没有配置引导穿刺活检的光标和软件系统，需在与病灶相对应的胸壁体表放置金属标记物。

（3）局部消毒和麻醉：常规消毒，铺盖无菌巾，用 2% 利多卡因做局部浸润麻醉。

（4）穿刺：经局部肋间隙从肋骨下方的上缘进针，在患者屏气状态下，迅速将穿刺针穿过胸膜，再次通过影像设备检查穿刺针所在位置有无偏差并做相应调整。

（5）活检：使用抽吸针，连接 20 mL 注射器，形成负压，在病灶内穿刺数次，深度不应超过病灶的半径。然后嘱患者屏气，迅速拔出穿刺针，将针管内的组织推至玻片上涂片，稍干后用 95% 乙醇固定，做细胞学检查。若使用组织切割针，则将取得的组织用 4% 甲醛溶液（10% 福尔马林液）固定并行石蜡包埋切片，做组织学检查，针管内剩余物做涂片检查。如果抽取物以液体成分为主，可推入试管内，经离心处理后涂片，也可同时做细菌学检查、细菌培养和药物敏感试验等。如果使用套管式穿刺活检针，可在一次穿刺成功后对病灶进行多次取材，可同时做抽吸和切割，无须重复穿刺定位。为了提高取材的阳性率，可多点、多方向穿刺，使穿刺点在病灶内呈扇形分布。

（6）术后处理：在拔出穿刺针前，应接上注射器或吸引器，边吸边退，将最后吸出的少许内容物再做涂片，既防止肿瘤播散，还可将抽吸物用作细胞学诊断。对穿刺点进行消毒后，压迫数分钟后用无菌敷料覆盖。嘱患者尽量避免用力咳嗽，5~10 分钟后行影像学检查，观察有无气胸。必要时做胸部 X 线，了解有无气胸及胸腔积液。

（四）护理要点

1. 术前护理

（1）术前检查及准备：了解患者的基础疾病、过敏史、相关检验检查结果，有无出血倾向、发热、剧烈咳嗽、气喘等症状，剧烈咳嗽者遵医嘱服用镇咳药，待稳定后再行穿刺，术前备好氧气等抢救设备，随时做好抢救准备。

（2）心理护理：了解患者心理状况，向患者讲解穿刺的目的、方法及注意事项，缓解患者的恐惧和紧张的心理，消除顾虑，积极配合检查。

（3）屏气训练：术前进行屏气训练非常关键。在穿刺过程中，呼吸运动可能引起穿刺针刺破胸膜，引起气胸或血气胸。训练方法为：指导患者在平静呼吸数次后进行深呼吸，并于吸气末屏气 5 秒，逐渐延长屏气时间到 10 秒。

2. 术中护理

在穿刺过程中，应密切观察患者的呼吸、脉搏等生命体征的变化情况，询问患者有无不适，指导进针和拔针时屏气。在拔除穿刺针后取患侧卧位，减少气胸的发生。

3. 术后护理

（1）一般护理：术后常规给予 3~5 L/min 氧气吸入，按压穿刺部位 10 分钟，使用无菌敷料覆盖，保持穿刺处皮肤敷料清洁干燥。取患侧卧位 8~12 小时，心电监护 4~

6 小时，严密观察生命体征变化。必要时静脉输液，行抗感染和止血治疗。

（2）并发症的观察及护理

①气胸：气胸为最常见的并发症，特别是病灶离胸膜较远或有慢性阻塞性肺疾病时发生风险增加，所以术前充分评估相当重要。咳嗽频繁的患者必要时遵医嘱使用止咳镇静药物，术中给予高浓度吸氧。气胸常发生在术后 1 小时内，偶有发生在术后 12 ～ 24 小时。严密观察患者的呼吸频率、节律的变化，注意有无胸闷、胸痛、气促等症状，以及穿刺侧呼吸音的变化，发现异常及时通知医师进行胸部影像学检查。少量气胸或无症状者无须处理，嘱患者卧床休息，如肺压缩 30% 以上或有严重呼吸困难时应立即行胸腔抽气术，必要时行胸腔闭式引流术。

②咯血：术后应严密观察患者有无活动性出血情况。一旦出现大咯血，应立即通知医师进行抢救：首先要保持呼吸道通畅，取平卧位或患侧卧位，头偏向一侧或头低脚高位，迅速清除口鼻内的血块，立即给予高流量吸氧。其次，快速建立静脉通路，遵医嘱使用止血药物。消除患者紧张、恐惧的心理，必要时遵医嘱给予小剂量镇静剂。严密观察患者神志、瞳孔、呼吸、心率及血压等生命体征的变化，注意有无发绀、烦躁不安、大汗淋漓等窒息先兆。一旦出现立即通知医师给予气管插管或气管切开等紧急处理。

③血胸：属比较严重的并发症，但发生率极低。患者常出现面色苍白、发绀、呼吸困难、心率快、脉搏细弱和血压下降等休克的表现，应立即处理。患者出现血胸后应根据胸部影像学检查的情况立即予以胸腔闭式引流术，每小时引流量宜控制在 200 mL 以内，引流速度不宜过快，以免循环血量骤降致患者休克。注意观察引流液的颜色、性质、量及水封瓶水柱的波动情况，定时由近心端向远心端挤压引流管，保持引流管通畅。给予高流量吸氧，血压平稳者取半卧位，抬高床头 30° ～ 45°，抬高床尾 15°，以利于引流。如患者在短时间内出现血压下降、心率加快、面色苍白等情况，立即使患者取平卧或休克体位，迅速通知医师，补充血容量，或请外科医师会诊，并注意输液速度，预防肺水肿的发生。

④胸痛和发热：穿刺处胸痛可因穿刺过程中刺激胸膜或肋间神经所致。如发生疼痛，应正确评估疼痛的性质，分散患者注意力。对有剧烈疼痛者，遵医嘱使用止痛药物。术后观察患者体温及伴随症状和体征。对于发热患者嘱其多饮水，必要时遵医嘱物理降温或药物降温。

⑤胸膜过敏反应：主要因为患者精神过度紧张，对疼痛过度敏感所致。应采取如下措施：术前介绍操作的目的、方法及流程。安慰患者，减少顾虑，减轻紧张情绪；操作中注意观察生命体征，若脉搏细速，呼吸困难，大汗淋漓，应迅速报告医师进行处理。

二、内科胸腔镜胸膜活检术配合及护理

内科胸腔镜是指局麻下在患者胸壁上做 1~2 个 1 厘米的检查切口，主要用于经无创方法难确诊的胸腔积液、胸膜疾病的诊治。内科胸腔镜能够在直视下观察胸膜腔的变化并可进行胸膜脏层和（或）壁层的活检。

（一）适应证

（1）胸腔积液：胸腔镜手术可以在获得大量胸液标本的同时，直接观察胸膜病变的性质和范围，可以切除部分胸膜送病理检查，大大提高了疾病的确诊率。临床上经多种无创方法仍不能明确病因的患者可行胸腔镜检查。

（2）弥漫性肺部病变：对于可疑粟粒型肺结核无法与转移性肿瘤或其他肺部间质性病变鉴别时，通过胸腔镜用切割缝合器取得病理标本，明确诊断。

（3）孤立性肺外周型小病灶：随着 CT、MRI 等影像技术的发展，孤立性肺外周型小病灶的发现越来越多，但确诊非常困难。当与肿瘤无法鉴别时，胸腔镜可以直接观察病灶相邻的脏层胸膜情况，并且可以用切割缝合器切除结节送检，获得病理诊断。

（二）禁忌证

（1）广泛胸膜粘连，胸腔镜无法进入胸腔内。

（2）凝血系统严重障碍。

（3）严重心肺功能不全、全身情况差或其他基础疾病不能耐受者。

（4）伴有重度肺动脉高压。

（5）伴有急性胸腔内感染。

（6）持续的不能控制的剧烈咳嗽。

（三）操作要点

胸腔镜操作的前提条件是有必须 6~10 cm 的胸腔空间。若 B 超检查显示空间小，需行人工气胸，即经胸腔闭式引流管注入过滤空气 400~800 mL；选择切口部位，确保胸腔镜手术有安全空间。患者取健侧卧位，切口选择在患侧胸壁腋中线第 6~7 肋间，包裹性积液者应根据胸腔 B 超及胸部 X 线选择合适部位。沿肋间行约 1.0 cm 切口，分离皮下组织至壁层胸膜后置入胸腔穿刺套管（Trocar），经 Trocar 插入胸腔镜，依次观察胸腔、壁层、脏层胸膜、横膈、肺表面等，对可疑的组织在直视下钳取组织送病理学检查。

（四）护理

1. 术前护理

（1）心理护理。为了缓解患者术前紧张、恐惧的心理，责任护士术前向患者及家属耐心讲解内科胸腔镜检查的目的、效果、操作流程及相关的注意事项。该检查切口

小、在局部麻醉下即可进行，医师通过胸腔镜能清晰地观察病变部位，可准确、多点取病灶活检组织，术后恢复快。

（2）术前完善常规的检验、检查、心肺功能、胸腔超声。手术当天根据情况在患者健侧上肢留置留置针。术前30分钟根据医嘱使用镇静镇痛药物。频繁剧烈咳嗽者遵医嘱给予口服止咳药，如磷酸可待因片30 mg口服。

2. 术中配合

术中给予鼻导管吸氧、心电监护，密切观察生命体征。护士陪伴患者，倾听患者的主诉，及时有效沟通，给予安抚和鼓励，减轻恐惧心理。告知患者手术进展情况，指导正确配合，当医师取活检组织时嘱患者尽量避免剧烈咳嗽。

3. 术后护理

（1）一般护理

①给予吸氧、心电监护，患者生命体征平稳后12～48小时可以停止监测。

②卧床休息，协助患者取舒适体位如平卧位或半卧位，并协助适时变更体位，促进胸腔积液的引流。

③如果胸部疼痛而影响咳嗽排痰时，患者易发生肺部感染。指导协助患者翻身叩背，教会其有效咳嗽、咳痰的方法。当患者咳嗽、咳痰无力时，可将食指和中指并拢，在吸气末按压胸骨上窝处气管，刺激患者咳嗽，此方法效果显著。

④若患者无特殊不适，可先少量饮水，无呛咳者可进食高蛋白、富含维生素易消化的食物。注意勿食用辛辣刺激的食物。

（2）胸腔闭式引流管护理

详见本章第九节胸腔闭式引流术配合及护理。

（3）疼痛护理

术后患者常感胸痛或者伤口疼痛，指导患者翻身时妥善固定胸腔闭式引流管，咳嗽时双手按压术侧胸部可减轻疼痛。也可通过音乐疗法、观看电视、聊天等方式分散或转移注意力等方法，提高患者对疼痛的忍受能力。当疼痛不能耐受时，遵医嘱给予口服或注射镇痛药，使患者得到足够休息，减少体力消耗。护理人员通过掌握正确的疼痛评估方法和技术，从而帮助患者安全地度过术后恢复期，减少并发症。

（4）术后并发症的观察及护理

①发热：术后1～3天体温可稍有升高，一般为37.5～38.0℃，多由手术对胸膜的刺激反应或胸腔内少量出血引起，一般无须降温处理，3天后可恢复正常。应定时监测体温，必要时给予物理降温。体温大于38.5℃时，可以给予物理降温或药物降温。有感染者遵医嘱给予抗生素治疗。

②低氧血症：术后加强生命体征的监测，观察患者是否有乏力、嗜睡、注意力不集中等症状。术后根据病情选择合适的氧疗方式，吸氧可明显减少通气不足或通气/血

流比例失调所致的低氧血症的发生。

③出血：术后常规给予止血药物治疗，护士应严密观察患者的血压及胸腔闭式引流液的颜色及量，如胸腔引流液为血性、出血量>200 mL、持续3~5小时、脉搏增快、血压持续下降、头晕、胸腔引流液颜色变深均提示胸腔内存在活动性出血，应迅速通知医师给予处理。

④皮下气肿：部分患者在胸腔镜检查过程中或胸腔镜检查后可出现皮下气肿，多因局部组织损伤后，气体从气管、支气管溢出到皮下组织，严重时累及颈部、腹部、纵隔及全身。患者在手术过程中如咳嗽剧烈，会加重组织损伤，所以咳嗽频繁者给予止咳药，可有效减少皮下气肿的发生。观察颈部及肩部皮肤有无肿胀或捻发音，一旦出现，立即让患者半坐卧位，密切观察生命体征并及时协助医师处理。

⑤复张性肺水肿：注意观察胸腔积液或气体的引流速度及量，当患者出现胸闷、气短、心悸、持续或频繁咳嗽、血氧饱和度持续下降等症状时，要高度警惕复张性肺水肿的发生，及时通知医师处理。

（赵红）

第九节　胸腔闭式引流术配合及护理

一、胸腔穿刺术的配合与护理

胸腔穿刺术（Thoracentesis）是自胸膜腔内抽取积气或积液的操作，常用于抽液抽气减压、检查胸腔积液的性质、通过穿刺胸膜腔内给药等。

（一）适应证

（1）诊断性胸膜腔穿刺术：原因不明的胸腔积液，可抽取积液进行常规、生化、微生物及细胞学检测，明确性质，协助诊断。

（2）治疗性胸膜腔穿刺术：抽出胸膜腔内的积气和积液，减轻对肺组织的压迫，促进肺复张，缓解呼吸困难等症状；抽吸胸膜腔内的脓液，行胸腔冲洗治疗脓胸；胸膜腔给药，可注入抗生素、抗结核药物及促进胸膜粘连的药物等。

（二）禁忌证

（1）身体衰弱、病情危重不能耐受穿刺者。

（2）对麻醉药物过敏者。

（3）存在未纠正的凝血功能障碍及严重出血倾向者。

（4）有精神疾病或不合作者。

（5）穿刺部位或附近有感染者。

（6）疑为胸腔棘球蚴病病人，穿刺可能造成感染扩散。

（三）方法

（1）体位：协助患者反坐在有靠背的椅子上，双前臂放于椅背。如患者卧床不起，可取半卧位，患侧前臂上举抱于枕部，完全暴露胸部或背部。

（2）穿刺部位：穿刺点选择在胸部叩诊实音最明显的部位。胸腔积液通常选择肩胛线或腋后线第 7、8 肋间隙，也可选择腋前线第 5 肋间隙或腋中线第 6、7 肋间隙，临床上现多采用 B 超检查定位。气胸者取患侧锁骨中线第 2 肋间隙进针。

（3）穿刺方法：以穿刺点为中心、直径 15 cm 左右常规消毒皮肤，2% 利多卡因局部浸润麻醉。术者左手食指和中指固定穿刺部位的皮肤，右手将穿刺针在局部麻醉处下一肋骨的上缘缓慢刺入胸壁直达胸膜，连接注射器，护士协助术者抽取气体或胸腔积液。操作过程中严格无菌操作，避免损伤脏层胸膜和肺组织，并保持密闭性，防止气胸的发生。术毕拔出穿刺针，稍用力压迫穿刺部位片刻，再次消毒穿刺点，无菌纱布覆盖后用胶布固定。

（4）抽液抽气量：每次抽液、抽气时，不宜过快、过多，防止胸腔内压骤然下降，发生复张后肺水肿或循环障碍、纵隔移位等。减压抽液时，首次抽液量不超过 700 mL，以后每次抽吸量不超过 1000 mL。如为脓胸，每次尽量抽尽；如为诊断性抽液，抽取 50~100 mL 即可，置入无菌标本瓶内送检。如治疗需要，抽液抽气后可向胸膜腔内注射药物。

（三）护理

1. 术前护理

（1）向患者及家属解释穿刺的目的、操作步骤以及术中、术后的注意事项，协助患者做好心理准备，配合穿刺。精神紧张者如果病情允许，可在术前半小时遵医嘱给予药物镇静镇痛。

（2）术前指导患者练习穿刺体位，并告知患者在操作过程中保持体位，不可随意活动，避免深呼吸或咳嗽，以免损伤胸膜或肺组织。

2. 术中配合

穿刺过程中应密切观察患者的呼吸、脉搏、血压、面色等生命体征的变化，询问有无不适，以判定患者对穿刺的耐受性。如出现不适，应立即减慢或停止抽吸。若患者感觉心悸、头晕、冷汗、面色苍白、胸部有压迫感或剧痛、晕厥等，提示可能出现胸膜过敏反应，应立即停止抽吸，取平卧位，遵医嘱皮下注射 0.1% 肾上腺素 0.3~0.5 mL，或其他对症处理，同时密切观察血压、心率，呼吸，防止休克。

3. 术后护理

（1）记录穿刺的时间、抽液抽气的量、胸腔积液的颜色以及患者术中的情况。

（2）密切观察患者的脉搏和呼吸状况，注意有无气胸、血胸、肺水肿的发生。

（3）观察穿刺部位，保持穿刺部位敷料干燥，24小时内不沐浴。如出现红、肿、热、痛或体温升高、液体溢出等情况应及时通知医师。

（4）嘱患者卧床休息，指导患者适当深呼吸锻炼，促进肺膨胀。

二、胸腔闭式引流术的配合与护理

（一）术前准备

同胸腔穿刺术。

（二）术中配合

同胸腔穿刺术。

（三）术后护理

（1）保持引流管伤口敷料清洁干燥并及时更换，同时观察伤口有无红肿热痛。每日更换引流瓶液体1次，一次性引流装置每周更换1次，引流瓶内生理盐水量以长管端置于液面下3～4 cm为宜，并做好标记。

（2）观察和记录引流液的量和性质。如引流瓶内有大量泡沫状气泡溢出，提示气体量大；或短时间内有大量血性液体引出时，提示有血气胸的可能，应立即报告医师，同时严密观察血压、脉搏，紧急备血、快速补液；如为黄色液体引出提示感染可能，及时通知医师处理。

（3）妥善固定，保持引流管的通畅。嘱患者变换体位时动作幅度不要过大，避免受压、折曲、滑脱、阻塞；活动时切不可将引流瓶高于胸腔水平面，以免液体逆流入胸腔。为避免引流管被分泌物或纤维蛋白等堵塞，术后每小时向水封瓶方向挤压引流管1次。

（4）水封瓶应置于引流管胸腔出口平面下60～100 cm，水封瓶长管应没入水中3～4 cm。密切观察水封瓶中水柱是否随呼吸上下波动或有无气体自水封瓶液面逸出。必要时，可嘱患者做深呼吸或轻咳嗽，若水柱波动，表明引流通畅；若引流管无水柱波动或波动不明显，液面未见气泡冒出，患者无胸闷、呼吸困难等，可能提示肺组织已复张；若患者症状缓解不明显，甚至出现呼吸困难加重、发绀、大汗、胸闷、气管偏向健侧等症状体征时，可能为引流管不通畅或部分滑出胸膜腔，应立即通知医师及时更换导管或作其他相应处理。如出现引流液浑浊或超过70 mL/h等情况也应及时通知医师。

（5）皮下气肿较轻者，短时间内可自行吸收。广泛性的皮下气肿，可用双手由颈部往下轻轻按压，胸部向上按压，向皮肤切口或引流插管切口轻推，使之排出。纵隔气肿及皮下气肿随胸腔内气体排出减压而逐渐吸收，若纵隔气肿张力过高影响呼吸与血压，需通知医师紧急排气处理。

（6）密切观察监测病情变化，尤其在气胸发生后 24～48 小时内，对肺压缩严重、时间较长的患者，插管后应避免胸腔内压力骤降产生复张后肺水肿；原发性自发性气胸经导管引流后，即可使肺完全复张；继发性者常因气胸分隔，单导管引流效果不佳，有时需在患侧胸腔插入多根导管。

（7）防止意外：①搬动患者时需用两把无齿血管钳将引流管夹紧，防止在搬动过程中发生脱管、漏气或引流液反流等意外。②如发生脱管，立即用手按压引流管伤口处皮肤或用胶布、凡士林纱布封闭引流口，并通知医师进行处理。③若水封瓶发生破裂或脱开，立即用止血钳夹闭引流管或用手反折，依无菌原则更换破裂管路。④发现瓶中引流液突然减少，则需要检查是否有漏或错接导管、瓶裂等情况并及时处理。

（8）拔管护理：观察引流管拔管指征，引流管中无气体排出，水柱波动小或固定不动，患者无气促、呼吸困难等症状，即可夹管观察 24～36 小时，影像学检查显示肺已经全部复张，即可拔除引流管。拔管前做好患者及物品准备，拔管后注意观察患者有无胸闷、呼吸困难，局部有无渗液、漏气、出血及皮下气肿等情况，如发现异常及时处理。

（9）闭式引流又分为持续正压和持续负压排气两种。

①持续正压排气法。水封瓶排气用的玻璃管插至水平面下 3～4 cm，该法适用于开放性或张力性气胸，它有利于缓解症状和裂口闭合。大多数气胸经持续正压排气处理后裂口可以自行修复。

②持续负压排气法。胸腔闭式引流若经水封瓶引流后未能使胸膜破口愈合，肺持久不能复张，可在引流管加用负压吸引装置。用可调节低负压吸引器，一般负压为10～20 cmH_2O，避免过大的负压吸引对肺的损伤，此法适用于难愈的、肺复张不好的气胸。

（四）并发症的观察及护理

1. 引流管阻塞

注意观察水封瓶长管中水柱波动情况，观察并记录引流液颜色、性质、量及有无血凝块等。避免引流管扭曲、折叠、受压，定时挤压引流管。一旦发现引流管堵塞，及时通知医师处理。

2. 皮下气肿

胸腔闭式引流管的粗细要适宜，切口大小要适当。妥善固定引流管，并留有足够长度，避免引流管滑脱。如果引流管滑出，紧急时用凡士林纱布或厚层纱布封闭伤口，避免发生皮下气肿。局限性皮下气肿可自行吸收，广泛性皮下气肿应通知医师行皮下切开排气。

3. 疼痛

胸腔闭式引流管位置适当，避免引流管与胸膜摩擦。如患者出现置管部位疼痛，适当调整引流管位置，必要时报告医师，应用止痛药或给予局部封闭减轻疼痛。

4. 肺不张

保持引流管道的通畅。指导患者在床上适度活动，有效咳嗽咳痰，定时翻身拍背。痰液不易排出时应经鼻吸痰或支气管镜下吸痰，必要时行气管切开。

5. 胸腔内感染

严格掌握胸腔闭式引流的禁忌证，避免因引流时间过长引起伤口感染。操作时严格遵守无菌原则。胸腔闭式引流装置应低于引流口平面 60 ~ 100 cm，防止引流液逆流入胸腔。密切观察患者体温、伤口及引流液的性状等，一旦出现异常如体温升高、胸痛加剧等应及时报告医师，遵医嘱应用抗菌药物等治疗。

6. 血、气胸

嘱患者保持情绪稳定，避免躁动不安和频繁变换体位，搬动患者前应将引流管双重夹闭，妥善固定引流管，避免摩擦血管而并发血胸。在引流过程中密切观察引流液的颜色、性状、量，如引流液为血性且量突然增多、患者出现休克等症状时，应立即通知医师进行处理，必要时进行手术止血。

7. 纵隔摆动

大量积液、积气引流时，应控制引流速度及量，避免一次放气放液过多、过快。剧烈咳嗽者嘱其勿过度用力，必要时应用镇静镇咳药。一旦发生纵隔摆动，应迅速通知医师抢救。

（赵红）

第十节　腹腔闭式引流术配合及护理

一、腹腔穿刺术的配合与护理

腹腔穿刺术（Abdominocentesis）是为了治疗和诊断疾病，用穿刺技术抽取腹腔液体，以明确腹水的性质、降低腹腔内压力或向腹腔内注射药物，进行治疗的方法。

（一）适应证

（1）抽取腹腔积液进行各种检验检查，以寻找病因，协助诊断。

（2）对大量腹水的患者，可适当抽放腹水，以缓解腹胀、胸闷、气短等症状。

（3）腹腔内注射药物，以协助治疗。

（二）禁忌证

（1）有肝性脑病先兆者。

（2）确诊有粘连性结核性腹膜炎、棘球蚴病、卵巢肿瘤者。

（三）方法

（1）协助患者坐在靠椅上，或根据具体的情况取平卧、半卧、稍左侧卧位，屏风遮挡。

（2）选择适宜穿刺点。常选择左下腹部脐与髂前上棘连线中外 1/3 交点处，或取脐与耻骨联合中点上 1 cm，偏左或右 1.5 cm 处，或侧卧位脐水平线与腋前线或腋中线的交点处。现临床上多采用 B 超定位或在 B 超引导下定位穿刺。

（3）穿刺部位常规消毒，戴无菌手套，铺消毒孔巾，自皮肤至腹膜壁层用 2% 利多卡因逐层作局部浸润麻醉。

（4）术者左手固定穿刺部位皮肤，右手持针经麻醉处逐步刺入腹壁，待感到针尖抵抗突然消失时，表示针尖已穿过腹膜壁层进入腹腔，即可抽取和引流腹水，并留取腹水于消毒试管中以备检验用。大量放液时可用针尾连接橡皮管的 8 号或 9 号针头，在放液的过程中用血管钳固定针头并夹持橡皮管。

（5）放液后拔出穿刺针，穿刺部位再次消毒，盖上无菌纱布，如穿刺处有腹水渗漏时，可用多头绷带腹部加压包扎。

（6）术中密切观察患者有无面色苍白、头晕、恶心、心悸、气短等情况，一旦出现应立即停止操作，并予对症处理。注意腹腔放液速度不宜过快，以防腹内压骤然降低，内脏血管扩张而发生血压下降甚至休克等现象。肝硬化患者一次放腹水一般不超过 3000 mL，过多可诱发肝性脑病和电解质紊乱，但如果在补充输注大量白蛋白的基础上，可适当增加放液量。

（四）护理

1. 术前护理

（1）向患者解释穿刺的目的、方法及操作中可能出现的不适，一旦出现不适应立即报告医师。

（2）检查前嘱患者排尿，以免穿刺时损伤膀胱。

（3）放液前测量腹围、血压、脉搏，注意腹部体征，观察病情变化。

2. 术后护理

（1）术后卧床休息 8～12 小时。

（2）测量腹围，观察腹水消长的情况。

（3）观察患者面色、血压、脉搏等生命体征的变化，如有异常及时处理。

（4）密切观察穿刺部位有无渗血、渗液，有无腹部压痛、反跳痛和腹肌紧张等腹膜炎征象。

二、腹腔持续引流的配合与护理

腹腔持续引流是在腹腔内置一根引流管，将腹水持续引流到体外的一种外引流术。

（一）适应证

难治性腹水。

（二）禁忌证

（1）确诊有粘连性结核性腹膜炎、棘球蚴病、卵巢肿瘤者。

（2）有肝性脑病先兆者。

（三）方法

（1）患者体位、穿刺点选择和穿刺部位消毒、麻醉同腹腔穿刺术。

（2）术者左手固定穿刺部位皮肤，右手持穿刺针经麻醉处刺入腹腔，见液体回流时放入导丝，拔出穿刺针后扩皮，置入导管 15～20 cm，见液体流出后拔出导丝，将导管外连接输液接头，再用 2 mL 注射器针筒连接一次性引流袋，使之形成一封闭的引流装置，用无菌敷贴固定导管。

（3）调节引流袋调节器，控制引流速度为 60～100 滴/分钟，使腹水缓慢流出，每天引流 1 次，引流量≤2000 mL。

（4）引流结束后，分离引流袋，生理盐水正压封管，接头接肝素帽，固定于腹壁。

（5）腹腔内无液体引出，即可拔除导管，穿刺部位以无菌纱布覆盖。

（四）护理

1. 术前护理

（1）向患者解释持续引流的目的、方法及操作中的注意事项，一旦出现不适立即告知医师。

（2）术前嘱患者排尿，以免损伤膀胱。

2. 术后护理

（1）导管护理：①置管成功后，将导管上标有刻度的一面朝外并在导管末端贴上导管标识，注明置管的时间和置入的深度。②严格交接班制度，每班评估导管情况，观察导管有无脱出、折叠，穿刺处有无感染等。③指导患者在起床、翻身、穿脱衣服时注意保护导管，以免滑脱。

（2）放腹水的护理：①严格无菌技术操作。②严密观察患者生命体征的变化，避免引流过多过快使腹内压骤降而导致休克。③观察腹水的颜色、性状和量的变化，准确记录。④引流不畅时，检查导管是否扭曲，可指导患者改变体位。⑤引流结束后进行腹带加压包扎。

（3）腹部皮肤护理：①无菌敷贴每周更换 2 次，若出现伤口渗液或敷贴被污染时随时更换；更换时动作轻柔，切勿用力撕扯。②指导患者穿宽松全棉衣物，减少摩擦。

（4）营养支持：加强营养，给予高热量、优质蛋白质、高维生素、易消化的饮食；遵医嘱静脉滴注白蛋白、血浆等。

（五）注意事项

（1）拔管后注意观察伤口的情况，如果渗出液较多时，及时通知医师。

（2）观察有无出血、感染、慢性窦道等并发症的发生。

（赵红）

第十一节　腰椎穿刺技术配合及护理

腰椎穿刺术（Lumbar puncture）是自腰椎间隙穿刺进入蛛网膜下腔，以获取脑脊液（Cerebrospinal fluid，CSF）协助中枢神经系统疾病的诊断和鉴别诊断，或注入药物、行内外引流术等治疗性穿刺的技术。

一、目的

1. 诊断性穿刺

（1）检查脑脊液的成分，了解脑脊液常规、生化（糖、氯化物和蛋白质）、细胞学、免疫学变化以及病原学证据。

（2）了解椎管有无梗阻。

（3）测定脑脊液的压力。

2. 治疗性穿刺

主要为注入药物或放出血性、炎性脑脊液。

二、适应证

（1）留取 CSF 做各种检查以辅助中枢神经系统疾病的诊断。

（2）怀疑颅内压异常。

（3）动态观察 CSF 变化以协助诊断病情、预后及指导治疗。

（4）注入放射性核素行脑、脊髓扫描。

（5）注入液体或放出 CSF 以维持、调整颅内压平衡。

（6）注入药物治疗相应疾病。

三、禁忌证

（1）穿刺部位皮肤和软组织有局灶感染或有脊柱结核者，穿刺时有可能将细菌带入蛛网膜下腔或脑内。

（2）颅内病变伴有明显的颅内高压或已有脑疝先兆，特别是疑为后颅凹占位性病变者，腰椎穿刺能促使或加重脑疝形成，引起呼吸骤停或死亡。

（3）开放性颅脑损伤或有脑脊液漏者。

（4）明显出血倾向或病情危重不宜搬动者。

（5）脊髓压迫症使脊髓功能处于即将丧失的临界状态。

四、方法

（1）体位：患者取弯腰侧卧位（多为去枕左侧卧），背齐床沿，屈颈抱膝，使脊柱尽量前屈，以增加椎间隙宽度。

（2）选定穿刺点：腰椎穿刺一般选择第 3～4 或第 4～5 腰椎棘突间隙。两侧髂嵴最高点连线与脊柱中线相交处为第 4 腰椎棘突，其上为第 3～4 腰椎间隙，其下为第 4～5 腰椎间隙。

（3）穿刺部位螺旋式消毒，以穿刺点为中心，范围 10 cm×10 cm，术者戴无菌手套，铺巾，以 2% 利多卡因 1～2 mL，在穿刺点做皮内、皮下至韧带的浸润麻醉。

（4）将腰椎穿刺针套上针芯，针头斜面向上沿腰椎间隙垂直进针，推进 4～6 cm（儿童 2～3 cm）深度、感到阻力突然降低时，提示针尖已进入蛛网膜下腔，可拔出针芯，让脑脊液自动滴出，随后接上测压管先行测压。接紧测压管后让患者放松身体，缓慢伸直头及下肢，脑脊液在压力管内可随呼吸轻微波动，上升到一定高度而停止上升，此时的读值即为初压的数值，正常为 80～180 mmH$_2$O，>200 mmH$_2$O 为颅内压升高，<80 mmH$_2$O 为颅内压降低。如脑脊液压力显著高于正常（超过 300 mmH$_2$O），则一般不放脑脊液，防止发生脑疝。

（5）若需了解椎管内有无梗阻，可做压颈试验（Queckenstedt），但颅内压增高或疑有后颅窝肿瘤者，禁忌此试验，以免发生脑疝。

①压腹试验：压颈试验前应先做压腹试验，以确定在蛛网膜下腔且穿刺针通畅，才能进行压颈试验。方法：检查者以拳头或手掌深压腹部，脑脊液压力立即上升，解除压迫后压力迅速下降，说明针头通畅且在蛛网膜下腔，否则脑脊液压力无变化。

②压颈试验：有指压法和压力计法。指压法是用手指压迫颈静脉，然后迅速放松，观察其压力变化；压力计法是将血压计袖带轻缚于患者的颈部，测定初压后，可迅速充气至 20 mmHg、40 mmHg、60 mmHg，记录脑脊液压力变化直至压力不再上升，然后迅速放气，记录压力不再下降为止。正常情况下压颈后脑脊液压力迅速上升 100～200

mmH_2O 以上，解除压颈后，压力迅速降至初压水平。若在穿刺部位以上椎管梗阻，压颈时压力不上升或上升下降缓慢（部分梗阻），称压颈试验阳性。单侧压颈试验脑脊液压力不上升提示同侧颈静脉窦（乙状窦、横窦）梗阻。

（6）取脑脊液于无菌试管中送检，若需作细菌培养，试管口和管塞需用酒精灯烧灼。

（7）术毕拔出穿刺针，针孔用碘酒消毒后再用无菌纱布覆盖，并稍加压防止出血，用胶布固定。

五、护理

1. 术前护理

（1）了解患者的文化水平、合作程度以及是否做过该项检查，向患者解释腰椎穿刺目的、体位要求、操作流程与注意事项，消除患者的紧张、恐惧心理，征得患者和家属的同意并签字。

（2）备好穿刺包、压力表包、无菌手套、所需药物、氧气等。

（3）嘱患者排空大小便，在床上静卧 15 ~ 30 分钟。

（4）备好急救药物，以防意外发生。

2. 术中配合

（1）指导和协助患者保持腰椎穿刺的正确体位。

（2）穿刺过程中应密切观察患者的面色、意识、瞳孔、呼吸、脉搏、血压的变化，询问有无不适。如穿刺过程中出现脑疝征象时，应立即停止放液，并向椎管内注入生理盐水 10 ~ 20 mL，或静脉快速滴注 20% 甘露醇 250 mL。如脑疝不能复位，或疑有颅后窝血肿者，可迅速采取脑室穿刺减压等急救措施。

（3）协助患者摆放测压体位，并协助测压。当接紧测压管后，将患者双下肢慢慢伸直，嘱其全身放松，头摆正，自然侧卧。

（4）协助留取所需的脑脊液标本并及时送检。

3. 术后护理

（1）指导患者去枕平卧 4 ~ 6 小时，告知卧床期间不可抬高头部，但可适当转动身体。

（2）观察患者有无腰背痛、头痛、脑疝及感染等穿刺后并发症。穿刺后头痛最常见，也可有头晕、恶心或呕吐症状，直立和行走后加重，多发生在穿刺后 1 ~ 7 天，可能为脑脊液量放出较多或持续脑脊液外漏所致颅内压降低。应指导多饮水，延长卧床休息时间至 24 小时，严重者遵医嘱静滴葡萄糖注射液或生理盐水 1000 ~ 1500 mL。

（3）颅内压高者不宜多饮水，严格卧床，密切观察意识、瞳孔及生命体征变化。

（4）保持穿刺部位干燥，观察有无渗液、渗血，24 小时内不宜淋浴。

六、健康教育

（1）腰椎穿刺前做好充分的解释工作，说明腰椎穿刺的重要性和必要性、操作方法和操作中可能出现的情况，以及操作过程中如何配合，消除患者紧张恐惧的心理。

（2）体位必须正确，操作时不可移动，以防针尖损伤神经或针头断裂造成严重后果。

（3）指导患者术后去枕平卧 4~6 小时，卧床期间不可随意抬高头部，可适当转动身体，以免引起术后低颅压性头痛。

（4）指导患者术后多饮温水（忌饮浓茶、糖水），可预防低颅压性头痛。

七、注意事项

（1）腰椎穿刺术后患者平卧时间较长，护士需加强生活护理。

（2）严格无菌操作，术中严密观察患者的呼吸、脉搏、血压等生命体征情况，如有异常应立即停止穿刺，并立即采取相应的处理措施。

（3）如需鞘内给药，应先放出等量脑脊液，然后再注入等量的药液。

（赵红）

第十二节　侧脑室引流技术配合及护理

侧脑室穿刺引流术是经颅骨钻孔或椎孔穿刺侧脑室，放置引流管，将脑脊液引流至体外，是对某些颅内压增高患者进行急救和诊断的措施之一。

一、目的

（1）对颅内占位性病变、中脑水管梗阻、颅内粘连等导致的侧脑室扩大、严重的颅内压增高征象或脑疝形成征象进行脑室减压，以抢救生命。

（2）监测颅内压，可直接、客观、及时地反映颅内压变化的情况。

（3）经引流管注入抗生素，控制感染。

（4）引流血性或炎性脑脊液，以促进患者康复。

二、适应证

（1）自发性或外伤性脑室内出血，或脑内血肿破入脑室系统。

（2）肿瘤和其他颅内病变引起的脑积水。

（3）开颅术中和术后颅内压监测。

（4）后颅凹手术前，为防止切开后颅凹硬脑膜后小脑急性膨出，造成脑组织裂伤和继发性脑干损伤，可在术后持续引流出血性脑脊液，以避免脑室系统梗阻和调整颅内压力。

三、禁忌证

（1）穿刺部位有明显感染。

（2）脑室狭小者。

（3）有明显出血倾向者。

（4）弥漫性脑肿胀或脑水肿者。

四、方法

侧脑室穿刺引流的方法有穿刺侧脑室前角的额入法、穿刺侧脑室三角区的枕入法、穿刺侧脑室下角或三角区的侧入法和穿刺侧脑室前角底部的经眶穿刺法，小儿采用经前囟侧角脑室穿刺，一般不置管。下面介绍常使用的床旁经额侧脑室穿刺法即额入法。

（1）剃光头发。

（2）仰卧位，选定穿刺点，为前额部，发际上 2 cm，矢状线旁开 2 cm，头皮常规消毒，2% 利多卡因局麻。

（3）颅骨钻孔，用脑室穿刺针穿刺，穿刺方向与矢状线平行，针尖对准两侧外耳道连线，一般进针 3 ~ 5 cm 可进入侧脑室前角，见脑脊液流出时，表明穿刺成功，则置管作脑脊液持续引流或颅内压监测。

五、护理

1. 术前护理

（1）患者准备：了解患者的文化水平、合作程度以及是否进行过脑室穿刺，指导患者及家属了解脑室穿刺引流的目的、方法和可能出现的并发症，消除思想顾虑，征得患者或家属同意并签字；躁动患者遵医嘱使用镇静药。

（2）用物准备：消毒剂、麻醉药、颅骨钻、脑室穿刺引流包、硅胶导管、无菌引流袋及抢救药品等，按需要备颅内压监测装置。

2. 术中护理

（1）术中协助患者保持安静，减少头部活动，维持正确体位；对于有精神症状、烦躁不安及小儿患者应特别注意防止自行拔除引流管等意外事件的发生，必要时使用约束带加以固定。

（2）严密观察神志、瞳孔及生命体征的变化，尤其注意呼吸改变。

3. 术后护理

（1）术后接引流袋于床头，引流管应悬挂固定在高于侧脑室 10～15 cm 的位置，根据具体的情况调节适当的高度，以维持正常颅内压。

（2）注意观察脑脊液的引流速度。为了使颅内压平稳、缓慢地降低，应采取缓慢引流脑脊液的方式，如果引流速度较快，可采取适当挂高引流袋来减慢引流速度，避免因放液过快过多而导致脑室内出血、硬膜下或硬膜外血肿、瘤卒中（肿瘤内出血）等并发症的发生，如果患者出现了脑疝和脑危象，可遵医嘱先快速放出少量脑脊液，再接引流管，缓慢引流脑脊液。

（3）注意观察脑脊液的颜色、性质与量。正常脑脊液为无色透明，无沉淀，术后1～2天内可稍有血性，以后逐渐转为橙色。24 小时引流液一般不超过 500 mL。如术后出现血性脑脊液或原有的血性脑脊液颜色加深，提示有脑室内继续出血，应及时报告医师行止血处理；如果脑脊液浑浊，呈毛玻璃状或有絮状物，提示发生感染，应放低引流袋（约低于侧脑室 7 cm）以引流感染脑脊液，并送标本化验；引流脑脊液量多时，应注意遵医嘱及时补充水、电解质。

（4）保持穿刺部位敷料清洁干燥。引流处伤口敷料和引流袋应每天更换，污染时随时更换；保持引流系统的密闭性，防止逆行感染。如有引流管脱出应及时报告医师进行处理。

（5）保持引流管通畅，防止引流管受压、扭曲、折叠或阻塞，尤其是在搬运患者或翻身时，注意防止引流管牵拉、滑脱。若引流管内不断有脑脊液流出，管内的液面随患者呼吸、脉搏上下波动，表明引流管通畅。

（6）及时拔除引流管。脑室持续引流一般不超过 7～10 天，拔管前需夹闭引流管，观察 24～48 小时，密切观察患者有无头痛、呕吐等症状，以便了解是否有再次颅压升高表现。

（7）拔管后应加压包扎伤口处，指导患者卧床休息和减少头部活动，注意穿刺伤口有无渗血和脑脊液漏出，严密观察有无意识、瞳孔变化，失语或肢体抽搐、意识障碍加重等，发现异常及时报告医师作相应处理。

4. 并发症的预防与处理

（1）脑室内积气

预防：①使用密闭式引流装置。②引流装置要始终保持密闭、无菌、通畅，各接口要衔接牢固。③搬动患者前应将所有的引流管妥善固定，更换引流装置时应将引流管夹闭，防止气体逆流。

处理：①双侧脑室外引流术后，如一侧引流管近侧有较多气体时，则关闭对侧引流管，同时由近端向远端轻轻挤压，使气体离开引流管近端，防止气体回流。②吸痰时密切观察引流情况，如发现有气体反流应及时夹闭引流管，两侧引流速度不一致时，引流速度较慢的一侧易发生回流现象，必要时暂时夹闭。

（2）引流管脱出

预防：①向患者、家属说明脑室引流的目的和必要性，以取得配合。②妥善固定引流管。③定时检查包扎及连接处是否牢固。④躁动患者应予制动，必要时遵医嘱应用镇静剂。

处理：①如引流管部分脱出、侧孔外露有液体流出时，立即用无菌纱布吸收渗液，并通知医师，协助医师拔管和局部换药，并取引流管尖端做细菌培养。②如引流管完全脱出，应检查残端是否完整，检查伤口有无裂口，并协助医师换药。③必要时协助医师重新置管。

（3）颅内感染

预防：①严格保持整个引流装置及管道的清洁无菌，各接头处应用无菌敷料包裹。②在更换引流袋、监测颅内压、椎管内注射药物等操作时，严格遵守无菌原则。③保持头部创口或穿刺点敷料干燥，如发现敷料潮湿，应立即查明原因，并及时更换，随时观察置管部位的皮肤是否有发红、肿胀等异常情况。④保持引流系统的密闭性，搬动患者时先夹闭引流管开关，防止逆行感染。⑤严密观察脑脊液性状，如出现浑浊、呈毛玻璃状或有絮状物时，提示可能发生颅内感染，立即报告医师，对可疑颅内感染者，每1～2天留取脑脊液标本进行相关化验与培养检查，必要时1天多次检查。⑥严密观察患者有无颈项强直等脑膜刺激征阳性表现，定期监测血常规，观察外周血白细胞计数是否增高。

处理：一旦发生颅内感染，可根据医嘱调整引流管高度，以引流出感染的脑脊液，配合医师采集脑脊液标本做细菌培养和药敏试验，应遵医嘱选用有效的抗菌药物，同时可以脑室内给药。

（4）颅内出血

结核性脑膜炎患者行侧脑室引流术时，如果颅内压过高或过低，易诱发颅内出血。

预防：①将床头抬高或调整体位后，应及时确认和调整引流装置。②观察引流管是否通畅，有无扭曲、折叠、阻塞或脱出，定时挤压引流管，保持其通畅。③控制引流速度，避免颅内压骤降而诱发颅内再出血，引流装置应位于穿刺部位以下，引流管最高点应高于侧脑室 10～15 cm，维持正常颅内压（成人卧位 70～200 mmH$_2$O，儿童 50～100 mmH$_2$O），每天脑脊液引流一般不超过 500 mL（正常人分泌 400～500 mL/天），引流平均速度 <15～20 mL/小时，防止颅内压急剧下降导致再出血。④观察引流液的量、颜色和性质，如发现引流压升高，同时引流液重新出现血性时，提示有再出血的可能。⑤保持血压稳定并控制在一定范围，不能忽高忽低，躁动患者应予制动并及时应用镇静剂。⑥观察有无头痛、呕吐、心动过缓、意识障碍、呼吸抑制等颅内压过高症状，但颅内压过低时也可引起头痛和意识障碍。颅内低压性综合征头痛的特点是：

在抬高床头坐位时头痛加重，平卧后头痛减轻。给予放低床头及停止、减慢引流速度的处理后，头痛得到缓解。

处理：①如出现血性脑脊液或原有的血性脑脊液颜色加深，提示有脑室内继续出血的可能，应及时报告医生行止血处理。②引流不畅的处理：颅内压过低，立即报告医师，根据患者情况可提高引流管悬挂高度，夹闭引流管或取平卧位等，必要时腰椎穿刺注射生理盐水，提高颅内压。引流管在脑室内盘曲成角，可请医师对照 CT 片，将过长的引流管缓慢向外抽出至有脑脊液流出，再重新固定。管口吸附于脑室壁，可将引流管轻轻旋转，使管口离开脑室壁。引流管有堵塞，可用 2～3 mL 生理盐水加入尿激酶，在无菌条件下注入引流管，夹管溶解可解除堵塞。③颅内压、引流管、引流液有异常时，应报告医师进行处理。

六、健康教育

（1）向患者和家属说明侧脑室引流袋的目的，取得患者和家属的配合。

（2）向患者或家属介绍穿刺后体位及意义。

（3）向患者和家属介绍引流相关知识，不随意调节和移动引流装置。

（4）向患者及家属说明伤口护理的重要性，保持敷料干洁，不抓挠伤口。

七、注意事项

（1）侧脑室引流应严格无菌操作，防止颅内感染。保持穿刺部位敷料干燥。

（2）搬动患者时要先夹闭引流管，待安置稳定好后再打开引流管。

（3）协助患者翻身时引流管要妥善固定，防牵拉、滑脱、受压、扭曲等，如引流不畅，及时报告医师。

（4）患者如果出现精神症状、意识障碍时，可适当约束。

（赵红）

第十六章　结核专科标本的采集

世界卫生组织发布的《2023 年全球结核病报告》指出，结核病仍然是世界上最大的传染病"杀手"之一，每年导致上千万人口患病，每天有超过 3500 人死于这种可预防、可治愈、通过空气传播的疾病。2022 年中国结核病估算发病人数为 74.8 万，报告发病人数约 51.7 万，这说明结核病估算发病人数与报告发病人数之间存在很大差距。随着结核专科护理操作技术的日益发展，准确及时留取各类标本，对提高细菌学、病理学诊断准确率极为关键，对结核病的诊断、治疗及康复发挥着重要作用。

第一节　痰标本的采集

一、目的

根据医嘱采集患者的痰标本，进行临床检验，为结核病的诊断和治疗提供可靠依据。

二、用物准备

治疗盘、化验单、一次性痰杯、一次性无菌手套、压舌板、温开水、纱布、手电筒、治疗巾、弯盘，必要时备电动吸痰器、10% 氯化钠。

三、护理评估

（1）评估患者的年龄、病情、治疗、排痰情况及配合程度。

（2）评估患者口腔黏膜有无破损、感染及其他异常。

（3）评估痰液的颜色、性质、量、分层、气味、黏稠度，有无肉眼可见的异常物质等。

四、操作要点

核对医嘱，根据检查目的准备相应的标本容器，并粘贴化验项目条码。请第二人核对无误后，携用物至床旁。核对患者的床号、姓名、住院号、腕带，再次查对患者信息、检验项目及标本容器。将贴有标签的标本容器发放给患者，向患者做好解释工作，交代检验目的、留取标本的方法及注意事项。

（一）痰标本采集方法

根据患者的病情、年龄、不同痰标本的要求等采用合适的方法采集痰标本。

（1）自行咳痰标本采集法：以晨痰为佳，先用清水漱口，深吸气后，用力咳出呼吸道深部痰液。细菌培养时留取量 >1 mL，真菌培养时留取量 2 ~ 5 mL，分枝杆菌培养时留取量 5 ~ 10 mL，寄生虫检查时留取量 3 ~ 5 mL。痰量少或无痰患者可采用 10% 氯化钠溶液加温至 45℃左右雾化吸入后，将痰液咳出。

（2）咳嗽能力减退、不合作或人工辅助呼吸患者的痰液采集法：取适当卧位，先叩击患者的背部，然后将痰液收集器与吸引器连接，抽吸痰液 2 ~ 5 mL 于痰液收集器内。

（3）对小儿或其他咳痰困难患者：用压舌板暴露咽喉部，以无菌棉签或咽拭子深入咽部，经压舌刺激患者咳嗽咳痰时，迅速留取标本，注意应避免在进食后 2 小时内留取咽拭子标本。

（4）气管镜采集法：协助医师在纤维支气管镜下直接采集标本，可以做组织活检病理、支气管镜刷检涂片、收集灌洗液或痰找抗酸杆菌，提高了结核病诊断的阳性率。

（5）咽拭子采集法：患者先用清水漱口，取出无菌咽拭子蘸取少量无菌生理盐水，用压舌板轻压舌根部，迅速涂擦患者口腔两侧腭弓及咽、扁桃体的分泌物，避免触及其他部位，插入无菌试管内塞紧。

（6）24 小时痰标本采集法：患者起床后漱口，在晨 7：00 漱口后留取第一口痰开始至次日晨 7：00 漱口后（即 24 小时）最后一口痰结束，全部痰液留在集痰瓶内，记录痰标本总量、外观和性状。

（二）结核痰标本的采集

结核病是由结核分枝杆菌（Mycobacterium Tuberculosis）复合群中的结核分枝杆菌、牛结核分枝杆菌和非洲分枝杆菌引起的慢性传染性疾病，累及全身各个器官，其中尤以肺结核最为多见。结核分枝杆菌的检出是临床上明确结核病诊断和化疗方案的重要依据，是结核病诊断的金标准。目前结核分枝杆菌的实验室检测方法有：痰涂片检查、结核分枝杆菌培养法、免疫法、核酸扩增法，如荧光定量检测技术，聚合酶链式反应（PCR）、核酸扩增 – 转录介导的扩增技术（TMA）。正确采集标本是直接影响检查结果的重要因素和取得准确结果的首要前提。

1. 结核分枝杆菌常规痰标本的采集

结核分枝杆菌常规痰标本的留取，标本性状属于干酪痰、褐色血痰或含少量新鲜血液的血痰、黏液痰者为合格的标本。标本采集后应立即送检，否则应在 4℃冰箱内保存，且不宜超过 24 小时。

2. 结核分枝杆菌核酸检测标本的采集

此检验用于体外定性检测样本中的结核分枝杆菌核酸。

（1）检验原理：此项化验使用结核分枝杆菌核酸检测试剂盒，试剂盒的结核分枝杆菌核酸检测分为核酸提取和核酸扩增检测。检验结果根据实时荧光信号的出现时间和强度，结合阳性对照和阴性对照对检验结果进行判定。

（2）标本采集：以清晨第一口痰为宜，先用清水漱口，嘱患者用力咳出气道深部的痰于一次性无菌痰标本杯中，密封送检。

（3）保存：采集的样本在 2~8℃保存不超过 7 天（建议最好不超过 24 小时）。

（4）运输：密封冷藏（2~8℃）运输。

3. 结核分枝杆菌 rpoB 基因和突变检测

此项检测用于体外定性检测痰液样本和痰沉淀样本中的结核分枝杆菌复合群 DNA 和利福平耐药相关的 rpoB 基因突变。结核分枝杆菌及利福平耐药监测（Xpert MTB/RF）检测结果仅用于临床辅助诊断，不可作为临床诊断和治疗的唯一依据。用 Xpert MTB/RF 对结核分枝杆菌和利福平耐药性的快速检测，可以做到在患者就诊的同时，帮助医师作出对普通结核病患者或是耐药结核病患者的诊断。

正确收集痰液的方法：

（1）患者取坐位或站位。

（2）指导患者先用清水漱口 2 次。

（3）打开痰标本收集容器的螺旋盖。

（4）嘱患者深吸气，然后用力呼出，从肺部深处咳出痰，收集于标本容器中，注意将打开盖的容器靠近嘴边收集痰液，避免溅到容器盒外。每份样品收集至少 1 mL 痰液。

（5）留好标本后拧紧盒盖，防止痰液倾倒或污染。

（6）留取标本后、实施化验前，采集好的痰标本最好存放于 2~8℃、清洁、干燥环境中（包括送检途中）。若有必要，采集的痰标本在 35℃下可存放 ≤3 天、4℃下则可存放 4～10 天。

五、健康教育

（1）告知患者正确留取痰标本的重要性。

（2）告知患者正确留取痰标本的方法、配合要点及注意事项，如气管镜检查取痰者，术前 4～6 小时禁食禁水，术后 2 小时局部麻醉药效过后方可饮水，无呛咳才可进食。

六、注意事项

（1）标本采集的时机

除 24 小时痰标本外，痰液标本采集时间以清晨为佳，此时患者痰量较多且含菌量也较多。

（2）标本容器的选择

留取标本的容器应清洁无污染，培养标本容器必须无菌，以避免化学品和细菌污染，痰标本应用广口带盖、密闭的一次性容器留取，并避免将唾液、漱口水、鼻涕等混入标本中，以免污染标本，影响准确率。

（3）指导患者将痰液直接吐到容器内，不要污染容器外面，小心旋紧容器盖，以免造成传播的危险。

（4）当面检查痰标本，若痰标本不合格，则需指导重新留取。

（5）医护人员操作时，应根据患者疾病情况，严格按照防护级别要求，佩戴 N95型口罩、护目镜、一次性帽子，穿隔离衣；为特殊传染病患者留取痰标本时须穿防护服、戴手套，做好个人防护。

（6）指导及监督结核病患者进行痰液采集时，采集者宜站在患者的侧面，患者处于下风口或背对进风口，避免面对面，咳痰时应使用纸巾遮住口鼻留取痰液，以减少飞沫传播。

（7）留取痰标本后，按要求洗手，再次核对患者信息，确定标本无误后，及时签发标本，通知物业人员及时送检。

（8）抗酸杆菌痰标本的留取时间与频率

门诊患者为达到留取 3 个痰标本的目的，同时减少患者到医院就诊的次数，根据标本采集的时间，可将标本分为 3 类：即时痰，就诊时深呼吸后咳出的痰液；晨痰，晨起立即用清水漱口后，咳出的第 2、第 3 口痰液，标本量一般为 3～5 mL；夜间痰，送痰前一日晚间咳出的痰液，标本量一般为 3～5 mL，不宜超过 10 mL 为佳。住院患者以收集连续 3 天的晨痰最佳。

（9）痰细胞学检查标本的留取

晨起清水漱口后，应用力将喉内的前两口痰弃去，再用力自气管深部咳出痰液 5 ~ 6 mL，置于一次性使用的广口有盖的清洁痰杯中，做到 2 小时内送检。

（10）标本的运送

标本若要远距离运送，必须备有专用、密闭、能固定标本杯位置的容器，防止标本溢出而造成污染。若天气炎热，须以冰块或其他冷藏装置维持较低温度。

（戴银霞）

第二节　血标本的采集

一、采集目的

（1）全血标本用于测定血液中某些物质的含量，如血糖、尿素氮、尿酸、肌酐、肌酸、血氨等。

（2）血清标本主要用于测定血清酶、脂类、电解质及肝功能等。

（3）血培养标本用于培养检测血液中的病原菌。

（4）采集动脉血标本，进行血气分析化验，判断患者氧合及酸碱平衡情况，为诊断、治疗和用药提供依据。

二、用物准备

（一）静脉血标本采集用物准备

治疗车上层：治疗盘、检验申请单、无菌棉签、皮肤消毒液、止血带、真空采血管（血培养皿）、一次性采血针（或注射器）、标签或条形码、无菌手套、一次性垫巾、手消毒液、弯盘、按需要准备酒精灯、打火机，必要时带试管架。

治疗车下层：生活垃圾桶、医疗垃圾桶、锐器桶。

（二）动脉血采集用物准备

治疗车上层：治疗盘、检验申请单、一次性垫巾、无菌棉签、皮肤消毒液、手消毒液、无菌手套、小沙袋、标签或条形码、一次性动脉采血针（或 2 mL/5 mL 一次性无菌注射器及肝素适量）、橡皮塞、弯盘、治疗盘。

治疗车下层：生活垃圾桶、医疗垃圾桶、锐器桶。

三、护理评估

（1）评估患者病情、年龄、意识状态及生命体征，需空腹采血者了解患者是否空腹。

（2）评估患者肢体活动情况、血管情况及静脉输液治疗情况。

（3）评估采血部位皮肤情况，如有无感染、水肿、硬结、破损、瘢痕等。

（4）评估患者的沟通、理解、合作能力以及心理状态。

（5）采集动脉血标本者需评估患者动脉搏动情况，评估患者用氧（氧疗方式、吸氧浓度）或呼吸机参数设置，患者体温等。

四、操作要点

（1）核对医嘱、检验单、检验条码，检查标本容器是否正确、完整，粘贴条形码。

（2）使用两种以上方法识别患者身份，向患者解释采血目的、方法和注意事项，取得配合，再次核对患者及标本信息。

（3）确保手卫生，协助患者取坐位或平卧位，选择合适的采血部位，静脉采血时在穿刺部位的肢体下方垫一次性垫巾；动脉采血一般选取桡动脉、肱动脉、股动脉、足背动脉。

（4）常规消毒局部皮肤，直径不少于5 cm，静脉采血时，在穿刺部位上方约6 cm处扎止血带，上肢静脉采血时嘱患者握拳。

（5）动脉采血时，以动脉搏动最强点为圆心，消毒直径应大于8cm，同时消毒操作者用于绷紧患者皮肤的食指和中指。

（6）再次核对患者及标本信息。

（7）采血：

①静脉采血时，按静脉穿刺法将针头刺入静脉，见回血后将穿刺针另一端直接刺入真空采血管至所需血量。血培养标本：常规消毒标本容器瓶塞，将血液注入瓶内，轻轻摇匀。全血标本：将血液沿管壁缓慢注入盛有抗凝剂的试管内，轻轻摇动，使血液与抗凝剂充分混匀。血清标本：将血液沿管壁缓慢注入干燥试管内。静脉采血完毕，嘱患者松拳，松开止血带，迅速拔出针头，用干棉签按压穿刺点3~5分钟。

②动脉采血时，在动脉搏动最明显处进针，见鲜红色动脉回血后固定针头，采集到所需血量后迅速拔针，即刻刺入橡皮塞。轻轻搓动注射器（动脉血气采血针），使血液与肝素混匀。动脉采血后压迫穿刺部位5~10分钟。

③为血液体液隔离患者采血时，操作者需根据消毒隔离原则佩戴手套。

（8）按《医疗废物处理条例》处置用物，洗手。

（9）再次查对医嘱、患者身份及标本，签发标本，送检，记录，追踪检验结果。

五、健康教育

（1）向患者或家属说明采集血标本的目的和意义。

（2）向患者或家属说明采集血标本的方法和配合要点。

（3）向患者或家属说明采血后的注意事项。

六、注意事项

（一）采集静脉血标本注意事项

（1）根据检验项目，正确选择采血管，真空采血管使用前勿松动胶塞，以免负压消失影响标本采集。

（2）注意粘贴条形码时不可遮挡试管刻度。

（3）需空腹、平卧等应提前通知患者，以免影响检验结果。

（4）严格执行无菌操作和查对制度。

（5）严禁在输液、输血针头处或肢体侧采集血标本。

（6）扎止血带时间不宜过长，以不超过 40 秒为宜；静脉充盈欠佳时，可利用重力、使用热敷或挤压血管等方法使静脉充盈。

（7）穿刺针头刺入真空采血管时，不可触碰到试管内壁，以避免沾到抗凝剂/促凝剂，影响结果。

（8）如需采集多个项目标本，真空采血顺序为：血培养瓶→柠檬酸钠抗凝血采血管→血清采血管（包括含有促凝剂和/或分离胶）→肝素抗凝采血管（含有或不含分离胶）→EDTA 抗凝采血管（含有或不含分离胶）→葡萄糖酵解抑制采血管。

（9）凡全血标本或需抗凝血的标本，采血之后立即上下颠倒 5 ~ 10 次混匀，不可用力震荡。

（10）血培养于寒战或发热初期，应用抗生素之前采集最佳。培养瓶如有多种，如同时做霉菌血液培养时，血液注入顺序为：厌氧血液培养瓶→需氧血液培养瓶→霉菌血液培养瓶。

（11）标本采集后须立即送检，特殊标本应注明采集时间，并按有关规定保存、送检。

（二）采集动脉血标本注意事项

（1）严格执行无菌操作技术和查对制度。

（2）正确粘贴电子条形码，不可遮挡血气采血针或注射器刻度。

（3）若患者饮热水、洗澡、运动，则需休息 30 分钟后再取血，避免影响结果。

（4）自桡动脉穿刺采集动脉血标本前，应进行艾伦（Allen）试验检查。

（5）保证标本无凝固，严格隔绝空气。

（6）标本采集后须立即送检，以免影响结果。

（7）凝血功能障碍者拔针后按压时间延长至10分钟以上。

七、各种药物血药浓度检测采血时间

各种药物血药浓度检测采血时间见表16-1。

表16-1　血药浓度检测药物和采血时间

血药浓度检测药物	具体采血时间
茶碱血药浓度检测	谷浓度：用药2天后，第3天用药前0.5小时内
多索茶碱血药浓度检测	谷浓度：用药2天后，第3天用药前0.5小时内
万古霉素血药浓度检测	谷浓度：用药4次，于第5次用药前0.5小时内
卡马西平血药浓度检测	谷浓度：用药3天后，于下次用约前
丙戊酸血药浓度检测	谷浓度：用药2~3天后，于下次用药前 24小时持续泵入：用药2天达稳态后任意时间
利福平血药浓度检测	峰浓度：用药3天达稳态，口服用药后2小时；静滴结束15~30 min
异烟肼血药浓度检测	峰浓度：用药3天达稳态，口服用药后2小时；静滴结束15~30 min
左氧氟沙星血药浓度检测	峰浓度：用药3天达稳态，口服给药后1~1.5小时；静滴结束15~30 min
利福喷丁血药浓度检测	峰浓度：口服药物3次达到稳态，于下次服药后5~8小时
吡嗪酰胺血药浓度检测	峰浓度：用药3天达稳态，于下次用药后2小时
奥卡西平血药浓度检测	谷浓度：用药3天后，于下次用药前
伏立康唑血药浓度检测	谷浓度：用药4天后，于下次用药前0.5小时内
美罗培南血药浓度检测	峰浓度：第4次静滴结束后15 min~30 min内 谷浓度：第4次用药前
亚胺培南血药浓度检测	峰浓度：第4次静滴结束后15 min~30 min内 谷浓度：第4次用药前
利奈唑胺血药浓度检测	峰浓度：第3天静滴结束后15 min~30 min，第3天口服服药后1.5~2小时 谷浓度：第4天用药前0.5小时内

注：亚胺培南血药浓度检测需用肝素钠抗凝管，其余用普通抗凝管采血2~3 mL。

（戴银霞）

第三节　大小便标本的采集

一、尿标本的采集

（一）目的

1. 尿常规标本

用于检查尿液的颜色、透明度、有无细胞及管型，测定比重，并作尿蛋白及尿糖定性检测。

2. 12 小时或 24 小时尿标本

用于做尿的定量检查，如钠、钾、氯、17-羟类固醇、17-酮类固醇、肌酐、肌酸及尿糖定量或尿浓缩查结核杆菌等。

3. 尿培养标本

采集未被污染的尿液用于病原微生物学培养、鉴定和药物敏感试验，协助临床诊断和治疗。

（二）用物准备

检验申请单、标签或条形码、手消毒液、尿常规标本备一次性尿常规标本容器，必要时备便盆或尿壶；12 小时或 24 小时标本备容量为 3000～5000 mL 的清洁广口集尿瓶及防腐剂（按检验项目选用）；培养标本备消毒外阴用物、无菌试管及试管夹或备导尿术用物。

（三）护理评估

（1）评估患者的病情，理解能力，合作程度。

（2）评估患者是否留置导尿管。

（3）评估患者的自理能力，是否需要协助留取尿标本。

（4）评估患者的需求。

（四）标本采集

查对医嘱单、申请单、打印的标签或条形码以及准备的标本容器是否正确，将打印的标签或条形码正确粘贴在容器外壁。携带用物至患者床旁，采用两种方式核对患者的信息，再次核对申请单、打印的标签或条形码以及标本容器。向患者或家属解释留取尿标本的目的、方法及注意事项，取得配合。

1. 尿常规标本的采集

嘱患者将晨起第一次尿的中段尿留于标本容器内，除测定尿比重需留尿 100 mL 外，其余检验留尿 30 mL 即可。昏迷或尿潴留患者可通过导尿术留取标本。

2. 12 小时或 24 小时尿标本的采集

将容器置于阴凉处。留取 24 小时尿标本时，指导患者于晨起 7 时排空膀胱后开始留取尿液，至次日晨起 7 时留取最后一次尿液于容器内。如留 12 小时标本，嘱患者晚 7 时排空膀胱后开始留取尿液，至次晨 7 时（即 12 小时）留取最后一次尿液于容器内。留取最后一次尿液后，将 12 小时或 24 小时的全部尿液盛于集尿瓶内，测总量，记录于检验单上。充分摇匀，从中取适量（一般为 20 ~ 50 mL）于清洁干燥有盖容器内立即送检，余尿弃去。

3. 尿培养标本的采集

（1）可通过导尿术或留取中段尿法采集尿液标本。避免采集过程中周围皮肤黏膜及尿道定植菌的污染，是标本采集成功的关键。尽量在未使用抗菌药物前或者停用抗生素 7 天后留取标本，因晨尿在膀胱内停留时间较长，留取无污染中段晨尿最佳。按导尿术的方法充分清洁外阴，消毒尿道口，嘱患者持续不停顿排尿，弃去前段尿液，以试管钳夹住无菌试管，接取中段尿 5 ~ 10 mL，塞紧盖子。

（2）撤除便器，协助患者穿裤，安置舒适卧位，整理床单位及用物，洗手记录。

4. 导尿管采集尿液

（1）尿常规标本、12 小时或 24 小时尿标本的采集。

留置导尿管的患者于集尿袋下方引流孔处打开橡胶塞收集尿液于尿标本容器内。12 小时或 24 小时尿标本的采集时间同前。

（2）尿培养标本的采集。

因存在着极大的污染可能，禁止从集尿袋中采集尿培养标本，可直接穿刺导尿管近端侧壁采集尿液标本。具体操作如下：

①夹闭导尿管 10 ~ 20 分钟。

②用 75% 酒精消毒导管采集部位，消毒范围为直径 5 cm。

③将无菌注射器针头穿刺进入导管腔，抽吸出尿液 5 ~ 10 mL。

④收集的尿液置于无菌标本杯中。

⑤检查杯盖是否密封，避免洒溢。

5. 耻骨上膀胱穿刺采集尿标本

如需进行厌氧菌培养或儿童及其他无法配合获得清洁尿液标本时，应采用耻骨上膀胱穿刺。具体操作如下：

（1）消毒脐部至尿道之间区域的皮肤。

（2）配合医师对穿刺部位进行局麻。

（3）协助医师在耻骨联合和脐部中线部位将针头插入充盈的膀胱。

（4）在医师的帮助下用无菌注射器从膀胱吸取尿液。

（5）严格无菌操作，将尿液注入无菌螺口杯，尽快送至实验室培养。

（五）标本送检

尿标本留取后应及时送检，以免细菌繁殖、细胞溶解或被污染等。送检标本要置于有盖容器内，以免尿液蒸发影响检测结果。如尿标本不能在 2 小时内完成检测，宜置于 2~8℃保存。

（六）健康教育

（1）向患者解释留取尿标本目的、方法及注意事项。

（2）向患者说明正确留取尿标本对检验结果的重要性，教会留取方法，确保检验结果的准确性。

（七）注意事项

（1）采集尿标本时，女性应避免在月经期留尿检查，防止混入阴道分泌物，并应冲洗外阴后留尿。男性应避免精液、前列腺液污染尿液。避免将粪便混入，以免影响检验结果。

（2）采集 12 小时或 24 小时尿标本应妥善放置容器，根据检验项目的要求在容器内加入防腐剂，详细宣教，做好交接班，以督促检查患者正确留取尿标本。如选用防腐剂为甲苯，应在第一次尿液倒入之后再加入，使之形成薄膜覆盖在尿液表面。

（3）不可将烟灰、便纸等物混入容器内。

（4）收集计时尿标本时，应告知患者该时段的起始和截止时间。

二、粪便标本的采集

（一）目的

（1）粪便常规标本用于检查粪便的性状、颜色、细胞混合物等。

（2）隐血标本用于检查粪便内肉眼不能观察到的微量血液。

（3）寄生虫及虫卵标本用于检查寄生虫成虫、幼虫及虫卵。

（4）大便培养标本用于检查粪便中的致病菌。

（二）用物准备

检验申请单、标签或条形码、一次性手套、手消毒液、便盒（内附棉签或检便匙）、清洁便盆，检测寄生虫及虫卵时需备透明胶带及载玻片（查找蛲虫），粪便培养需备无菌培养瓶、无菌棉签、消毒便器。

（三）护理评估

（1）评估患者的病情，诊断、合作程度及心理状况。

（2）评估患者意识状态及自理能力，是否需要协助留取粪便标本。

（四）操作要点

（1）核对医嘱、检验申请单、标签（或条形码）及标本采集容器，核对无误后贴标签（或条形码）于标本容器外壁。

（2）携带用物至床旁，核对患者床号、姓名、腕带、检验申请单、标签（或条形码）以及标本容器是否一致。向患者解释留取粪便标本的目的、方法及注意事项，取得患者合作。

（3）采集粪便常规标本时，患者排便于清洁便器内，用棉签取异常粪便 5 g（约蚕豆大小）放入检便盒内。腹泻者应取黏液部分标本，水样便应取 15 ~ 30 mL 放入容器内。

（4）采集寄生虫及虫卵标本时，嘱患者排便于清洁便器内，在不同部位取带血及黏液的粪便 5 ~ 10 g 放入检便盒内。服驱虫剂后或作血吸虫孵化检查时，应留取全部粪便。查阿米巴原虫时，应在采集前将容器用热水加温，便后连同容器立即送检。查蛲虫时嘱患者在晚间睡觉前或清晨未起床前，将透明胶带粘贴在肛门周围，取下粘有虫卵的透明胶带，粘贴在玻璃片上或将透明胶带对合。

（5）采集粪便培养标本时，要求患者排便于消毒便器内，用无菌长棉签取带脓血或黏液的粪便 2 ~ 5 g，放入无菌培养管或无菌蜡纸盒中。如难以获得粪便或排便困难者及幼儿，可用长棉签蘸无菌等渗盐水，插入肛门 4 ~ 5 cm（幼儿 2 ~ 3 cm），沿一方向轻轻旋转，擦取直肠表面黏液后取出，放入无菌培养管或保存液中，塞紧。

（6）撤除便器，安置患者于舒适卧位，整理床单位及用物。洗手，记录。

（7）标本立即送检。

（五）健康教育

（1）向患者或家属介绍粪便标本留取的方法和注意事项。

（2）教会患者留取粪便标本的正确方法，确保检验结果正确性。

（3）向患者说明正确留取标本对检验结果的重要性。

（六）注意事项

（1）采集标本时，应避免大、小便混合，以免影响检验结果。

（2）粪便标本采集后宜在 1 小时（夏季）或 2 小时（冬季）送检。

（3）采取隐血标本时，检查前 3 天禁食肉类、肝、血、大量叶绿素等食物及含铁药物，以免出现假阳性反应，3 天后按常规法留取标本送检。

（4）患者腹泻时的水样便应盛于容器中送检。下列腹泻患者宜连续 3 天送检标本：①社区获得性腹泻（入院前或入院 72 小时内出现症状）。②医院获得性腹泻（入院 72 小时后出现症状），且至少有下列情况之一：大于 65 岁并伴有基础疾病、HIV 感染、粒细胞缺乏症（中性粒细胞 $<0.5 \times 10^9/L$）及疑似院内爆发感染时。

（戴银霞）

第四节　其他标本的采集

一、支气管镜－肺泡灌洗液标本的采集

采集肺泡灌洗液进行检测，可减少口咽部菌群的污染，提高检测结果的准确性。可在定性的基础上，做定量或半定量接种培养，以检测病毒载量，判断疾病严重程度。

（一）临床采样指征

对于疑似肺炎患者，如有机会进行气管镜检查，则可同时采集肺泡灌洗液进行培养。不能进行深部咳痰的患者，也可考虑通过气管镜获取标本。

（二）标本采集

患者咽喉局部麻醉后，导入纤维支气管镜。通过纤维支气管镜对病灶所在支气管以下肺段或亚肺段水平，用 37 ℃或室温无菌生理盐水多次灌洗，每次注入 20 ~ 60 mL（常规进行 4 ~ 5 次），直到总共灌洗 100 ~ 300 mL，并充分吸引回收，从回收液中取出 10 mL 标本，放入无菌管中，旋紧盖子，及时送达实验室。

（三）标签及申请单

申请单除包括患者基本信息外，应注明患者的临床诊断和症状，是否使用了抗菌药物，标本种类为肺泡灌洗液，检测目的是普通培养、抗酸杆菌还是真菌培养以及采集时间。无菌管上的标签要求有唯一标识号或条码，注明标本采集时间、检测目的。

（四）标本运输

（1）标本采集后需尽快送到化验室。

（2）不要冷藏标本。

二、脑脊液标本的采集

脑脊液是诊断中枢神经系统是否感染的最主要的标本。脑脊液中检出结核杆菌，结核性脑膜炎可确诊。

（一）临床采样指征

临床出现不明原因的头痛、发热、脑膜刺激征（颈项强直、克氏征、布氏征阳性）、脑神经病理征象、脑积水、脑性低钠血症等症状，怀疑中枢神经系统感染时应送

检脑脊液培养标本，并同时送检血培养标本。

（二）标本采集

怀疑患者细菌性脑膜炎时，应立即采集脑脊液和血培养，应在抗菌药物使用前采集。怀疑分枝杆菌、隐球菌或慢性脑膜炎时，可能需多次采集脑脊液标本。如怀疑存在颅内压增高时，应先行检查头颅 CT，必要时可先予以脱水治疗再行穿刺。怀疑细菌性脑膜炎时，建议同时送检 2 ~ 4 套血培养。

由临床护士协助医师采集，要求严格执行无菌操作，消毒采集部位皮肤，通常在第 3、4 腰椎或第 4、5 腰椎间隙插入带有管芯针的空针，进针至蛛网膜间隙，拔去管芯针，收集脑脊液 5 ~ 10 mL，分别置于 3 支无菌试管中，第一管做化学或免疫学检查，第二管做细菌学检查，第三管做细胞学检查。细菌学检查要求适量标本：细菌 ≥ 1 mL，真菌 ≥ 2 mL，分枝杆菌 ≥ 2 mL。脑脊液采集量不能少于 1 mL。尽可能多收集脑脊液，可以提升培养的阳性检出率，尤其是针对真菌和分枝杆菌的培养。如送检结核菌感染 T 细胞斑点试验（T-SPOT. TB），还需注意添加肝素抗凝。

（三）标本运输

标本采集后应立即送检，不超过 1 小时；脑脊液标本不可冷藏。

三、胸腔积液标本的采集

胸腔积液以细菌性胸膜炎最为常见，也可见于膈下炎症、肺结核、肺炎等疾病。低蛋白血症或肿瘤也可以引起胸腔积液。

（一）临床采样指征

患者听诊、影像学检查发现胸腔积液，胸腔穿刺后发现胸腔积液浑浊、乳糜性、血性或脓性，考虑感染性胸腔积液（肺结核、肺炎、胸膜炎）患者应送检，进行涂片染色、细菌培养等细菌学检测。

（二）标本采集

（1）尽可能在抗菌药物使用前采集。

（2）由临床医师经皮穿刺或外科方式获得，严格执行无菌操作。通过影像学或叩诊定位，消毒，局部麻醉，用中空孔针穿刺至胸膜腔内，抽取胸腔积液标本，标本采集后可直接注入培养瓶送检，或将标本收集到带螺旋帽内无菌管送检，以便微生物室进行涂片检查。标本量分别为细菌培养 ≥ 1 mL，真菌培养 ≥ 10 mL，分枝杆菌培养 ≥ 10 mL。不要拭子蘸取标本。如送检 T-SPOT. TB，还需注意添加肝素抗凝。

（三）标本运输

标本采集后应立即送检，通常室温 15 分钟内应送至实验室，若不能及时送检，不可冷藏。室温保存不得超过 24 小时。

四、腹腔积液标本的采集

腹腔积液分为漏出液和渗出液，渗出液多由感染引起，常见细菌、结核分枝杆菌、厌氧菌感染。

（一）临床采样指征

出现但不局限于发热、腹胀、腹部疼痛、压痛、反跳痛，并经影像学检查发现腹腔内积液者。

（二）标本采集

（1）尽可能在抗菌药物使用前采集。

（2）由临床医师经皮穿刺或外科方式获得，护士协助医师完成。可由超声定位。注意严格执行无菌操作，消毒采集部位皮肤，局部麻醉，用中空孔针穿刺，采集标本后，护士协助注入相应无菌试管，及时送检。

（三）标本运输

采集的标本立即送至实验室，15 分钟内送达最佳；如不能及时送检，不能放在冰箱内冷藏，室温保存不得超过 24 小时。

（戴银霞）

第十七章　医院内结核感染控制

结核病感染控制措施是预防结核病传播非常重要的策略，所有医疗机构都应该严格实施结核病感染控制措施。结核病院内感染控制主要包括三种策略：①管理控制：采取严格的管理措施，预防结核飞沫核的产生，减少暴露于结核分枝杆菌的风险。②环境控制：采取合适的工程系统预防结核分枝杆菌的蔓延，减少空气中飞沫核的浓度。③职业防护：通过防护阻挡空气中悬浮的感染颗粒，进一步减少暴露于结核分枝杆菌的风险。

第一节　医院内结核感染管理控制措施

结核病的医院管理控制是指有效地减少结核分枝杆菌传播的重要措施。结核感染管理控制的基础是早诊断、规范治疗并对结核病患者进行规范化管理，以阻止感染性飞沫的产生，降低医务人员及陪护人员暴露于结核分枝杆菌的风险。管理控制措施是预防与控制结核分枝杆菌传播的第一道防线，也是环境控制措施和职业防护措施的基础和前提。

各医疗机构应从以下几方面落实结核感染管理控制措施：

（1）加强医院及医院感染管理科的组织领导，组织开展本机构的感染控制工作，以尽量减少机构内肺结核患者与其他人员的接触，开展环境通风和消毒，降低接触者的感染风险。

（2）开展机构内结核感染危险性评估，制订针对本单位结核病的感染预防与控制计划，采取有效措施管理感染源、切断传播途径和保护易感人群。

（3）建立健全本机构内结核感染预防与控制的规章制度和工作规范。结核病区应根据国家有关法规、医院及科室现有条件，制定科学实用的结核科专科消毒隔离制度与操作流程并落实。

（4）严格遵守并落实国家《中华人民共和国传染病防治法》《医院感染管理办法》

《医疗机构消毒技术规范》《结核病防治管理办法》及其相关技术性标准、规范。

（5）定期对医院工作人员开展结核感染控制技术培训，使医务人员熟练掌握院内感染的诊断、治疗、预防和控制等相关知识，掌握消毒灭菌、无菌技术操作、职业安全防护、标准预防、手卫生、隔离等技术，为医务人员提供合适的、必要的防护用品，提高有效预防和控制结核病在医院传播的能力。

（6）建筑布局符合卫生学要求，应具备隔离预防的功能，区域划分明确，标识清楚。结核病门诊要相对独立，设单独出入口，实行结核病患者专区就诊。结核病区符合三区两通道要求，有良好的通风设施，严格服务流程。

（7）结核病区设独立的痰检实验室、放射科、药品管理等科室（部门），制定相应管理制度，确保能够及时进行检验检查，并及时报告检测结果。相关工作人员应严格遵守管理规范，结核培养痰菌阳性结果要按照规章制度进行登记、报告、追踪，防止医源性感染和传播。

（8）制定并落实结核病患者管理方案。

①实行预约就诊、预约检查，尽量减少结核病患者在医疗卫生机构的停留时间。

②落实预检分诊制度，早期识别有疑似结核病症状的患者，接诊医师通过筛查，及时完善相关检查，按照规定登记录入详细信息、及时上报并转诊，做到早发现、早诊断、早报告、早隔离、早治疗，控制结核分枝杆菌传播。

③合理安排患者床位，尤其是合并 HIV 感染或者有免疫抑制的患者，应与可疑结核病患者或者确诊患者分区隔离安置；对于痰结核菌培养阳性的患者，特别是 MDR-TB 和 XDR-TB 或者可疑耐药结核患者，均应分区隔离安置。

④医务人员对患者进行咳嗽礼仪和疾病防治宣传教育，并利用健康教育讲座、宣传栏、手册、电视、公众号、患者微信群等多渠道宣传结核病防治政策和相关知识。

⑤加强探视和陪护人员的管理，落实探视与陪护管理制度。

⑥对结核病密切接触者进行筛查。

⑦定期筛查有可能暴露的医务人员。为结核病区工作人员（包括物业及安保人员）建立健康档案，定期进行健康体检，包括肺部 CT 检查、痰检等。

（9）医疗机构应定期对消毒工作进行检查、监测，及时反馈，及时总结分析，发现问题应及时改进。

（李静）

第二节　医院内结核感染环境控制措施

环境控制措施是医疗机构预防结核分枝杆菌感染的第二道防线，主要是运用工程学技术阻止感染性飞沫核的传播，降低感染性飞沫核的浓度。一般来说，很难完全消除人群暴露于结核分枝杆菌的风险，因此在结核传播高危区域需采用多种环境控制措施，包括通风、设置空气循环装置（如高效空气过滤器）、紫外线消毒（含紫外线照射杀菌系统、紫外线灯、循环风紫外线空气消毒机）、化学剂消毒等措施。

一、空气消毒

（一）通风

可选择自然通风、机械通风或两者相结合的方法进行。自然通风是一种最简单、最实用的环境控制措施，通过增加室内外空气流通，降低感染性飞沫核的浓度，降低结核分枝杆菌感染的风险。机械通风可以选择吊扇、排气扇等。可能存在结核感染性飞沫核的环境中最好使用单向通风系统。结核病房不适宜安装中央空调，有条件的可采用负压病房。负压隔离病房指病房内的气压低于病房外的气压，从空气流通来说，只能外面的新鲜空气流进病房，病房内污染空气通过专门的通道处理后再排放。

（二）空气循环

如果现场条件必须使用空气循环，则必须使用 HEPA。每小时空气交换次数（Air Changes Per Hour，ACH）是评估通风效果最简单的方法，病房的气流量应达到或者超过 6ACH。如果是新建呼吸道隔离病房，可通过下列方法将气流增加到 12ACH 及以上：调整或改进现有通风系统，使用新的空气清洁方法，如 HEPA 或者紫外线照射杀菌系统（Ultraviolet Germicidal Irradiation，UVGI）等。HEPA 可将空气中的传染性飞沫核滤除，可作为安全措施广泛应用于下述几种情况：隔离病房内污染空气直接排至周围房间或者区域时，或负压病房内的污染空气排入一般通风系统中时。

（三）紫外线照射杀菌系统（UVGI）

UVGI 是一种空气清洁技术，可将装置安装在房间或走廊，照射上层空气达到消毒目的。UVGI 系统可安装在导管内照射，或将 UVGI 系统整合在空气循环装置内部。有效的 UVGI 系统可保证飞沫核内的结核杆菌暴露于充分的紫外线剂量（253.7 nm）以达到杀灭结核杆菌的效果。UVGI 系统的杀菌效率取决于其足够的辐射强度，以及足够长的照射时间而达到使飞沫核内的结核杆菌充分灭活的目的。

（四）紫外线灯照射消毒

结核分枝杆菌对紫外线非常敏感，在阳光直射下痰内结核分枝杆菌 2 小时可死亡，在紫外线照射下 10~20 分钟死亡。因此结核病房通常采用紫外线进行空气和物体表面的消毒。由于其穿透力较弱，不适合物体内部和液体的消毒。紫外线消毒使用的波长范围是 200~275 nm。其中最具有杀菌作用的是 253.7 nm。紫外线消毒灯的要求和注意事项如下：

（1）常见的紫外线消毒灯有三种：紫外线灯车、紫外线灯管、移动紫外线消毒灯。灯管高度距离地面 1.8~2.2 m。安装紫外线灯的数量≥1.5 瓦/立方米，照射时间不少于 30 分钟。

（2）紫外线消毒灯使用时，应确保室内无人的状态下进行照射消毒，同时避免对眼睛和皮肤的损伤。应关闭门窗、保持环境的清洁，空气中不能有灰尘和水雾。紫外线消毒最适宜温度 20~40 ℃，相对湿度大于 60% 时应适当延长照射时间，相对湿度 > 70% 时不建议使用。

（3）在相对湿度为 60%、温度为 20 ℃时，普通 30W 紫外线灯新灯管的辐射强度应符合 GB19258 要求，不低于 90 μW/cm^2；使用中紫外线灯照射强度不低于 70 μW/cm^2。医院感染管理科定期测定感控指标是否达标，定期监测紫外线辐射强度。当消毒辐射强度低于 70 μW/cm^2 以下时，应及时更换。

（4）为保证消毒效果，应保持紫外线灯表面清洁，每周用 70%~80% 乙醇纱布擦拭一次。

（5）紫外线避免在易燃易爆的场所使用。

总之，紫外线灯要科学安装、规范管理、安全使用才能达到理想的消毒效果。

（五）循环风紫外线空气消毒机

循环风紫外线消毒机对人体无害，可在有人的场所消毒，安全有效。由高强度紫外线灯和加厚加密的高效过滤系统组成，其原理是将室内污染空气吸入机器内部，通过过滤网和紫外线灯管照射，杀灭空气中的病毒及细菌等，同时过滤掉空气中的尘埃及异味。循环风紫外线消毒机比传统紫外线灯杀菌能力提高了 3~4 倍，而且它产生的负离子能使空气保持清新。

循环风紫外线消毒机操作简单，设置自动定时运行模式，可设每天 2 次，每次 1 小时。使用时应注意关闭门窗，进风口和出风口避免被物品遮挡或覆盖。有条件的病区可以在每间病房内安置循环风紫外线消毒机。

（六）化学消毒液消毒

结核病区比较常用的空气消毒液有含氯消毒液、过氧乙酸等，可采用消毒剂熏蒸或喷雾消毒，每周 1~2 次。消毒剂应现配现用，并在每次配置后进行浓度监测，符合要求后才能使用。

（1）含氯消毒液：是病房使用最普遍的消毒液，对结核分枝杆菌有较强的杀灭作用。用配置好含有效氯 2000 mg/L 的消毒液均匀喷洒，作用时间超过 60 分钟。

（2）过氧乙酸：过氧乙酸可喷雾消毒，也可加热蒸发消毒。将过氧乙酸稀释成 0.5%~1% 水溶液，过氧乙酸按 1 g/m^3 计算，在相对湿度 60%~80%，室温下加热蒸发 2 小时，然后打开门窗通风。也可用 0.1% 过氧乙酸进行喷雾消毒。

二、物体表面及地面消毒

地面和物体定时清洁，有污染时使用化学消毒剂进行消毒，消毒剂的用法、浓度、消毒时间等均要符合要求。结核分枝杆菌对化学消毒剂抵抗力较强，有些消毒剂对普通细菌有较强杀灭效果，但是对结核分枝杆菌几乎无效。因此，需要监测消毒剂的杀菌效果时，应同时监测普通细菌和结核分枝杆菌的杀灭效果。在临床应用中，应选择对结核分枝杆菌有效的中高效消毒剂如含氯制剂、过氧乙酸等。

（一）物品表面消毒

（1）紫外线直接照射消毒。可采用紫外线灯照射，也可采用便携式紫外线消毒器近距离移动照射，消毒物品充分暴露于紫外线灯下，照射30分钟可达到消毒目的。如果是对纸张和纺织品等粗糙表面照射消毒，要适当延长照射时间，并且每面均应受到照射。

（2）含氯消毒液喷洒消毒。对于结核分枝杆菌污染的物体表面，可用含有效氯2000 mg/L的消毒液均匀喷洒，作用时间不少于60分钟。

（二）地面消毒

病区地面应保持清洁干燥，一般情况下先清洁再消毒；无明显污染时，采取湿式拖扫，每日用含有效氯400～700 mg/L的消毒液拖地1～2次，作用时间>10分钟。拖把严格分区、分室使用并有明显标记，使用后用消毒液浸泡30分钟后清水洗干净、悬挂晾干备用；当地面有明显污染时，应先用吸湿材料去除可见污染物，再清洁消毒。由于有机物对其杀菌效果影响很大，当有机物污染严重时，可用含有效氯2000～5000 mg/L的消毒液拖地，作用时间>30分钟。

（三）用品、仪器等表面消毒

病床、床栏、床头柜、桌椅及把手、门窗、病历夹、医用仪器设备等物体表面需定期清洗与消毒，每日可用400～700 mg/L有效氯消毒液擦拭消毒，作用时间>10分钟。对于不宜用含氯消毒液擦拭的物品比如电子产品，可使用75%乙醇进行擦拭消毒。

三、其他物品消毒处理

（1）根据消毒物品的性质选择消毒或者灭菌方法。呼吸治疗装置选择一次性使用管道及鼻面罩。呼吸机和麻醉机的螺纹管及湿化器用清洗消毒机进行统一处理。管道中有血液污染时，宜先采用超声波和医用清洗剂浸泡清洗后再消毒处理。

（2）诊室的听诊器、血压计、体温计等常规医疗物品应保持清洁，每次使用前后用75%乙醇擦拭消毒或用紫外线照射消毒。

（3）医务人员使用后的口罩、帽子、手套等及其他医疗废弃物均按医疗废物进行焚烧处理。

（4）可重复使用的、耐高温、耐湿的诊疗器械和物品首选压力蒸汽灭菌法，在 121.3 ℃（1.05 kg/cm²）下持续 30 分钟；耐热的油剂类和干粉类应采用干热灭菌法；不耐热、不耐湿的物品，宜采用低温灭菌法如环氧乙烷灭菌、过氧化氢低温等离子灭菌等。

四、结核病患者分泌物及生活用物消毒

（1）痰液及痰杯消毒：肺结核患者须将痰吐在带盖的专用痰杯内，使用含氯消毒液、苯酚溶液、甲醛等进行消毒处理。可在痰杯内加 2000 mg/L 含氯消毒液，每日更换 1 次。痰杯用 2000 mg/L 有效氯的消毒液浸泡 30 分钟。

①含氯消毒液：病室设置专用加盖容器，装足量的含有效氯 2000 ~ 5000 mg/L 的消毒液，用作接触患者生活物品的随时消毒，消毒时间大于 30 分钟。

②苯酚溶液：2% 苯酚 5 分钟、5% 苯酚 1 分钟能杀死结核分枝杆菌培养物。将 5% 苯酚溶液与等量的痰液混合，则需要 24 小时才能杀灭结核分枝杆菌。

③甲醛：甲醛能使菌体蛋白变性凝固，用 1% 甲醛处理结核分枝杆菌 5 分钟可使之死亡。将 5% 甲醛与等量痰液混合，则需要处理 12 小时以上才能达到杀菌目的。

（2）生活垃圾处理：结核病患者的生活垃圾按医疗废物进行焚烧处理。

（3）被服的消毒处理：患者的床单、被套、枕套每周更换，污染后随时更换。间接接触患者的棉芯、床褥、隔帘应定期清洗消毒，可阳光下暴晒 2 ~ 3 小时，也可使用床单位消毒机进行终末消毒。

（4）餐具及生活用具消毒：湿热对结核分枝杆菌杀伤力强，耐热物品可采用煮沸的方法杀灭结核杆菌。可煮沸消毒 15 分钟以上；也可以采取微波消毒方法，将消毒物品浸入水中或用湿布包裹，高温 4 ~ 7 分钟即可。

（5）居室消毒：开窗通风是最简单有效的方法，可早晚各通风 1 小时；有条件的可以每天用化学消毒液，如过氧乙酸，进行喷雾消毒。消毒时室内无人员活动、关闭门窗，消毒后开窗通风 30 分钟。

（6）生活用品消毒：结核病患者采用分餐制，餐具专人专用、单独放置。洗漱用品可以在含有 2000 mg/L 有效氯的消毒溶液中浸泡消毒，30 分钟后冲洗晾干备用。

（7）患者住所的家具、墙壁和地面可用含氯消毒液擦拭消毒。每天用含氯消毒液消毒门把手、水龙头、洗手池、卫生间等。

（8）家庭成员的消毒与防护：直接接触痰菌阳性患者时应戴防护口罩；及时洗手消毒，也可用手消毒液快速手消毒。

（李静）

第三节 医务人员的职业防护

结核感染控制中管理控制和环境控制措施，可最大限度地减少结核分枝杆菌暴露风险，但是并不能完全消除暴露区域，因此进入结核分枝杆菌暴露区域的医务人员应正确规范使用呼吸防护设备，选择合适防护用品，严格落实手卫生，做好职业防护。

一、结核病区医务人员防护用品的使用

医疗机构应定期对医务人员进行培训，培训主题包括传染病管理条例、医院感染知识、职业防护制度、病房消毒管理规范、N95 口罩使用规范等。新进职工及在职职工培训分别进行，建立完善的培训考核制度，确保所有员工必须熟练掌握并落实。

（一）防护用品使用原则

1. 口罩的使用

口罩具有个人/环境双向保护功能，在预防经空气、飞沫传播的疾病，减少患者的血液、体液等污染的同时，还可以防止医务人员将病原体传染给患者。医务人员进入结核病房时，均应佩戴经过气密性测试的 N95 型医用防护口罩。

（1）口罩的选择：口罩分为空气过滤式口罩、供气式口罩。空气过滤式口罩在日常工作中使用最广泛，它又可以分为平面口罩和立体口罩。从设计和功能要求的角度，口罩防护功能的排序为：医用防护口罩 > A 级 KN95 口罩 > B 级 KN95 口罩 > 医用外科口罩 > 普通一次性医用口罩。

①口罩选择：疾病预防控制中心（Centers for Disease Control and Prevention，CDC）和美国职业安全与卫生研究院（National Institute for Occupational Safety And Health，NIOSH）批准的口罩可达到呼吸防护的最低标准。"N"是指非油性的颗粒物；"95"是指在 NIOSH 标准规定检测条件下，过滤率到达 95%，有较好的密合性，适合人脸型的口罩。N95 口罩能阻止直径 ≤5 μm 的感染因子的空气传播或近距离（<1 m）接触的飞沫传播的疾病感染。进入结核病区必须佩戴符合标准的 N95 口罩。在对结核病患者进行支气管镜检查或某些实验室操作等情况下，需要采取更高级别的呼吸防护设备如加戴眼罩、面屏及负压头罩等。

②特殊情况下的口罩选择：结核病房禁止探视，如特殊情况下探视者进入结核病房或与有疑似结核病患者接触时，应在医务人员指导下佩戴好医用防护口罩。

（2）口罩使用的注意事项：

外科口罩与面部要有良好的密合性；口罩受到患者血液、体液污染后及潮湿时应

立即更换。口罩有效使用时间：一般防护口罩（N95型）使用的时间严格按照说明书执行，外科口罩4小时。使用过程中不能触碰其外侧面，防止含有病原微生物的飞沫向深层渗透。

（3）医用防护口罩（N95型）佩戴方法

①戴口罩前先洗手，避免手接触口罩内侧面。检查口罩包装完好无破损、在有效期内。一手托住防护口罩，注意保持鼻夹的一面向外向上。

②盖住口鼻及下巴，金属鼻夹向上紧贴面部。

③用另一只手将下方系带拉过头顶，放于颈后双耳下。

④再将上方系带拉至头顶，注意口罩系带不要压住耳朵。

⑤将双手指尖放于金属鼻夹上，从中间位置开始向内按压鼻夹，并分别向两侧移动和按压，根据鼻梁的形状塑造鼻夹并捏紧，注意鼻夹不能捏成死角。

⑥口罩戴好后必须进行气密性检测：有呼吸阀的口罩可做负压密闭性检测，双手盖住口罩，用力吸气，吸气时口罩中央略凹陷气体不从口罩边缘泄漏；不带呼吸阀的口罩做正压密闭性检测，双手完全盖住口罩，用力呼气，口罩应向外轻轻膨胀，呼气时气体不从口罩边缘泄漏。

2. 护目镜、防护面罩的使用

医务人员为患者进行诊疗护理过程中，进行可能有分泌物或血液飞溅及可能产生气溶胶的操作如气管切开、气管插管、吸痰等，必须戴护目镜或者防护面屏。

3. 手套的使用

根据操作目的不同，手套可以分为清洁手套和无菌手套两类。根据不同操作选择合适的种类和规格。接触患者的血液、体液、分泌物、排泄物、呕吐物及污染物品的时候选择清洁手套；进行手术等无菌操作时，或者接触患者破损皮肤黏膜，或接触机体免疫力极度低下的患者时，选择无菌手套。

手套使用注意事项：治疗护理不同患者之间必须换手套；操作完毕脱去手套后必须洗手，戴手套不能替代洗手，必要时进行手消毒；操作中发现手套破损需立即更换；戴无菌手套时应防止污染。

4. 防护服的使用

根据材质和使用方法的不同，防护服可分为一次性防护服和可重复使用的隔离衣。一次性防护服应符合《医用一次性防护服技术要求（GB 19082—2009）》的规定。防护服能预防医务人员受到患者血液、体液、分泌物的污染，同时预防患者间的交叉感染和特殊易感患者受到感染。

隔离衣使用指征：接触经过接触传播的感染性疾病患者时，比如接触多重耐药菌感染患者时；对患者实行保护性隔离时，如大面积烧伤等患者的治疗护理操作时；可能受到患者血液、体液、分泌物、排泄物喷溅污染时。

防护服使用指征：接触甲类或者按照甲类传染病进行管理的传染病时；接触经过空气或者飞沫传播的传染病患者，操作中可能受到患者血液、体液、分泌物、排泄物喷溅的时候。

使用注意事项：根据指征选择类型及型号合适、在有效期内的防护服；使用前检查有无破损；穿好后只限定在规定区域内活动；操作过程中如破损应立即更换；脱防护服时注意避免污染。

二、手卫生

医务人员在从事职业活动过程中洗手、卫生手消毒和外科手消毒总称为手卫生。

（一）手卫生的管理与基本要求

（1）医疗机构制定并落实手卫生管理制度，各工作场所需配备有效、便捷的手卫生设施。

（2）应定期开展全员手卫生的培训，医务人员应掌握手卫生知识和正确的手卫生方法。

（3）医疗机构应定期进行手卫生依从性的监测与反馈，督查手消毒效果必须达到相应要求：卫生手消毒，监测的细菌菌落总数≤10 cfu/cm^2；外科手消毒，监测的细菌菌落总数≤5 cfu/cm^2。

（二）手卫生设施

（1）设流动水洗手设施，包括感应式水龙头、洗手液、干手机或纸巾、手消毒液等，有条件可配备计时装置。要求布局合理、数量充足、使用方便、设备完好，醒目处张贴七步洗手法图谱。

（2）卫生手消毒液应符合国家有关规定；宜使用一次性包装；无异味、无刺激性，有护肤性能等。

（三）洗手与卫生手消毒

1. 洗手与卫生手消毒应遵循的原则

当手部有血液或其他体液等肉眼可见的污染时，应使用肥皂和流动水洗手；手部如果没有肉眼可见污染时，可用75%乙醇或含乙醇的手消毒剂进行快速手消毒，双手揉搓2～3分钟即可杀灭结核分枝杆菌。

2. 洗手与卫生手消毒的五大指征

医务人员必须掌握洗手与卫生手消毒的五大指征（两前三后是关键）：接触患者之前；清洁、无菌操作之前；暴露患者体液风险后，包括接触患者黏膜、破损皮肤或伤口、血液、体液、分泌物、排泄物、伤口敷料后；接触患者后；接触患者周围环境，包括接触患者周围的医疗相关器械、用具等物品表面后。注意戴手套不能替代手卫生，摘手套后应进行手卫生。

3. 七步洗手法步骤

在流动水下淋湿双手：取适量皂液均匀涂抹双手，包括手掌、手背、手指和指缝；认真揉搓双手至少 15 秒，应注意清洗双手所有皮肤，包括指背、指尖和指缝。

七步洗手法具体揉搓步骤为（内、外、夹、弓、大、立、腕）：

内：掌心相对搓揉；

外：手指交叉，掌心对手背搓揉，交换进行；

夹：手指交叉，掌心相对搓揉；

弓：双手互握搓揉手指；

大：拇指在掌中搓揉，交换进行；

立：指尖在掌心中搓揉，交换进行；

腕：双手腕搓揉。

每次洗手后擦干双手。

（李静）

第十八章　结核病患者的居家护理

　　居家护理（Home Care）是指护理人员对有护理需求的个体及家庭提供个性化、专业化的护理干预服务，以达到预防疾病、健康促进及健康维护的目的。该方式满足了患者不同的医疗护理需求，使卫生资源得以合理应用，有效降低了住院费用，减轻了照护负担，深受居家患者及家属的认可。

　　结核病是由结核分枝杆菌侵入人体内引起的传染性疾病。结核病患者在没有进行抗结核药物治疗前具有传染性，住院治疗是患者及其家庭的理想选择。由于结核病病程长，只有少数人在急性期住院治疗，大多数患者是在家中进行服药治疗，因此，居家护理非常重要。本节内容从结核病患者的行为管理、居住场所设置、日常消毒、服药健康指导等方面，提出居家治疗的相关建议。

第一节　行为管理

　　结核病患者及其家庭成员的行为管理，是居家治疗结核病及控制传播的重要措施。有效的行为管理可以减少结核分枝杆菌对人群传播的风险。

一、居家治疗的隔离

　　结核病患者隔离是将处于传染期的结核病患者、可疑结核病患者安置在指定的地点，暂时避免与周围人群接触，最大限度地缩小传播范围，减少传播的机会。具体隔离措施包括：

　　（1）如果条件允许，患者应单独在一个隔离、通风良好的房间休息。不能分开居住的要分床居住，并进行空间隔离。

　　（2）年龄<5岁的儿童和老年人应避免与结核病患者共居一室，有条件的最好不要居住在同一居所。如与传染期患者密切接触，应定期随访，进行结核筛查。

　　（3）天气条件允许的情况下，患者应多在户外活动。

（4）结核病患者在家庭内活动时应佩戴口罩，与密切接触者距离应保持在 2 m 以上。

（5）尽可能有固定家庭成员来照顾居家治疗的结核病患者，并佩戴医用防护口罩。

二、咳嗽

在生活中咳嗽或打喷嚏是常见现象，其对人体有一定保护作用，可使呼吸道保持清洁和通畅。咳嗽礼仪是指咳嗽时尽量避开人群，减少呼吸道飞沫核播散于空气中，从而减少周围人群被感染的风险。需要注意以下几点：

（1）当咳嗽或打喷嚏时，采用纸巾或手帕遮住口鼻，情况紧急时，可采用衣袖遮挡法。

（2）与患者讲话时应保持距离在 2 m 以上，并尽量避免或减少在密闭空间内进行。

（3）咳嗽或打喷嚏接触过口鼻的纸巾不可随处丢弃，应放带盖垃圾桶。

（4）如果手部接触了呼吸道分泌物，用肥皂或洗手液洗手。

三、口罩的佩戴

选择并正确佩戴合适的口罩，可以阻止和减少结核分枝杆菌扩散到空气中，降低传播风险。口罩主要分为普通医用口罩、医用外科口罩、医用防护口罩等。

（一）患者佩戴

具有传染性的肺结核患者，应主动佩戴医用外科口罩。

（二）接触者佩戴

接触、照顾肺结核患者的接触者，需根据环境的危险程度选择佩戴 N95 或更高级别的医用防护口罩。

（三）正确佩戴口罩的方法

（1）医用外科口罩：一般由熔喷无纺布或纺粘无纺布制成，适用于接触者的基本防护，佩戴时将上面金属夹调整至与鼻梁紧贴。

（2）医用防护口罩：常见的有 N95 防护口罩，过滤效率达到 95% 及以上，对经空气传播的呼吸道传染病的防护等级高，如患者痰菌阳性，建议正确佩戴 N95 防护口罩，方法见第十七章第三节医务人员的职业防护。

四、患者外出的感染控制措施

结核病患者居家治疗时，应限制外出频次、采取必要的防控措施，降低传播的风险。具体包括：

（1）应避免到人群密集的公共场所，包括饭店、商场、机场、电影院、学校等。

（2）就诊必须外出时，必须佩戴口罩。

（3）出行应避免乘坐密闭的交通工具，如飞机、地铁等；尽量减少乘坐公共交通工具。

（4）外出时，要养成良好的卫生习惯，不随地吐痰。

（5）家庭成员陪同患者到医院复查时，应佩戴医用防护口罩。

五、洗手

手是传播疾病的重要媒介。通过洗手可将手上60%～90%的细菌除去，如果结合刷洗，其清除率可达90%～98%。接触了患者的口鼻分泌物、护理结核病患者前后或用物后均需洗手。洗手时尽量在流动水下用肥皂或洗手液，运用七步洗手法可达到全面清洁的目的。

（龙浩）

第二节　居住场所设置和通风

一、居住场所设置

患者居住场所应按照防止室内交叉感染，防止污染环境和病原微生物传播扩散的要求进行区域划分。主要体现在隔离、通风和消毒上。具体为：

（1）如果条件允许，肺结核患者尽量单独居住。独居的要单住一间。没条件单住一间的应分床睡，两床尽可能远离，距离不少于1.1 m。

（2）患者居住的卧室和活动区域均应设在下风向，选择日照充足、通风良好的房间。

（3）住所应有较好的通风条件，如果自然通风条件不好，可安装排气扇等通风设施。

（4）患者生活物品单独摆放、单独使用。衣物、床上用品定期更换、清洗、晾晒，被褥应经常在阳光下暴晒。室内采取湿式打扫，避免尘土飞扬。

（5）使用带盖的垃圾桶和双层垃圾袋，废弃的污染物放入带盖的垃圾桶内，丢弃时封好袋口，防止感染性废物对环境的污染。

二、居住场所通风

房间要经常通风，通风是最简便、经济、有效的空气消毒方式。居所通风主要有三种方式：

（1）自然通风：在天气允许的情况下，患者居住的房间需尽量进行充足的自然通风。通过开窗等方式实现空气流动，达到稀释污染空气、空气交换的作用，从而降低结核飞沫核的浓度。

（2）机械通风：如不具备自然通风条件，可采取机械通风方式，如家中安装电风扇或排风扇等。机械通风时要注意调整风向，将空气排出室内。

（3）高效空气过滤器（HEPA）：具有通风系统的过滤装置，有条件的居所可以安装。高效空气过滤器能够帮助把室内的空气通过通风管道排到室外。

（龙浩）

第三节　日常消毒

一、物理消毒法

（一）煮沸消毒

煮沸或高压蒸汽消毒是最有效的消毒措施之一，水温 60 ℃消毒 30 分钟、70 ℃消毒 10 分钟、80 ℃消毒 5 分钟、90 ℃消毒 1 分钟都可将结核分枝杆菌杀死。

（二）紫外线消毒

结核分枝杆菌对紫外线敏感，直射太阳光下 2 小时即可死亡。紫外线灯可有效杀灭结核分枝杆菌，但由于穿透力弱，常用于空气和物体表面消毒。

二、化学消毒法

结核分枝杆菌直接接触 70% ~ 75% 乙醇 5 ~ 30 分钟即可因菌体细胞蛋白质变性凝固而被杀死，可用于皮肤消毒。2000 mg/L 的含氯消毒剂，30 分钟可杀灭痰液中的结核分枝杆菌。

（一）痰液消毒

禁止随地吐痰，痰吐在带盖的放置有 2000 mg/L 有效氯消毒液的杯内。应急情况下将痰吐在纸上，不可随处乱扔。

（二）餐具消毒

患者的餐具需专人专用，可放入消毒柜或用 1000 mg/L 有效氯消毒液浸泡 30 分钟，用后清洗干净，晾干，单独放置。一次性餐具用后统一进行无害化处理。

（三）物品消毒

物品消毒是用物理或化学方法消灭停留在不同物体上的病原体，以切断传播途径，阻止和控制传染发生。

（1）煮沸消毒法：耐煮物品（患者的衣物、被褥、毛巾等）及一般金属物品均采用本法，水温 100 ℃时 1~2 分钟即完成消毒。

（2）化学消毒剂消毒：家具、陈设品、墙壁和地面可用 1000 mg/L 的含氯消毒溶液擦拭消毒。门把手、水龙头、洗手池、卫生间等容易受到污染的物体表面，每天用含氯消毒液消毒，再用洁净水擦拭干净。

（3）日晒紫外线消毒：患者衣服、书籍等不能煮沸消毒的物品可以采取在日光下暴晒，通过阳光中的紫外线进行消毒，一般每次直接日光暴晒 2 小时。

（四）居室消毒

患者居住的房间，可以安装紫外线消毒灯或空气消毒器，需要在专业人员指导下实施。

1. 紫外线消毒

（1）直接照射法：将紫外线灯悬挂于室内屋顶或使用移动式紫外线灯进行照射，时间不少于 30 分钟。这种方法简单、方便，对空间要求不高。

（2）间接照射法：将上照式紫外线消毒灯设备安装到墙壁上较高的位置，紫外线向上照射，微生物被杀灭，经过杀菌净化的气体再循环到房间底部。此种方法要求室内房间有足够的高度，层高在 2.6 米以上。可以在室内有人时进行消毒。

2. 空气消毒器消毒

空气消毒器是将室内空气循环进入设备内部的消毒反应区，对污染物进行治理或杀灭的消毒方式。消毒器每小时的循环风量须超过消毒室内容积的 8 倍，且建议在关闭门窗的条件下使用。因采用浓度低于 0.2 mg/m³ 的低臭氧紫外线灯制备，消毒环境中臭氧浓度低，对人体安全，所以可在有人的房间内进行消毒。

3. 空气化学消毒

可采用弱酸性次氯酸消毒剂进行空气消毒。采用专用的气溶胶雾化器，按 0.005 L/m³ 的用量向空中均匀喷雾。在居家使用时，也可直接加在超声波加湿器中，对室内空气进行随时消毒。

（龙浩）

第四节 健康指导

一、用药指导与病情监测

（1）向患者强调坚持早期、规律、全程、适量、联合用药的重要性。告知患者如果不严格按照治疗方案进行服药，会造成结核病复发甚至耐药的可能。服药做到按时按量，不自行增减药量和药物种类，不漏服药物。对于年龄大或记忆力减退患者，由于服药种类多、服药时间长、不良反应相应增多，应指导家属全面了解所服药物的治疗作用及不良反应，以做好监督工作，取得患者及其家属的主动配合。

（2）督促患者治疗期间定期复查胸片和肝肾功能，指导患者观察药物疗效和不良反应，若出现药物不良反应及时就诊，同时定期随访。

二、饮食指导

（1）结核病为慢性消耗性疾病，长期患病对患者的身体健康损耗较大，通过科学合理的饮食护理能够得到改善。

（2）结核病患者需保证营养的充分摄入，宜进食肉类、蛋类、奶类、果蔬类等高热量、高蛋白、丰富维生素的食物。

（3）结核病患者应补充人体所必需的维生素和矿物质如钙、铁、锌、碘等。

（4）结核病患者服药种类较多，为避免增加药物副作用和过敏反应，尽可能减少食用海鲜类食物、动物内脏、腌制食物等。

（5）忌食用油炸、辛辣刺激性食物（辣椒、胡椒、咖喱等）；忌烟酒。

三、心理护理

（1）结核病的传染性、较长的治疗时间以及药物的不良反应都会增加患者抑郁、焦虑、恐惧、孤独等不良心理，会影响疾病的治疗和康复。应为患者开展个性化的心理护理，教会患者掌握放松情绪的方法，鼓励适当的情感发泄，让患者保持乐观积极的心理状态。嘱其家庭成员，密切关注患者的心理变化，为其创造温馨、轻松的家庭氛围，给予有效的心理支持。

（2）对痰涂片找结核杆菌阴性和经有效抗结核治疗4周以上、痰分枝杆菌培养阴性的结核病患者应鼓励患者参与正常的家庭和社会生活，有助于减轻结核病患者的社会隔离感和焦虑情绪，以达到治病、治人、治心的目的，增强战胜疾病的信心。

（龙浩）

参考文献

一、著作类

［1］安力彬，陆虹．妇产科护理学［M］．北京：人民卫生出版社，2017.

［2］蔡柏，李龙芸．协和呼吸病学［M］．2 版．北京：中国协和医科大学出版社，2011.

［3］初乃惠，段鸿飞．非结核分枝杆菌病诊断与治疗［M］．北京：人民卫生出版社，2016.

［4］陈金水．中医学［M］．9 版．北京：人民卫生出版社，2018.

［5］初乃惠，高薇薇．结核病合并相关疾病［M］．北京：北京科学技术出版，2017.

［6］丁四清，毛平，赵庆华．内科护理常规［M］．长沙：湖南科学技术出版社，2017.

［7］方峰，俞蕙．小儿传染病学［M］．北京：人民卫生出版社，2020.

［8］侯黎莉，赵雅伟．新编结核病护理学［M］．北京：中国协和医科大学出版社，2020.

［9］尤黎明，吴瑛．内科护理学［M］．7 版．北京：人民卫生出版社，2022.

［10］李乐之，路潜．外科护理学［M］．7 版．北京：人民卫生出版社，2021.

［11］李亮．结核病学名词［M］．北京：科学出版社，2019.

［12］李小寒，尚少梅．基础护理学［M］．7 版．北京：人民卫生出版社，2022.

［13］刘宇红，李亮．结核病流行和预防控制［M］．北京，北京科学技术出版社，2017.

［14］卢水华，陆伟．新型结核菌素皮肤试验使用手册［M］．北京：人民卫生出版社，2021.

［15］钮美娥，钱红英．呼吸系统疾病护理实践手册［M］．北京：清华大学出版社，2015.

［16］綦迎成，孟桂云．结核病感染控制与护理［M］．北京：人民军医出版社，2013.

［17］孙虹，张罗．耳鼻咽喉头颈外科学［M］．北京：人民卫生出版社，2018.

［18］唐神结，李亮．临床医务人员结核病防治培训教材［M］．北京：人民卫生出版

社，2019.

[19] 唐神结，高文. 临床结核病学 [M]. 2 版. 北京：人民卫生出版社，2019.

[20] 唐神结，李亮，高文，等. 中国结核病年鉴（2019 年版）[M]. 北京：人民卫生出版社，2020.

[21] 唐神结，许绍发，李亮. 耐药结核病学 [M]. 北京：人民卫生出版社，2015.

[22] 万朝敏，舒敏. 儿童结核病 [M]. 北京：科学出版社，2020.

[23] 万学红，卢雪峰. 诊断学 [M]. 9 版. 北京：科学出版社，2018.

[24] 王辰. 呼吸治疗教程 [M]. 北京：人民卫生出版社，2010.

[25] 王秀华，现代结核病护理学 [M]. 北京：中国医药科技出版社，2017.

[26] 王秀华，聂菲菲. 结核病护理新进展 [M]. 北京：北京科学技术出版社，2017.

[27] 王玉，崔文玉，陈心智. 结核病中西医治疗学 [M]. 北京：中国中医药出版社，2017.

[28] 杨艳杰，曹枫林. 护理心理学 [M]. 4 版. 北京：人民卫生出版社，2017.

[29] 张波，桂莉. 急危重症护理学 [M]. 北京：人民卫生出版社，2018.

[30] 张琳琪，王天有. 实用儿科护理学 [M]. 北京：人民卫生出版社，2018.

[31] 赵雁林，陈明亭，周林. 中国结核病患者关怀手册 [M]. 北京：人民卫生出版社，2021.

[32] 周阳，张玉梅，贺爱兰，等. 骨科专科护理 [M]. 北京：化学工业出版社，2020.

[33] 周阳. 疼痛评估实用手册 [M]. 北京：化学工业出版社，2020.

[34] 周芸. 临床营养学 [M]. 4 版. 北京：人民卫生出版社，2017.

[35] 朱蕾. 机械通气 [M]. 4 版. 上海：上海科学技术出版社，2016.

[36] 湖南省卫生和计划生育委员会. 湖南省常用护理操作技术规范 [M]. 长沙：湖南科学技术出版社，2017.

[37] 中国疾病预防中心. 中国学校结核病防控指南（2020 年版）[M]. 北京：人民卫生出版社，2020.

[38] 中国防痨协会. 耐药结核病化学治疗指南（2019 年版）[M]. 北京：人民卫生出版社，2019.

二、论文类

[1] 房卫. 心理护理联合同伴教育对结核病患者服药依从性的影响 [J]. 甘肃医药，2021，40（9）：847-848.

[2] 吴洁，田芋，王美丽. 肺结核患者的心理护理及体会 [J]. 国际感染病学杂志，2020，9（1）：251-252.

［3］曹金秋，薛秒，向希，等．结核患者社会支持状况及其对自我效能的影响［J］．临床与病理杂志，2020，40（2）：411 – 416.

［4］初乃惠，陈效友，周文强，等．氯法齐明治疗结核病的临床应用指南［J］．中国防痨杂志，2020，42（5）：409 – 417.

［5］初乃惠，聂文娟．耐药肺结核全口服化学治疗方案中国专家共识（2021 年版）［J］．中国防痨杂志，2021，43（9）：859 – 866.

［6］范琳，熊坤龙，肖和平．建国 70 年来结核病化学治疗的历史进程要览［J］．中国防痨杂志，2019，41（11）：1145 – 1148.

［7］方勇，肖和平，唐神结，等．抗结核药物致药物热的临床特征及处理措施［J］．中华临床医师杂志（电子版），2010，4（11）：2237 – 2240.

［8］高春梅，马欲晓，秦凤菊，等.121 例肺结核患者的社会支持水平现状调查及影响因素分析［J］．结核病与肺部健康杂志，2018，7（2）：149 – 152.

［9］宫玉翠，陈雅洁，李平东，等.慢性呼吸疾病肺康复护理专家共识［J］．中国护理杂志，2020，55（5）：709 – 710.

［10］姜晓颖，姜世闻，高孟秋，等.活动性肺结核患者居家治疗感染控制的意见和建议［J］．中国防痨杂志，2019，41（9）：920 – 925.

［11］刘晓莉，雷丽梅，郭周莉，等.结核病患者产生病耻感与领悟社会支持的相关性研究［J］．中国防痨杂志，2020，42（9）：1002 – 1008.

［12］盛宇超，张扬，黄朋，等.江苏地区耐多药肺结核患者社会支持及心理健康状况研究，心理卫生［J］．中国初级卫生保健，2018，32（2）：50 – 52.

［13］梅阳阳，庞书勤，蔡憐环.居家护理服务质量管理现状及期望的质性研究［J］．护理学杂志，2021，36（19）：16 – 19.

［14］孟丽娜，张广宇，张玉想.ICU 重症结核性脑膜炎患者的营养评估与支持［J］．中华临床医师杂志（电子版），2013，7（6）：2657 – 2659.

［15］卢春容，谭卫国，陆普选，等.2023 年 WHO 全球结核报告：全球与中国关键数据分析［J］．新发传染病电子杂志，2023，8（6）：73 – 78.

［16］熊晓英，陈小燕，陈婉静，等.护理干预对结核病患者服药依从性的影响［J］．中国卫生标准管理，2021，12（12）：161 – 163.

［17］张春英.结核病的防治现状及预防控制策略分析［J］．中国实用医药，2020，15（27）：205 – 206.

［18］张力杰，刘宇红，高静韬，等.世界卫生组织 2020 年《整合版结核病指南模块四：耐药结核病治疗》解读［J］．中华结核和呼吸杂志，2021，44（4）：349 – 353.

［19］张彦春，郑丽君.中老年肺结核患者居家心理健康状况评价及其影响因素调查

[J]. 护理实践与研究, 2020, 17 (17): 32 - 34.

[20] 周林, 薛晓. 强化结核病防治服务体系建设提升结核病患者发现和治疗管理水平 [J]. 中国防痨杂志, 2016, 38 (12): 1021 - 1023.

[21] 周文强, 张爽, 初乃惠. 耐药肺结核全口服治疗方案研究的现状和展望 [J]. 中国防痨杂志, 2021, 43 (9): 879 - 882.

[22] 竺丽梅. 全面完善我国结核病控制策略, 加速遏制结核病进程 [J]. 中国热带医学, 2020, 20 (10): 913 - 915.

[23] 卢水华. 卡介苗不良反应临床处理指南 [J]. 中国防痨杂志, 2021, 43 (06): 532 - 538.

[24] 薛亚妮, 张梅. 延安市肺结核患者社会支持状况调查研究 [J]. 延安大学学报 (医学科学版), 2020, 18 (1): 23 - 25.

[25] 邓国防, 路希维. 肺结核活动性判断规范及临床应用专家共识 [J]. 中国防痨杂志, 2020, 42 (4): 301 - 307.

[26] 中华医学会结核病学分会. 非结核分枝杆菌病诊断与治疗指南 (2020 年版) [J]. 中华结核和呼吸杂志, 2020, 43 (11): 918 - 946.

[27] 中国医院协会急救中心 (站) 分会, 中华医学会急诊医学分会, 中国产业用纺织品行业协会, 等. 防护型口罩临床医疗应用专家共识 [J]. 中华急诊医学杂志, 2020, 29 (3): 320 - 326.

[28] 中国疾病预防中心. 肺结核诊断 WS288 - 2017 [J]. 中国感染控制杂志, 2018, 17 (7): 642 - 652.

[29] 中华医学会结核病学分会. 抗结核新药贝达喹啉临床应用专家共识 (2020 年更新版) [J]. 中华结核和呼吸杂志, 2021, 44 (2): 81 - 87.

[30] 姚嵩, 方雪晖. 《中国结核病预防控制工作技术规范 (2020 年版)》解读与思考 [J]. 热带病与寄生虫学, 2020, 18 (3): 138 - 141.

[31] 中华医学会结核病学分会重症专业委员会. 结核病营养治疗专家共识 [J]. 中华结核和呼吸杂志, 2020, 43 (1): 17 - 26.

[32] 《中国防痨杂志》编辑委员会, 中国医疗保健国际交流促进会结核病防治分会基础学组和临床学组. 结核分枝杆菌耐药性检测专家共识 [J]. 中国防痨杂志, 2019, 41 (2): 129 - 137.